Inhalt

Diese Kapitel sprechen Kinder an.

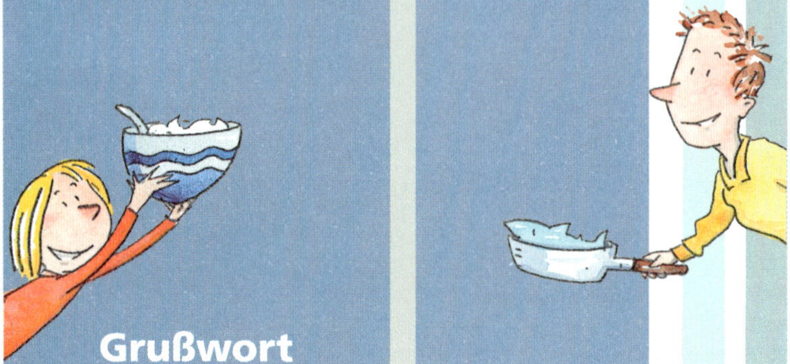

Grußwort

Wir alle wünschen uns starke und gesunde Kinder mit den besten Aussichten auf ein glückliches und erfolgreiches Leben. Dafür sind gesunde Ernährung, ausreichend Bewegung und das seelische Wohlbefinden entscheidend.

Von großer Bedeutung sind in jungen Jahren gelernte Verhaltensmuster, denn sie prägen die kommenden Jahre. Insbesondere Ernährungsgewohnheiten, Bewegungsverhalten und der Umgang mit Stresssituationen entwickeln sich in den Kindertagen. Um das Erlernen dieser Muster günstig zu beeinflussen, ist vor allem die Familie gefragt. Ein alter Spruch heißt: »Was Hänschen nicht lernt, lernt Hans nimmermehr.« Zwar begreift unsere Gesellschaft längst lebenslanges Lernen als wichtigen Gewinn und es gibt viele ältere Menschen, die noch immer dazulernen und dazulernen wollen; wir brauchen sie auch dringend als Großeltern, die sich mit ihren Enkelkindern auf das Abenteuer Essen einlassen. Aber es ist richtig, dass in der Kindheit erlernte Gewohnheiten und Verhaltensmuster in späteren Jahren sehr viel schwieriger zu korrigieren sind.

Daher müssen wir früh damit anfangen zu vermitteln, wie man sich gesund ernährt, wie man Körper und Geist fit und rege hält. Kinder sollten in der Familie so früh wie möglich ausgewogene Ernährung und viel Bewegung als ganz selbstverständliche Bestandteile ihres Alltags erleben. Offenkundig trägt ein gesunder Lebensstil maßgeblich zu Lebensfreude, Wohlbefinden, Leistungsfähigkeit und Erfolg bei. Weil nichts überzeugender ist als ein gutes Beispiel, wollen wir insbesondere die Eltern zu einem gesunden Lebensstil, zu mehr Engagement für Bewegung und zur gesunden Ernährung ermuntern. Allen, die sich in ihren Familien gemeinsam auf das Abenteuer Essen einlassen, wünsche ich viel Vergnügen und Erfolg!

Dr. Gerd Müller

Parlamentarischer Staatssekretär, Bundesministerium für Ernährung, Landwirtschaft und Verbraucherschutz

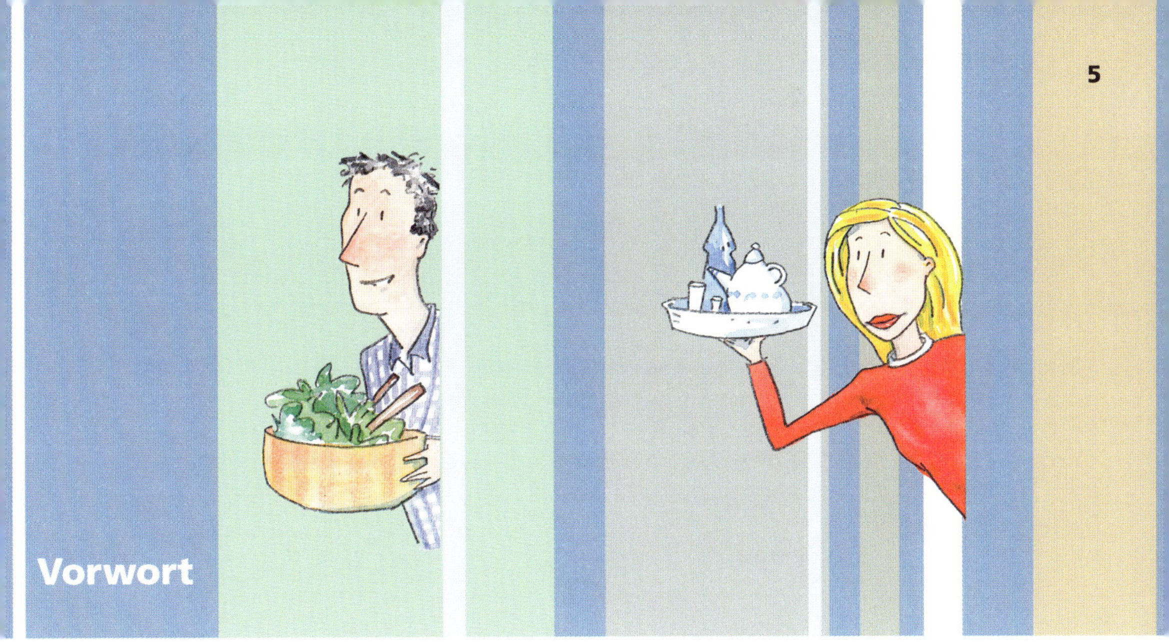

Vorwort

Wir haben das Privileg, Nahrung auszuwählen, individuell zusammenzustellen und zu verändern. Das ist schön, aber auch eine Herausforderung. Denn es kann uns nicht egal sein, was den Weg in unseren Körper findet: Das, was wir essen, bestimmt auch, ob wir gesund sind – und uns auch so fühlen!

Was uns wirklich gut tut und was nicht, ist oft nicht leicht zu erkennen. Wissenschaftliche Studien und Fachwissen können den Umgang mit dem täglichen Essen sicher vereinfachen. Ein Patentrezept gibt es aber nicht. Deshalb ist jeder Einzelne aufgefordert, bewusst auf den eigenen Körper zu hören. Er »sagt«, was ihm gut tut. Und worauf man lieber verzichten sollte.

Unser Familienratgeber soll Ihnen und Ihren Kindern dabei helfen, ein besseres Gefühl für Ernährung, Essgewohnheiten und den Körper zu bekommen. Das Buch enthält alltagstaugliche Tipps für die ganze Familie. Aber auch Fachautoren kommen zu Wort, die aus ihrem Erfahrungsschatz als Wissenschaftler, Ärzte und Psychologen schöpfen. Nach dem Prinzip »von Familien für Familien« sind in das Buch viele, mit einem Lorbeerblatt gekennzeichneten Anregungen auch von BARMER-Kunden und -Kundinnen eingeflossen.

Eine Rezeptsammlung ist das Buch ganz bewusst nicht. Vielmehr möchten wir Sie informieren und motivieren, der ausgewogenen Ernährung im familiären Alltag mehr Raum und Zeit zu geben. Essen ist kein alltägliches Muss, sondern bewusster Genuss. Wenn es das ist, was Sie und Ihre Kinder in Verbindung mit Ernährung lernen, dann hat dieses Buch einen wichtigen Beitrag zu einem guten Lebensgefühl und zu mehr Gesundheit geleistet – für Sie und Ihre Kinder.

Dr. Johannes Vöcking
Vorstandsvorsitzender der BARMER
Deutschlands größte Krankenkasse

Simone Linden
Geschäftsführerin
Mehr Zeit für Kinder e.V.

Wir danken den Sponsoren Bionade, Gewürzmühle Brecht, Tee Gschwendner und Pasta d'Angelo für ihre Unterstützung.

Gesunde Ernährung für Kinder

*von **Prof. em. Claus Leitzmann**, Ernährungswissenschaftler. Er gilt als einer der Vorreiter der Vollwert-Ernährung, wie sie von führenden Ernährungsberatungsstellen heute empfohlen wird. Zu seinen Forschungsschwerpunkten gehören die Ernährung in Entwicklungsländern, die vegetarische Ernährung und die Ernährungsökologie. Besonders intensiv hat sich Prof. Leitzmann mit der Krebsprävention und einer Ernährung, die Krankheiten vorbeugt, beschäftigt.*

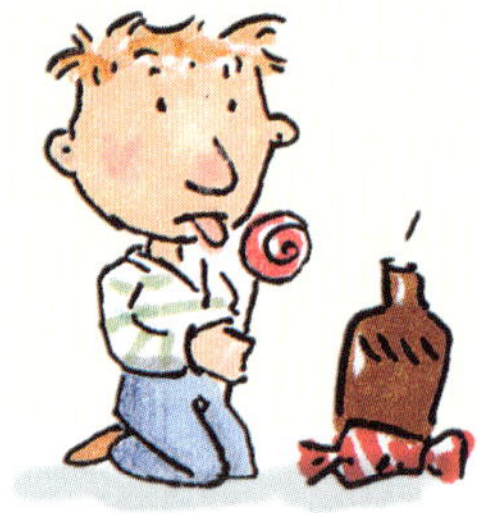

Wer gesund alt werden will, muss früh damit anfangen.

Die Auswirkungen falscher Ernährung sind heute weltweit zu beobachten. In unseren Breitengraden gibt es Mangelernährung meist durch Unwissenheit oder falsche Schönheitsideale, weniger durch finanzielle Armut. Besonders Übergewicht nimmt in erhöhtem Maße bei unseren Kindern zu, natürlich auch begünstigt durch immer weniger Bewegung. Diese Fehlentwicklungen legen die Basis für eine ganze Reihe ernährungsbedingter Krankheiten im Erwachsenenalter wie Herz-Kreislauf-Erkrankungen, Diabetes, Schlaganfälle, Krebskrankheiten und im späteren Alter auch Osteoporose und Gicht. Diesen Krankheiten kann weitgehend vorbeugt werden, wenn bereits im Kindesalter, also in der Familie und Schule, eine gesunde Ernährung praktiziert und vorgelebt wird. Das gute Beispiel der Erwachsenen lässt sich besonders in Sachen Ernährung durch nichts ersetzen.

Der Stoffwechsel von Kindern unterscheidet sich von dem der Erwachsenen vor allem durch das körperliche Wachstum, die entwicklungsbedingten Veränderungen der Organfunktionen und die Körperzusammensetzung. Mit zunehmendem Alter eines Kindes nimmt die Körperoberfläche im Verhältnis zur Körpermasse ab und damit auch der Bedarf an Energie und Flüssigkeit pro kg Körpergewicht. Der Bedarf an einzelnen Nährstoffen unterscheidet sich deutlich von dem Erwachsener. So benötigen Kinder mehr Kalzium, Vitamin D und Vitamin C bezogen auf ihre Nahrungsenergiezufuhr. Während des Wachstums ändert sich der Bedarf an Nahrung und Nährstoffen zusätzlich sowohl in qualitativer als in quantitativer Hinsicht:
Es werden beispielsweise mehr Kalzium und Vitamin D für den Knochenaufbau benötigt.
Kinder sind also keine kleinen Erwachsenen und sollten daher kindgerecht ernährt werden.

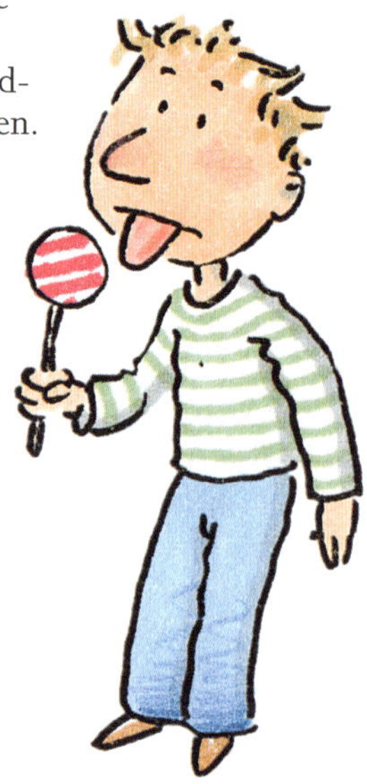

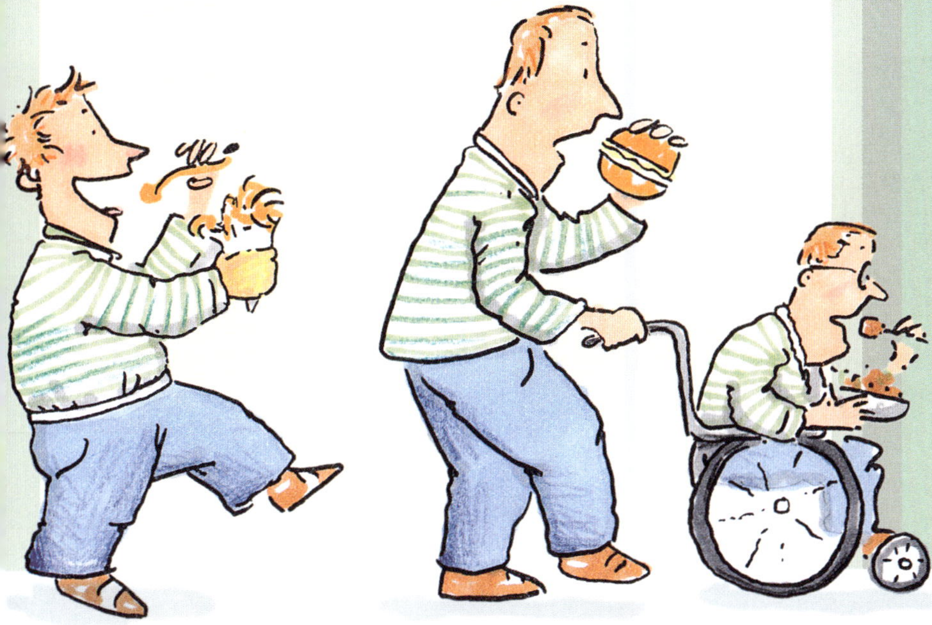

Die Bestandteile gesunder Ernährung

Lebensmittel sind Mittel zum Leben. Eine gesunde Ernährung besteht aus einer Kombination von Lebensmitteln, die alle für den Aufbau und die Gesundheit des Körpers erforderlichen Nährstoffe in bedarfsdeckender Menge zuführen. Mit Lebensmitteln sind in erster Linie die originären vom Gartenbau und von der Landwirtschaft erzeugten Pflanzen und tierischen Produkte gemeint. Nicht gemeint sind die heute in viel größerer Anzahl vorhandenen Nahrungsprodukte, die meist stark verarbeitet und mit Farbstoffen, Geschmacksstoffen und Konservierungsstoffen versetzt sind. Eine abwechslungsreiche Kost aus richtig zubereiteten ursprünglichen Lebensmitteln führt zu einer optimalen Versorgung. Sogenannte Kinderlebensmittel, Nahrungsergänzungsmittel, Light- oder Functional-Food-Produkte gehören nicht dazu.

Die allgemein als ungünstig zu bezeichnenden Veränderungen der Ernährungsgewohnheiten in den letzten Jahrzehnten betreffen nicht nur Erwachsene, sondern gerade die jüngere Generation. So verzehren Kinder zunehmend Nahrungsmittel mit einer geringen Nährstoffdichte; beispielsweise zuckerhaltige Backwaren wie Weißbrot und Feingebäck, Getränke sowie Süßigkeiten aller Art. Auch der Verzehr von fett- und cholesterinhaltigen Produkten wie fettreichem Fleisch, fettreichen Käsesorten und Eiern hat erheblich zugenommen. Dadurch werden für Kinder günstige Lebensmittel wie Gemüse, Obst, Vollkornprodukte (auch Nüsse und Hülsenfrüchte) aus dem Speiseplan verdrängt. Einmal erworbene Ernährungsgewohnheiten behalten Menschen meist ein Leben lang bei; oft erst nach Jahrzehnten äußern sich schlechte Ernährungsgewohnheiten in Gesundheitsstörungen. Die Prägung einer gesunden Ernährung stellt daher eine wichtige erzieherische Aufgabe für Eltern, Großeltern, Erzieher und Lehrer dar, bedeutet aber auch eine gesamtgesellschaftliche Verantwortung und Herausforderung.

Frisches Gemüse und Obst sollten Kinder täglich und in unbegrenzter Menge verzehren können. Diese Lebensmittel enthalten Vitamine, Mineralstoffe und Spurenelemente, die sich auch in Nahrungsmitteln tierischer Herkunft befinden, nämlich Eisen, Zink, Selen, Vitamin A (Vorstufen). Die in Pflanzen vorhandenen gesundheitsfördernden Ballaststoffe und sekundären Pflanzenstoffe sind, wie der Name besagt, nur in pflanzlicher Kost vorhanden. Wer Bio-Lebensmitteln den Vorzug gibt, kann die Zufuhr von Schadstoffen minimieren. Die aus der Umwelt stammenden Verunreinigungen lassen sich durch sorgfältiges Putzen und gründliches Waschen weitgehend entfernen.

Vollgetreide und Vollkorngetreideprodukte sind wichtige Lieferanten von Energie und Kohlenhydraten und auch eine gute Quelle für Vitamine, Mineralstoffe, Spurenelemente, pflanzliches Protein und Ballaststoffe. Vollgetreide findet sich in Müsli, Brot und Vollkornnudeln. Kleineren Kindern bieten Eltern zur besseren Verdaulichkeit am besten nur Gerichte aus fein gemahlenem Vollkorngetreide an. Ganze Körner und Schrote sind schwerer verdaulich.

Milch und Milchprodukte sind unter anderem gute Quellen für Kalzium, Protein und fettlösliche Vitamine. Sie sollten aber nicht in übermäßig großen Mengen verzehrt werden, da beispielsweise Speisequark und Frischkäse hohe Proteingehalte aufweisen und bestimmte Käsesorten oft viel Fett und Salz enthalten.

Fleisch liefert unter anderem hochwertiges Protein und Eisen. Empfehlung: am besten nur sparsam, nicht täglich und schon gar nicht zu jeder Mahlzeit verzehren. Fleischportionen von 40–80 Gramm zweimal in der Woche sind ausreichend. Wurst am besten in fettarmen Sorten und nur ausnahmsweise auf den Tisch bringen.

Fisch und Eier – auch sie sind wertvolle Lebensmittel, sollten aber nur in begrenzter Menge auf dem Speiseplan stehen (jeweils ein- bis zweimal pro Woche).

Flüssigkeit in ausreichender Menge ist für den Körper sehr wichtig, besonders wenn bei Sport und Spiel viel geschwitzt wird. Als Getränke eignen sich Leitungswasser, stille Mineralwasser und ungesüßte Kräuter- und Früchtetees. Fruchtsäfte am besten mit Wasser im Verhältnis 1:2 bis 1:4 verdünnen. Milch ist kein Getränk zum Durstlöschen.

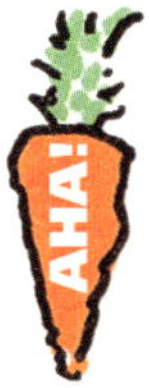

Etwa 800–1000 mg ***Kalzium*** *braucht beispielsweise ein 10-jähriges Kind pro Tag. Außer in Milch, Milchprodukten und Hartkäse wie vor allem Parmesan ist der wichtige Mineralstoff enthalten in Sesam, Karotten, Brokkoli, Grünkohl, Mandeln und Haselnüssen oder in kalziumreichem Mineralwasser. Sauerkraut fördert die Kalziumaufnahme. Dagegen gibt es Gegenspieler wie Softdrinks, Schmelzkäse und Ketchup, die der Aufnahme von Kalzium entgegenwirken.*

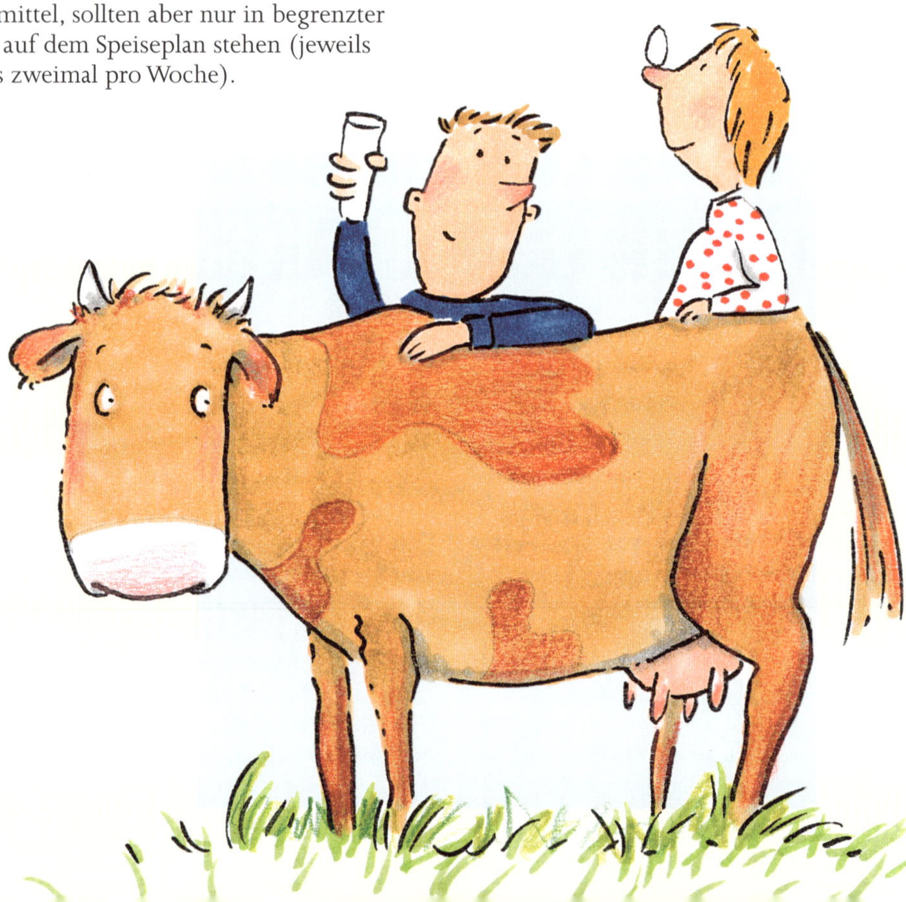

Altersgerechte Ernährung von Kindern

Der Mensch ist von Natur aus zur Gesundheit bestimmt. Nach einer gewissen Reife der Verdauungs- und Stoffwechselfunktionen verträgt das Kind größere Nahrungsmengen und verschiedene Speisen. An schwer verdauliche, sehr fettreiche, scharf gewürzte, stark gesalzene und sehr ballaststoffreiche Speisen muss sich der Organismus erst im Laufe der ersten Lebensjahre gewöhnen. Deshalb sollten Eltern bis dahin eher leicht gewürzte und gut verdauliche, nicht blähende Speisen anbieten. Im Alter von etwa drei Jahren hat sich das Geburtsgewicht bei normaler Entwicklung etwa vervierfacht, jetzt ist übliche Familienkost angesagt. Bei berufstätigen Eltern wird die Hauptmahlzeit am Abend gegessen; eine ideale Lösung gibt es nicht, es sei denn, Großeltern oder Nachbarn helfen.

Zwischen dem dritten und elften Lebensjahr ist die Zunahme an Körpergewicht und Körpergröße recht gleichmäßig, sodass Kinder mit zunehmendem Alter lediglich mehr zu vollwertiger Familienkost greifen sollten. Die Vorlieben und Abneigungen bestimmter Speisen sowie eventuell bestehende Unverträglichkeiten von Nahrungsmitteln sollten Eltern und Erzieher berücksichtigen. Fertigprodukte sollten nach Möglichkeit nur sehr begrenzt angeboten werden. Pflanzliche Lebensmittel sind dagegen in den Vordergrund zu stellen. Die Mahlzeiten sind am besten auf drei Hauptmahlzeiten am Tag verteilt und finden meistens im Familienverband statt. Zwei Zwischenmahlzeiten aus Obst, Rohgemüse und Nüssen sind ausreichend. Auf diese Weise können Eltern die Essgewohnheiten der Kinder günstig prägen und ernährungsabhängigen Krankheiten vorbeugen. Übrigens gehen Kinder, die gemeinsam mit ihren Eltern essen, deutlich besser mit Angst und Stress um. Diese Studienergebnisse werden mit dem dadurch geförderten Gefühl der Sicherheit und der Entwicklung von Selbstbewusstsein erklärt. Das Familiengespräch ist in der Regel beim Essen am schönsten.

Der Bedarf an **Nahrungsenergie** ist nicht nur vom Alter des Kindes abhängig, sondern auch von seiner körperlichen Aktivität und von seinem Gesundheitszustand. Die Verzehrmengen schwanken von Tag zu Tag, was aber bei einer normalen Entwicklung kein Problem darstellt. Wer Kinder beim Aufwachsen begleitet, sollte sie deshalb nicht drängen, täglich die gleichen Mengen zu essen, denn inzwischen sind ein Viertel aller Schulkinder in Deutschland übergewichtig.

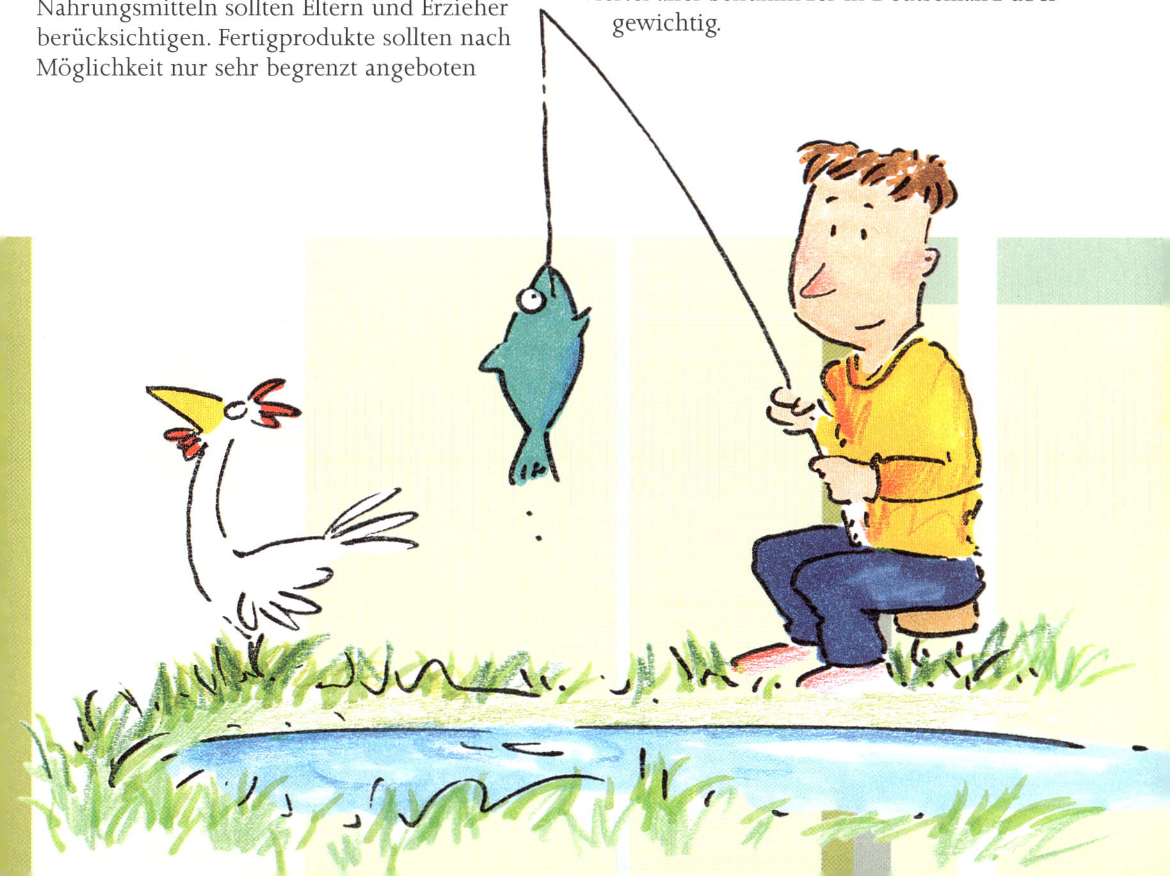

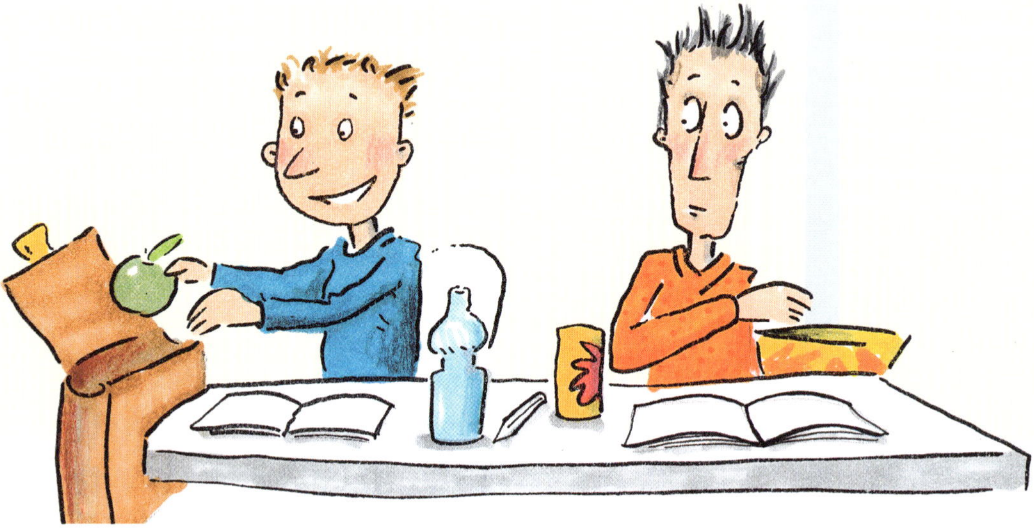

Die Ursachen sind neben der falschen Ernährung – zu viel, zu fett, zu süß – besonders der Bewegungsmangel, der durch die weit verbreitete Nutzung elektronischer Geräte stark zugenommen hat. Der Anteil an Fett in den Lebensmitteln sowie Streichfetten und Pflanzenölen an der aufgenommenen Nahrungsenergie sollte 30–35 %, also etwa ⅓, nicht überschreiten, der von Kohlenhydraten (Stärke in Form von Brot, Nudeln und Kartoffeln) sollte mindestens 50 % betragen und der von Protein (Fleisch, Fisch, Käse, Eier) zwischen 10 und 15 % liegen. Am besten lässt sich das veranschaulichen anhand der sogenannten Ernährungspyramide, die auf Seite 49 abgebildet ist.

Eine entscheidende Rolle spielen die lebenswichtigen Vitamine, Mineralstoffe und Spurenelemente sowie die gesundheitsfördernden Ballaststoffe und sekundären Pflanzenstoffe. Bei einer vollwertigen Ernährung und möglichst schonender Zubereitung ergibt sich eine bedarfsgerechte Zusammensetzung von selbst, da die erforderlichen Mengen in den Lebensmitteln enthalten sind.

Je älter Kinder werden, desto eher essen sie auch außerhalb des familiären Umfeldes: in der Kindertagesstätte oder in der Schule. Dem Pausenbrot als Zwischenmahlzeit am Vormittag kommt daher eine überragende Bedeutung zu, um ein Gegengewicht zum Verzehr der überall angebotenen, meist stark zucker- und fettreichen Snacks zu erreichen. Verschiedene Obstarten, Tomaten, mundgerecht zugeschnittene Gemüsestücke wie beispielsweise Karotten, Paprika, Stangensellerie, Gurken, Kohlrabi sowie Nüsse und Trockenfrüchte eignen sich als Zwischenmahlzeit.

Bei einigen Kindern besteht eine ausgeprägte Neigung zu vegetarischer Kost. Eine lakto-ovo-vegetarische Kost – ohne Fleisch und Fisch, aber mit Milch, Milchprodukten und Eiern – ist unproblematisch, im Gegenteil: Sie erfüllt alle Bedingungen, die von einer vollwertigen Kost erwartet werden. Das Meiden jeglicher Nahrung vom Tier (Veganismus) ist für Kinder allerdings nicht empfehlenswert, weil diese Form der Ernährung eine ausreichende Nährstoffversorgung in dieser Entwicklungsphase nur bei sehr gewissenhafter Handhabung garantiert.

Übergewicht entsteht nicht zwischen Weihnachten und Neujahr

Die Vorteile einer gesunden Ernährung liegen für Erwachsene ebenso wie für Kinder neben der Bedürfnisbefriedigung und dem Genuss vor allem in ihrer Wirkung auf die Gesundheit. Eine sinnvoll zusammengestellte Ernährung ist für die Gesundheit eine wichtige Voraussetzung. Eine dauerhaft unzureichende, unausgewogene oder übermäßige Ernährung kann dagegen gesundheitliche Probleme verursachen. Ernährungsabhängige Krankheiten sind Zivilisationskrankheiten, da sie in Wohlstandsländern mit einer westlichen Ernährungsweise gehäuft auftreten.

Man spricht von ernährungsabhängigen Krankheiten, wenn ein bestimmtes Ernährungsverhalten eine Ursache oder einen Risikofaktor für eine dieser Krankheiten darstellt. Zu den ernährungsabhängigen Krankheiten im Kindesalter zählen unter anderem Karies, Übergewicht und Stuhlverstopfung. Im Erwachsenenalter können aufgrund falscher Ernährung im Kindesalter Bluthochdruck, Arteriosklerose, Osteoporose, Kropf, Gallensteine, Gicht sowie Leberzirrhose, Pankreatitis (Entzündung der Bauchspeicheldrüse), Divertikulose (gutartige Ausstülpungen der Dickdarmwand) und Diabetes auftreten. Auch bei bestimmten Krebsformen und bei Rheuma wurde ein Zusammenhang mit der Ernährung nachgewiesen.

Die Ursachen für ernährungsabhängige Krankheiten sind meist einseitige Ernährungsgewohnheiten und zu reichhaltiges Essen und Trinken. Solche Gewohnheiten verhindern durch eine latente Unterversorgung mit lebenswichtigen Nährstoffen und unphysiologischen Nährstoffverhältnissen eine optimale Entwicklung und Erhaltung des Körpers und seiner Organe. Besonders bei Übergewicht kann der Mangel an körperlicher Bewegung eine wichtige Ursache für deren Entstehung sein. Damit sind auch die Maßnahmen angesprochen, die zur Vorbeugung dieser Krankheiten hilfreich sind, nämlich eine vollwertige Ernährung und ausreichend körperliche Aktivitäten. Das gilt besonders für Kinder.

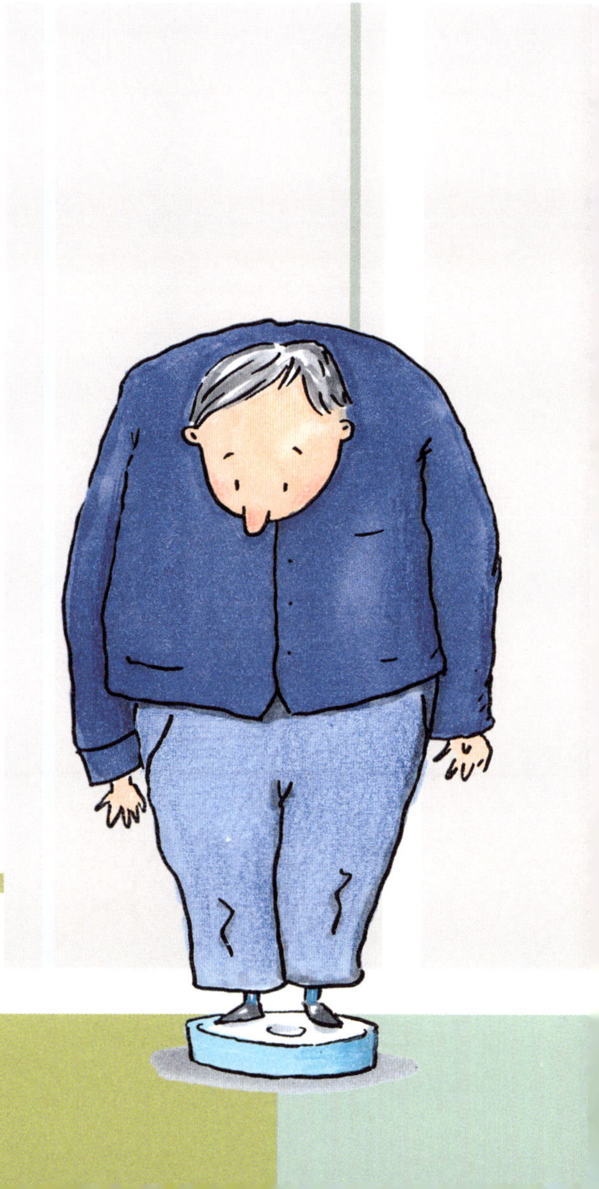

Die Ottawa-Charta der WHO von 1986 betont ausdrücklich diese weitergehenden Voraussetzungen für Gesundheit:

»Gesundheit wird von Menschen in ihrer alltäglichen Umwelt geschaffen und gelebt, dort wo sie spielen, lernen, arbeiten und leben. Gesundheit entsteht dadurch, dass man sich um sich selbst und für andere sorgt, dass man in die Lage versetzt wird, selber Entscheidungen zu treffen, und eine Kontrolle über seine eigenen Lebensumstände ausübt sowie dadurch, dass die Gesellschaft, in der man lebt, Bedingungen schafft, die allen Bürgern Gesundheit ermöglichen.«

Eltern und alle Erwachsenen, die Kinder beim Aufwachsen begleiten, sollten helfen, diese Voraussetzungen für Kinder zu schaffen.

***Franziska van Almsick**, ehemalige Hochleistungssportlerin im Schwimmen:*

»Ich weiß, dass wir die Vorbilder unserer Kinder sind. Daher ist es wichtig, dass wir mit gutem Beispiel vorangehen. Auch bei gemeinsamen sportlichen Aktivitäten wie Inlineskaten oder Radfahren: Wir sollten an roten Ampeln stehen bleiben; auch Eltern sollten Fahrradhelme tragen. Wir sollten gemeinsame Essenszeiten arrangieren, zum Beispiel das Frühstück. Die Kinder sind der Spiegel unserer Seele, also müssen wir auch bei uns anfangen, etwas zu verändern.«

Erkrankungen sind die rote Karte, weil die gelbe Karte ignoriert wurde

Ausgeprägte Mangelerscheinungen an Nährstoffen sind bei uns eine Ausnahme, aber der überwiegende Verzehr von Nahrungsmitteln mit geringer Nährstoffdichte kann zu einer unzureichenden Versorgung mit Vitaminen und Mineralstoffen führen. Dieser Zustand, der unter anderem Müdigkeit und damit geringere Lernbereitschaft sowie Anfälligkeit gegenüber sogenannten Erkältungskrankheiten zur Folge hat, ist nicht immer gleich erkennbar und schon gar nicht einem Mangel an bestimmten Nährstoffen zuzuordnen.

Um einer Mangelernährung vorzubeugen, sollte bereits im Kindesalter ein vielseitiges und abwechslungsreiches Angebot an vollwertigen Lebensmitteln und Speisen zur Verfügung stehen. Dabei ist die Chance, dass die Nahrung alle lebenswichtigen Nährstoffe liefert, umso größer, je weniger verarbeitet die Lebensmittel sind. Frisches Gemüse und Obst, Vollkornprodukte stehen daher am besten regelmäßig auf dem Tisch. Und: Kinder entwickeln Freude am Essen, wenn die Speisen kindgerecht zubereitet und angeboten werden. Phantasievolle Gerichte tragen zur Lebensfreude bei!

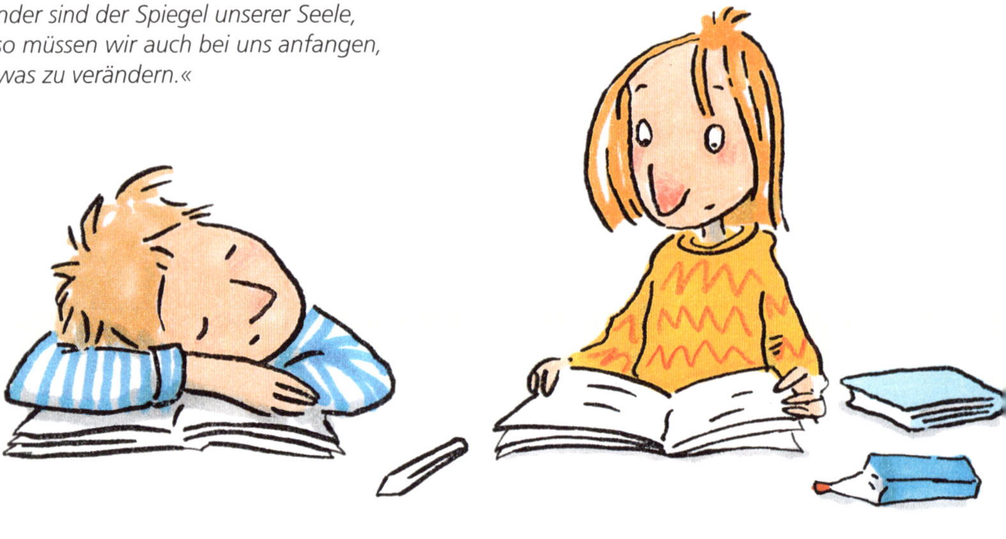

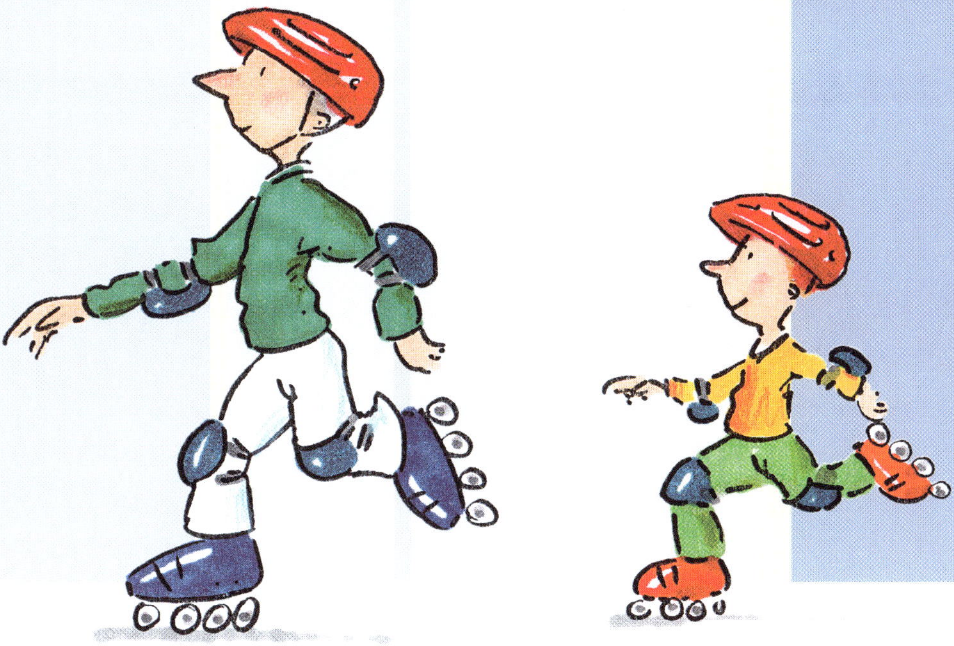

Angebot statt Verbot – erklären bedeutet nicht motivieren

Vor allem jüngere Kinder sind eine angenehme und sehr lohnende Zielgruppe in der Ernährungsaufklärung, da sie unbelastet von Erfahrungen den vorgelebten Beispielen fast immer willig folgen. Bei den Erwachsenen sind es die schwangeren Frauen, die auf gute Ratschläge hören, weil sie die ihnen zugedachte Verantwortung ernst nehmen. So sollten eigentlich alle Erwachsenen ihre Rolle in der Gesellschaft sehen, damit unsere Kinder möglichst nur gute Vorbilder haben. Diese Art der Prävention ist kostenlos und sehr wirkungsvoll; viele Krankheiten und das damit verbundene Leid ließen sich auf diese Weise weitgehend vermeiden.

Aus wissenschaftlicher Sicht ist die bedarfsgerechte Kinderernährung keine inhaltliche Frage, denn wir wissen wie gesundes Essen und Trinken zusammengesetzt sein sollte. Vielmehr ist es eine Frage des Umsetzens der vorliegenden Erkenntnisse. Wissen ist zwar eine notwendige, aber keine ausreichende Voraussetzung für das Handeln. Für eine erfolgreiche Anwendung des Wissens ist es ratsam, keine Verbote oder Gebote auszusprechen, sondern attraktive und kindgerechte Angebote zu machen.

Statt Verboten haben sich kleine Mengen in Ausnahmefällen bewährt (Schokolade) und Gebote lassen keinen Spielraum für individuelle Abneigungen. Bei der heutigen Nahrungsvielfalt bleibt immer genügend Spielraum, um auch Vorlieben und Abneigungen der Kinder zu berücksichtigen. Die dazu erforderliche Disziplin wird in erster Linie von den Erwachsenen verlangt, denn sie sind wichtige Vorbilder. Kinder suchen sich später ihre eigenen Vorbilder. Im Kindesalter sind es zunächst die sie umgebenden Erwachsenen und älteren Kinder.

Übrigens ist es für gesunde Ernährung nie zu spät: Je früher Sie damit anfangen, desto nachhaltiger ist der Erfolg für Gesundheit, Lebensqualität und Lebenserwartung.

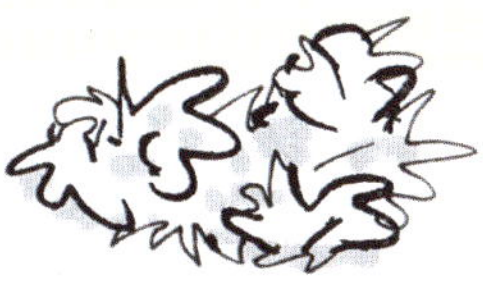

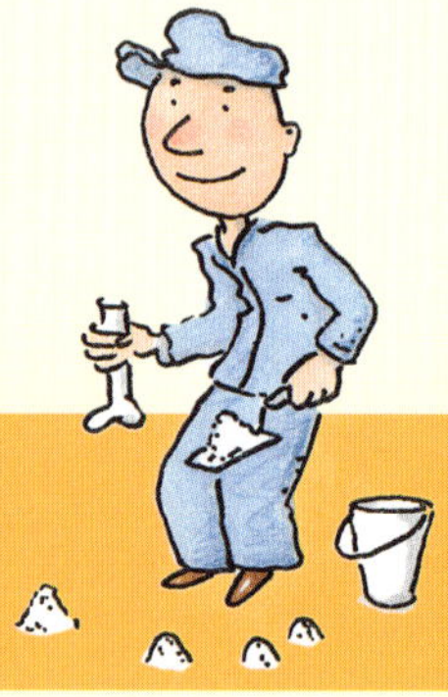

Die heilende Kraft der Nahrung

von ***Dr. Heidi Braunewell****, Diplom-Biologin und Ernährungsberaterin, Seminarleiterin an der Akademie gesundes Leben, Oberursel*

»Deine Nahrung soll dein Heilmittel sein« formulierte schon Hippokrates, Arzt im alten Griechenland. Daran hat sich bis heute nichts geändert. Zwar haben wir eine Vielzahl von Arzneimitteln. Das Beste ist aber auf jeden Fall, gleich gesund zu bleiben. Die Auswahl unserer Lebensmittel unterstützt uns dabei.

Kleine Kunstwerke: Die Knochen

Der Knochen ist ein äußerst kunstvolles Bauwerk – der Eiffelturm wirkt plump dagegen. Viele feine Knochenbälkchen sind zu einem Gebilde vernetzt, das fest und gleichzeitig elastisch ist. So hält der Knochen mit möglichst wenig Gewicht ein Maximum an Belastung aus.

Damit die Knochen gut wachsen und stabil sind, brauchen sie Kalzium. Wussten Sie auch, dass außerdem hauptsächlich Phosphat, Magnesium, Fluorid, Jod, Silicium, Eiweiß, Vitamin A, Vitamin C und natürlich Vitamin D nötig sind? Und dass es dabei auch auf die Menge ankommt? Zum Knochenaufbau werden Eiweißstrukturen benötigt, die unter Mitwirkung von Vitamin C und Silicium vernetzt werden. Zu viel Eiweiß, Phosphat oder Fluorid schwächen die Knochen. Ein Zuviel an Eiweiß wird über die Niere ausgeschieden. Dabei geht dann auch Kalzium für den Knochenaufbau verloren. Ähnliches geschieht, wenn – meist über Fertiggerichte, Limonaden, Cola-Getränke und Wurst – zu viel Phosphat gegessen wird. Optimale Lebensmittel für den Knochenaufbau sind Milch, Käse, Joghurt, Dickmilch oder Buttermilch. Um den täglichen Kalzium-Bedarf eines Kindes zu decken, reichen ½ Liter Milch und ein bis zwei Scheiben Käse.

Der Knochen ist eine ständige Baustelle: Bis etwa zum 30. Lebensjahr wird Kalzium eingelagert, sozusagen auf die Knochen-Sparkasse eingezahlt. Schon während dieser Zeit wird der Knochen auch ständig abgebaut. Wer bis zum frühen Erwachsenenalter kräftig in die Knochen-Sparkasse eingezahlt hat, bekommt später nicht so schnell die als »Knochenschwund« bekannte Osteoporose. Der Knochen wird nur bei Beanspruchung aufgebaut. Bewegung und körperliche Aktivität sind also genauso wichtig wie Kalzium und alle anderen Nährstoffe.

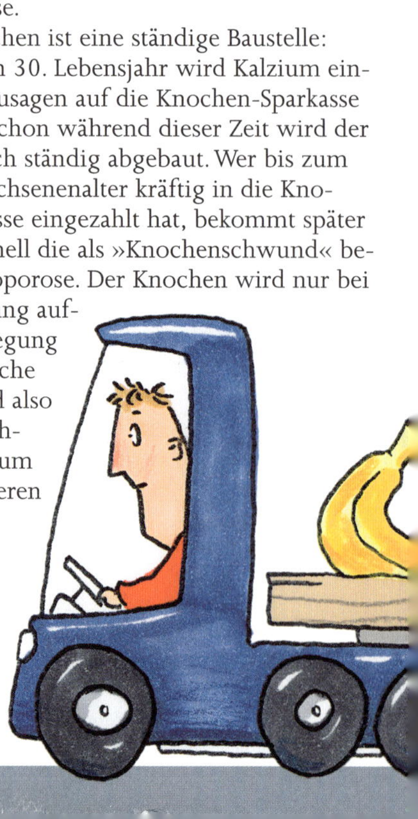

Kalzium-Quellen ohne Milcheiweiß		
200 g	Grünkohl	420 mg
200 g	Fenchel, Spinat, Mangold, Brokkoli	240 mg
200 g	Lauch	170 mg
75 g	Gartenkresse	161 mg
2 EL	Sesam	134 mg
2 EL	Mandeln (ohne Schale)	50 mg
100 g	Apfelsine	40 mg
100 g	Erdbeeren	25 mg

TIPP

Knochenriese und Zuckerzwerg

Eltern und Kind(er) erfinden gemeinsam eine Geschichte. Wer eine Idee hat, spinnt sie weiter. Die Vorgabe: Ein guter Riese, der Knochenriese, will sich ein schönes Haus bauen – dabei lässt sich noch weiter ausschmücken, warum und wo. Ein fieser kleiner Zwerg, der Zuckerzwerg, unternimmt alles Mögliche, damit aus dem Haus des Riesen nichts wird. So wird den Kindern verdeutlicht, dass der Körper den guten Willen hat, starke Knochen zu bauen. Süßigkeiten machen diese »Anstrengungen« zunichte.

Von Muskelspiel und Muskelspannung

Im eng aufeinander abgestimmten Zusammenspiel halten uns Muskeln und Knochen aufrecht. Sie ermöglichen es uns zu gehen, zu sitzen, zu hüpfen, uns abzustützen oder hochzustemmen, Dinge zu greifen, zu werfen und wieder aufzuheben.

Für den Aufbau und die Funktion der Muskeln ist in erster Linie hochwertiges Eiweiß nötig. Optimal ist die Zusammensetzung eines eiweißhaltigen Lebensmittels oder einer Mahlzeit, wenn die Kombination der einzelnen Eiweißbausteine (Aminosäuren) fast genauso ist wie im Muskel. Diese Voraussetzung erfüllen Haferflocken mit Milch, Linsen mit Spätzle, Kartoffeln und Ei ebenso gut wie Fleisch.

Zum Anspannen und Entspannen der Muskeln sind die beiden Mineralstoffe Kalzium und Magnesium wichtig. Im Zusammenspiel mit dem Mineralstoff Kalium werden die ankommenden Befehle »Springen« oder »Zugreifen« vom Gehirn an die Muskeln weitergegeben. Genau diese Nährstoffe sind auch wichtig für die Muskeln, die wir nicht willentlich kontrollieren können. Dazu gehören die Muskulatur des Herzens, der Bronchien und des Verdauungssystems.

*Gute **Magnesium- und Kalium-Lieferanten** sind zum Beispiel getrocknete Bananen und Aprikosen, Rosinen, Pflaumen, Spinat, Avocado, Feldsalat, Kartoffeln, Rosenkohl, Kürbis, Bananen, Broccoli, Maiskörner, Vorzugsmilch, Joghurt 1,5 % Fett, Edamer 45 % F.i.Tr.*

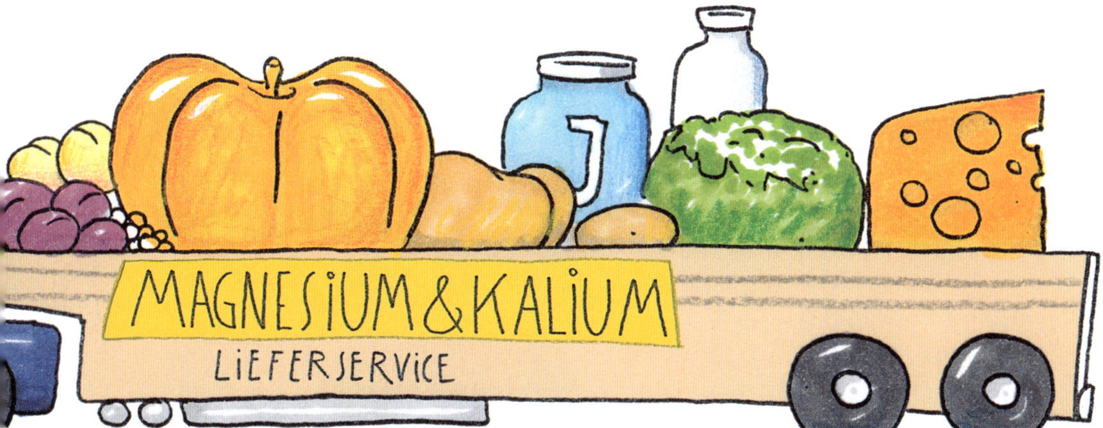

Ohne Vitamin B läuft nichts

Für den Aufbau des Körpers und die Energieversorgung der Zellen sind die B-Vitamine besonders wichtig.

Vitamin B_1 wird gebraucht für Muskeln, Nerven, das Gehirn und alles, was sich im Körper abspielt. Je mehr Energie für Spielen, Schule oder Sport benötigt wird, desto mehr Vitamin B_1 muss der Körper haben. Um Vitamin B_1 gut aufnehmen zu können, ist die Folsäure, ein anderes Vitamin der B-Gruppe, wichtig. Gute Folsäure- und B_1-Lieferanten sind Haferflocken, Weizenkeime, Sonnenblumenkerne, Hefeflocken, Hülsenfrüchte, Vollkorn, Nüsse, Fleisch und Fisch.

Vitamin B_6 ist immer dabei, wenn Fett aus Lebensmitteln oder Körperfett abgebaut und verbraucht wird. Auch wenn Reservedepots aus überschüssigem Zucker aufgebaut werden, ist Vitamin B_6 nötig. Fehlt es, macht sich das als Appetitmangel, Müdigkeit, Schlaflosigkeit, körperliche und seelische »Dünnhäutigkeit« bemerkbar: Man wird reizbarer und schmerzempfindlicher. Besonders Getreide, Bohnen, Blumenkohl, Kartoffeln, Bananen und Walnüsse enthalten Vitamin B_6.

Vitamin B_2 kommt an zentralen Stellen im Kohlenhydrat-, Fett- und Eiweißstoffwechsel zum Einsatz. Mangel an B_2 macht sich zum Beispiel bemerkbar durch Müdigkeit, Lustlosigkeit, gerötete, trockene Haut. Gute B_2-Quellen sind Innereien, Hülsenfrüchte, Fleisch, Fisch, Eier und Milchprodukte.

Pantothensäure, Niacin und Biotin gehören ebenfalls zur Vitamin-B-Gruppe. Hülsenfrüchte, Nüsse, Hefeflocken und Weizenkeime liefern alle diese Vitamine auf einmal. Auch sie sind an vielen, meist zentralen Stellen des Stoffwechsels wirksam und werden täglich gebraucht. Kurz gesagt: Ohne Vitamin B läuft im Körper nichts.

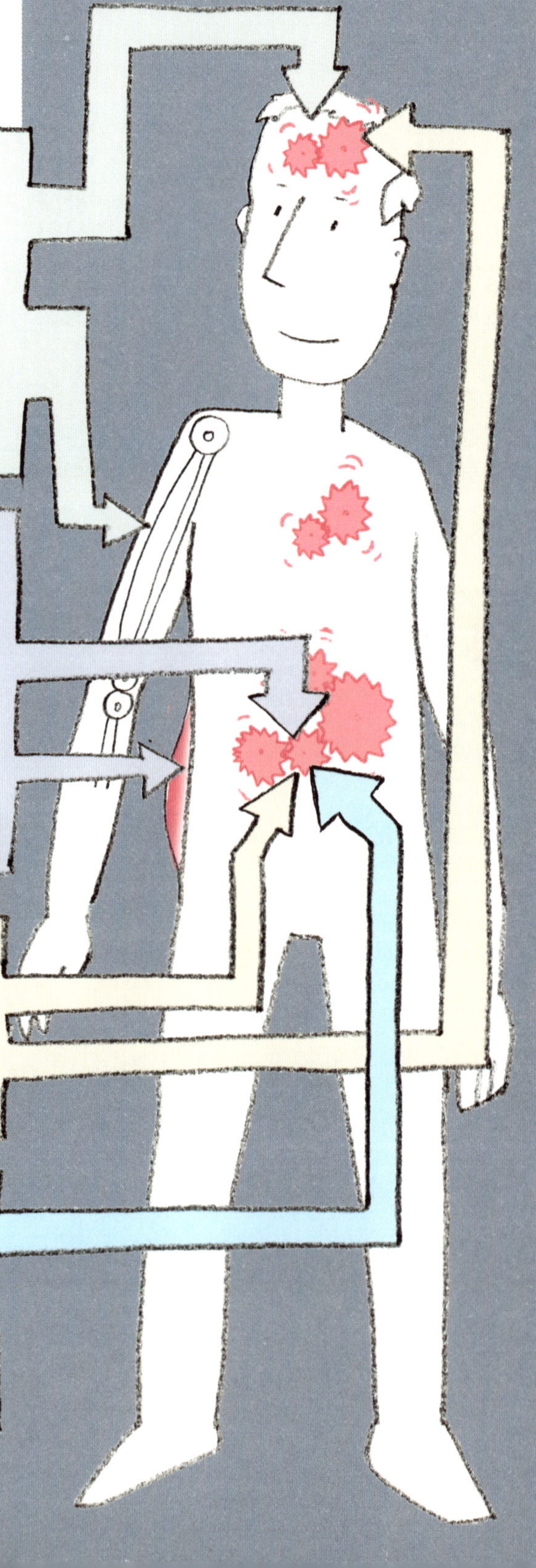

Hormone: Bitte melden!

Knochen, Muskeln, Haut und innere Organe sind die »Hardware« des Körpers. Die »Software« ist das genetische Programm. Nach seinen Plänen werden alle Stoffe gebildet, die den reibungslosen Ablauf aller Körperfunktionen ermöglichen. Steuerungsbefehle werden als Hormone ausgesendet. Hormone sind also Botenstoffe in unserem Körper. Gebildet werden sie von verschiedenen Organen, transportiert werden sie im Blut. An den Zielorten gibt es genau passende Andockstellen, die Rezeptoren. Dockt ein Hormon an seinen Rezeptor an, werden die dazu gehörenden Prozesse in Gang gesetzt. Hier einige Beispiele für wichtige Hormone und ihre Funktionen:

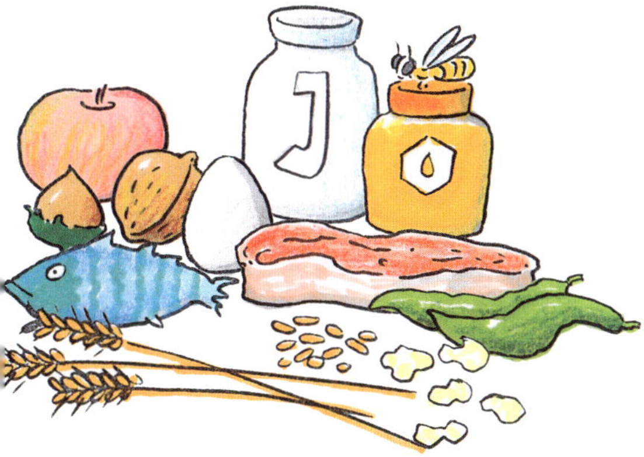

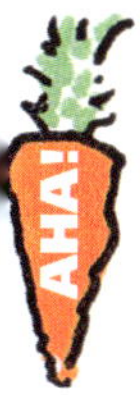

***Unraffinierte Zucker** – vor allem Vollzucker, Rapadura (der getrocknete, natürliche Saft des Zuckerrohrs) und Ursüße – enthalten beträchtlich höhere Mengen Chrom als weißer Zucker.*

*Der **Zinkbedarf** lässt sich gut mit Fleisch, Milch und Milchprodukten und Fisch decken. Auch Weizenkeime enthalten reichlich Zink. Vollkorngetreide liefert mehr Zink als Weißmehl.*

***Chrom** kommt in Nüssen, Vollkorn-Getreide, Weizenkeimen, Honig, Ei und Fleisch vor.*

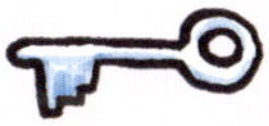

Insulin. Das Hormon Insulin sorgt dafür, dass Zucker aus dem Blut in die Zellen gelangt. Es wird von der Bauchspeicheldrüse gebildet, ins Blut abgegeben und dockt an Muskel- und andere Körperzellen an. Sobald der »Insulinschlüssel« in seinem »Schloss« steckt, wird die Zellwand durchlässig für Traubenzucker, die wichtigste Energiequelle für Muskeln und Gehirn. Insulin begünstigt gleichzeitig den Aufbau von Fettreserven. Besonders gut funktioniert das Hormon mit Chrom und Zink. Beide sind nötig, damit die Gefäße nicht durch hohe Zucker- und Insulinmengen belastet und zu große Fettpolster angelegt werden.

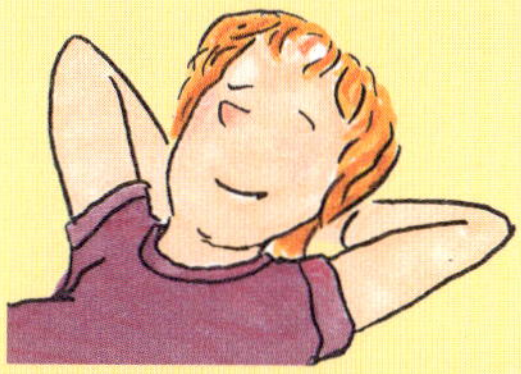

Serotonin. Eine wahre Stimmungskanone ist dieses Hormon. Nur mit Serotonin können Körper und Geist entspannen. Das »Wohlfühlhormon« unterstützt die Konzentrations-, Merk- und Denkfähigkeit. Auf der körperlichen Ebene ist es zur Regulierung des Blutdrucks und der Darmbewegungen nötig. Fehlt Serotonin, kommt es im Darm zum »Stau«: Nährstoffe können dann nicht mehr aufgenommen und Abfallstoffe nicht abtransportiert werden. Der Zusammenhang zwischen Wohlgefühl und Süßem wird auch auf Serotonin zurückgeführt. Der Zucker- oder Insulingehalt im Blut bestimmen darüber, wie viel Tryptophan als Vorstufe des Serotonins ins Gehirn gelangt. Gute Tryptophan-Quellen sind Getreide, Hülsenfrüchte und Nüsse.
Zur Herstellung von Serotonin ist vor allem Vitamin B_1 nötig.

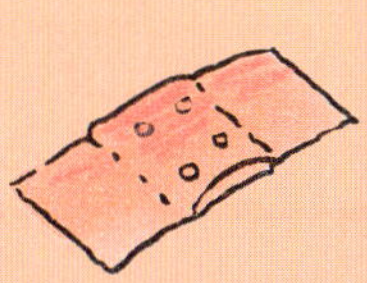

Melatonin. Stimmt die Serotoninproduktion, wird daraus auch Melatonin gebildet. Ein hoher Melatoninpegel bringt angenehme Müdigkeit, sorgt für Heilungsprozesse, Regeneration und Wachstum. Selbst wenn man tagsüber jede Menge gesunder Lebensmittel isst, dann aber nicht ausreichend schläft und dem Körper so nicht genügend Zeit für die Melatoninproduktion gibt, wächst man weniger. In einer wissenschaftlichen Studie wurde außerdem festgestellt, dass Kinder, die wenig schlafen, ein größeres Risiko haben, Übergewicht zu entwickeln.

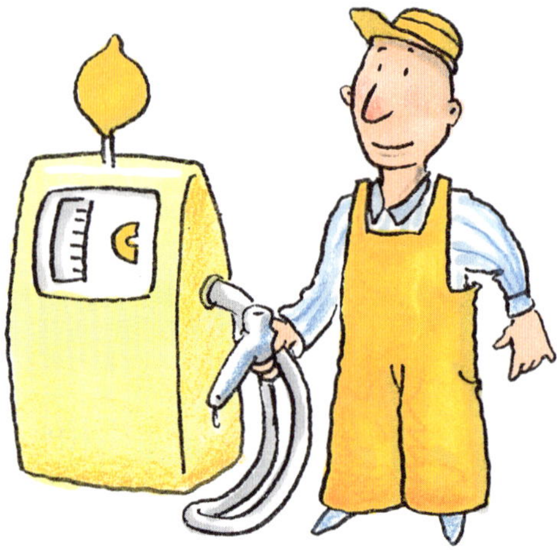

Polizeisystem im Körper

Unser Immunsystem funktioniert wie ein gut organisiertes Polizeisystem. Es gibt »Aufpasser« an den Grenzen, das sind die B-Zellen; außerdem einen Erkennungsdienst (T-Zellen), Fress- und Killerzellen, Kampf- und Signalstoffe, sogar eine leistungsfähige Datenbank zum Wiedererkennen besonders gefährlicher Krankheitserreger.

Zur Abwehr von Bakterien und ganz besonders von Viren sind die Fresszellen abkommandiert. Damit sie im Blut flink unterwegs sein und Krankheitserreger erkennen können, brauchen sie »Benzin«. Das ist Vitamin C. Gleichzeitig sorgt es für Ordnung im Bindegewebe, der »Garage« der Fresszellen. Von dort aus können sie bei Bedarf schnell ausrücken. Besonders viel Vitamin C ist in Orangen, Zitronen, Kiwi, Erdbeeren und Paprika enthalten.

Die Mastzellen schütten den Botenstoff Histamin aus, der bei Allergien das Naselaufen, Augentränen, Hautjucken und Atembeschwerden auslöst. Kalzium und Zink stabilisieren die Mastzellen, sodass weniger oder kein Histamin ausgeschüttet wird. Zink ist außerdem an über 200 Reglerstoffen, den Enzymen, im Körper beteiligt. Die meisten davon sind im Immunsystem und in der Haut aktiv. Selen ist Bestandteil eines besonders wichtigen Enzyms, das freie Radikale abfängt. Freie Radikale können Bestandteile des Immunsystems zerstören. Selen dient ihrem Schutz und sorgt für eine stabile Abwehr. Die Versorgung mit Selen klappt am besten über Fleisch, Fisch, Nüsse und Samen.

Wichtige Werkzeuge

Wie Werkzeuge arbeiten im Körper die Enzyme. Sie sind ganz genau auf die »Baustoffe« abgestimmt, die sie verarbeiten, und haben ganz spezielle Funktionen. Sie zerlegen Lebensmittel in ihre Einzelbestandteile, bauen sie um und wieder zu körpereigenen Bausteinen zusammen. Kein Enzym kann ein anderes ersetzen, genauso wenig wie man mit einer Säge ein Loch in ein Brett bohren kann. Ähnlich wie eine Bohrmaschine bestehen auch Enzyme aus einzelnen, genau aufeinander abgestimmten Teilen. Das Grundgerüst bilden Aminosäuren, die in jeder einzelnen Zelle zu langen Ketten zusammengefügt werden. Die einzelnen Aminosäuren sind elektrisch geladen. An einer Seite ist der Pluspol, an der anderen Seite der Minuspol. Je nach Reihenfolge der Aminosäuren zieht sich jede Aminosäurekette zu einem Eiweiß mit einer ganz speziellen Form zusammen. Die Form ist genau auf die Aufgabe des jeweiligen Enzyms abgestimmt. Während des Aufbaus der Grundstruktur werden Vitamine und Mineralstoffe eingebaut. Dadurch ist es möglich, dass Enzyme Energie aufnehmen, so wie die Bohrmaschine mit dem Kabel Strom aus der Steckdose holt oder gespeicherten Strom aus dem Akku nutzt. Nur mit dieser Energie sind Enzyme funktionsfähig.

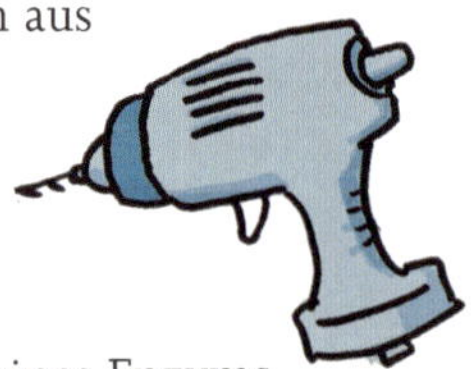

Die besondere Struktur eines Enzyms ermöglicht, dass Nährstoffe festgehalten und bearbeitet werden können. So wird beispielsweise ein Fettmolekül in Einzelteile zerlegt, die dann in die Zellwände eingebaut, als Depotfett gespeichert oder als Energielieferant »verfeuert« werden. Andere Enzyme sorgen dafür, dass Körper- und Muskelzellen aus Traubenzucker Energie gewinnen. Sind nicht genügend Enzyme vorhanden oder fehlen sie ganz, fühlen wir uns schlapp oder werden krank. Menschen beispielsweise, denen das Enzym Laktase im Darm fehlt, können Milchzucker nicht in seine Bestandteile zerlegen – Bauchweh und Durchfall sind dann nach dem Genuss von Milch die Folgen.

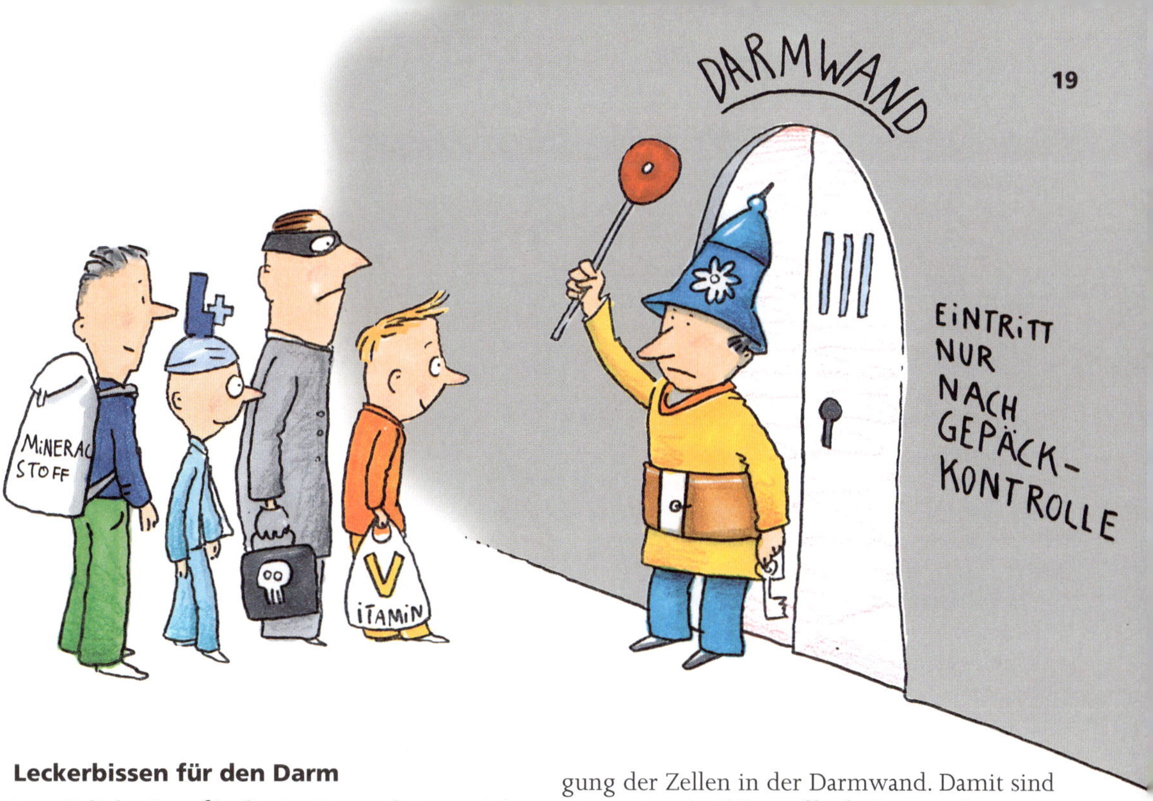

Leckerbissen für den Darm

Das tägliche Brot für die im Darm aktiven wichtigen Bakterien – die Darmflora – ist tatsächlich Brot. Es sollte einen Anteil an Vollkornmehl enthalten, denn in der Darmflora kommen nur die Faserstoffe aus den Randschichten des Getreidekorns an. Lösliche Ballaststoffe wie Pektin im Apfel und in der Möhre sind besonders gut bekömmlich. Je feiner das Mehl gemahlen, das Gemüse/Obst geraspelt oder je weicher es gekocht ist, desto verträglicher ist es. Bekommt die Darmflora aber zu leicht Verdauliches oder gar keine Ballaststoffe, verkümmert sie und kann ihre Aufgaben nicht erfüllen. Deutliche Zeichen sind Verstopfung, hohe Infektanfälligkeit und oft schlechte Laune. Es kommt also darauf an, ein Gleichgewicht zu finden, das einerseits genügend »Futter« für die Darmflora bietet, andererseits nicht zu Bauchweh und Blähungen führt.

Ist die Darmflora gut »aufgestellt«, liegt sie als erste Schutzbarriere wie ein dicker Teppich auf der Darmwand. Hinter der Darmwand lauert das Immunsystem. Damit die »Körperpolizisten« fit bleiben, werden sie von den Darmbakterien »trainiert«: Hin und wieder klopfen sie an der Darmwand an, die Körperpolizisten kommen raus, prüfen, ob alles in Ordnung ist, und ziehen sich wieder zurück. Außerdem sorgt eine gute Darmflora auch für die Energieversorgung der Zellen in der Darmwand. Damit sind eine optimale Nährstoffaufnahme und ein guter Schutz vor Darmkrebs gewährleistet.

Schon vor langer Zeit hat sich der Mensch Milchsäurebakterien zunutze gemacht. Sie produzieren in Joghurt, Dickmilch oder Buttermilch die Milchsäure, die unserer Darmflora gut tut. Die Bakterien im Darm können nur mit der rechtsdrehenden L(+)-Milchsäure etwas anfangen. Je höher der Gehalt dieser Milchsäure im Joghurt, desto besser für die Darmflora. Ein Leckerbissen für die Darmbakterien ist Milchzucker, weil sie ihn besonders leicht verwerten können. Er wirkt auf sie wie Dünger auf dem Blumenbeet. Milchzucker ist in Milch und allen damit hergestellten Produkten enthalten.

Die Darmflora bei Laune zu halten, ist leicht: mit Obst, Gemüse, Haferflocken, Vollkornprodukten, Joghurt, Käse, Milch und ab und zu mal Bratkartoffeln. Eine leckere Kombination kann aus Haferflocken, klein geschnittenem Apfel und ein paar Löffeln Joghurt bestehen. Oder es gibt eine selbst gemachte Pizza mit Tomaten, Gemüsemais, Erbsen und einem Anteil Vollkornmehl im Hefeteig. Dazu ausreichend trinken, damit die Faserstoffe quellen können. Ein starkes Immunsystem und gute Stimmung sind der Dank.

Was die kleinen grauen Zellen brauchen

Nervenzellen des Gehirns sind aus Aminosäuren aufgebaut, die wiederum Botenstoffe bilden. Sie übertragen Reize von Nervenzelle zu Nervenzelle. Gespeichert werden Informationen nach heutigem Kenntnisstand als Verbindungen zwischen Nervenzellen. Es gibt Aminosäuren mit besonderen Aufgaben: Tryptophan ist die Vorstufe des Hormons Serotonin, das als sogenannter »Neurotransmitter« funktioniert, indem es die Schaltzentren der grauen Zellen aktiviert. Konzentrations-, Merk- und Denkfähigkeit werden durch Serotonin beeinflusst. Gute Quellen für Tryptophan sind Getreide, Hülsenfrüchte und Nüsse.

Phenylalanin und Tyrosin sind Vorstufen verschiedener Botenstoffe, die Einfluss auf Wachsamkeit, Reaktionsschnelle, Konzentrationsfähigkeit und Stimmung haben. Glutaminsäure sorgt für eine geordnete Informationsübermittlung. Gute Quellen für diese drei Aminosäuren sind Fleisch, Fisch, Eier, Käse, Nüsse und Sojabohnen.

Das Gehirn besteht größtenteils aus Wasser. Die Hälfte der übrigen Masse sind Fette und Fettbegleitstoffe. Neuere Forschungen haben ergeben, dass Omega-3-Fettsäuren für die Entwicklung und Funktionsfähigkeit des Gehirns schon während der Entwicklung des kindlichen Gehirns im Mutterleib, während des Wachstums und bis ins hohe Alter wichtig sind. Das Denkvermögen scheint stark von der Geschmeidigkeit der Zellwände abzuhängen. Und die wird durch den Anteil an Omega-3-Fettsäuren im Essen bestimmt.

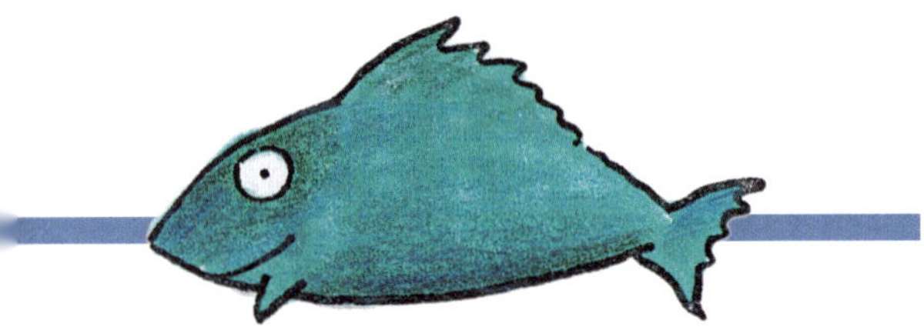

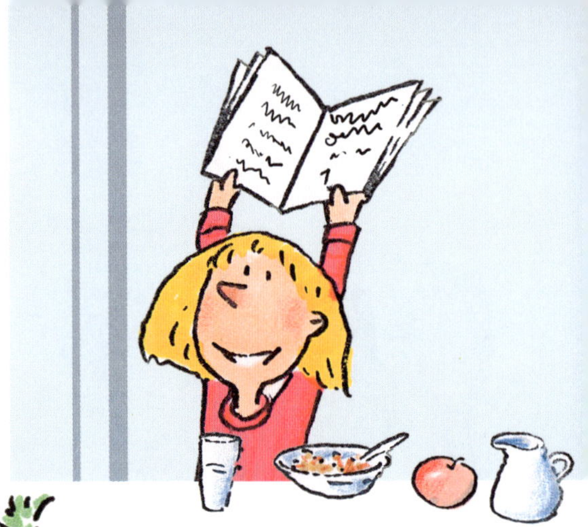

***»Fisch macht schlau«**: Neben den Omega-3-Fettsäuren enthält Meeresfisch reichlich Jod. Jod wirkt über die Schilddrüsenhormone schon in der frühesten Entwicklungsphase auf das Gehirn und die Denkleistung. Kommen nicht wöchentlich ein bis zwei (See-) Fisch-Mahlzeiten auf den Tisch, sollte zum Kochen zumindest Jodsalz verwendet werden. Besonders wichtige Omega-3-Fettsäuren-Quellen sind vor allem in fettreichen Kaltwasserfischen wie Hering, Makrele und Lachs, außerdem in Forelle und Kabeljau enthalten.*

Pflanzliche Quellen für Omega-3-Fettsäuren sind vor allem Raps-, Walnuss- und Leinöl. Ein klassisches Gericht sind Pellkartoffeln mit Quark und Leinöl. Rapsöl kann für Salatdressings genauso gut verwendet werden wie zum Dünsten oder Kurzbraten, Walnussöl schmeckt lecker zu Puddings, Obstsalat und anderen Desserts.

Die Geschwindigkeit der Informationsübermittlung zwischen den Nervenzellen hängt unter anderem von Fettbegleitstoffen ab. Einer von ihnen ist Lezithin, das schon seit Langem als »Gehirn- und Nervennahrung« bekannt ist. Es sorgt für eine gute Energieversorgung der Nervenzellen und die Reizweiterleitung. Lezithin ist in Nüssen und kalt gepressten Ölen enthalten, außerdem in Eiern, Käse und Fleisch.

Futter fürs Lernen

Das Gehirn hat keine Energiespeicher. Das bedeutet, dass ihm ständig Nahrung zufließen muss, wenn es konzentriert arbeiten soll. Außerdem ist ausreichende Flüssigkeitszufuhr wichtig. Vor einer Klassenarbeit oder den Hausaufgaben sollten Kinder und Jugendliche je nach Alter 50–150 ml trinken, danach ungefähr alle 20 Minuten einen Schluck. Kohlenhydrate, die

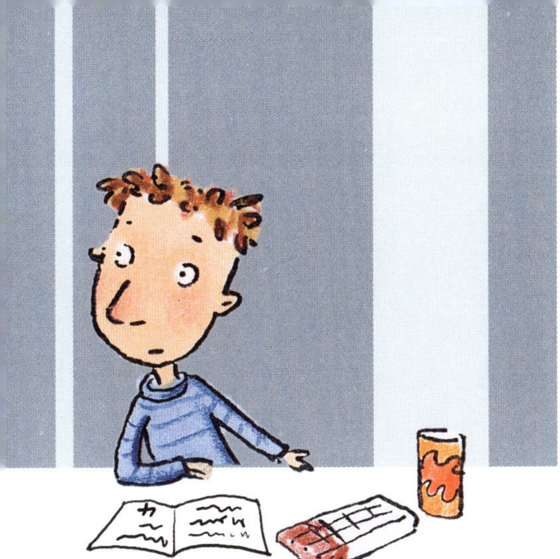

langsam im Blut anfluten, liefern dem Gehirn nachhaltig Energie. Solche »langsamen« Kohlenhydrate stecken in Haferflocken, Obst, Vollkornbrot und in geringen Mengen im Gemüse. Milchreis mit Zimt und Apfelmus, Nudeln mit Tomaten- oder Gemüsesoße, Grießbrei mit Kirschen sind Kombinationen, die das Gehirn ebenfalls lange mit Kohlenhydraten versorgen. Was das Gehirn zum Frühstück mag: Haferflocken mit Milch oder Joghurt, dazu ein paar (Wal-)Nüsse, etwas Honig oder Ahornsirup, ein paar Apfelstückchen und ein Glas Orangensaft, zur Hälfte mit (Mineral-)Wasser gemischt.

Ganz anders sieht es bei Süßigkeiten oder Limonaden aus. Sie bringen zwar schnelle Energie, sind aber wie ein Strohfeuer in null Komma nichts »abgefackelt«. Von Cornflakes, Toast oder Graubrot mit Marmelade merkt das Gehirn schon nichts mehr, wenn das Kind in der Schule ankommt. Zurückgeblieben ist ein hoher Insulinspiegel, der auch noch die Energiegewinnung aus den Fettreserven verhindert. Müdigkeit und Schlappheit schon in der ersten Stunde sind die Folge. Dagegen ist Graubrot in Kombination mit Apfel und/oder Möhre – also mit ballaststoffhaltigem Obst oder Gemüse – empfehlenswert.

TIPP

Die Vollkornvarianten von Cornflakes und Co sind zwar günstiger als die Weißmehl-Varianten, aber auch nicht optimal. Besser: diese Frühstückscerealien mit kernigen Haferflocken mischen und Obst dazugeben.

Und wie sieht es aus mit Schokolade beim Lernen? Schokolade regt die Bildung von Serotonin im Gehirn an. Große Mengen an Schokolade motivieren das Gehirn jedoch nicht besonders, Neues zu lernen. Denn Neugier und Lernfreude entstehen häufig aus der oft unbewussten Vorfreude auf Erfolg und Zufriedenheit. Wenn das Gehirn – und damit der Mensch – aber satt, zufrieden und glücklich ist, ergibt sich keine Notwendigkeit, Neues zu lernen. Außerdem beschäftigen Fett und Zucker die Verdauung. Die Energie, die dafür nötig ist, steht dem Gehirn nun nicht mehr zur Verfügung. Ein kleines Stück Schokolade dagegen kann die gleiche Wirkung haben wie eine anregende Lektüre, die Lieblingsmusik, etwas Bewegung oder eine Denksport-Aufgabe. Das Gehirn wird durchblutet, hat ein Erfolgserlebnis und ist optimal aufs Lernen vorbereitet.

In der Ruhe liegt die Kraft

Schlafen bedeutet Regeneration, Reparatur, Wachstum und Lernen. Essen Kinder abends Nuss-Nougat-Brote, »Nudeln-ohne-Soße«, Pommes, Chips und Süßigkeiten, steigt der Blutzuckerspiegel stark an und ruft große Mengen Insulin auf den Plan. Die Energie, die nach solchen Mahlzeiten reichlich im Blut vorhanden ist, wird dadurch sehr schnell abgebaut. Gleichzeitig verhindert der hohe Insulinspiegel die Mobilisierung der Fettdepots – es gibt keine Kraft zur Regeneration, keine Kraft fürs Gehirn.

Und das ist schade. Denn alles, was das Gehirn am Tag an Neuem aufgenommen hat, wird in der Nacht verarbeitet und gespeichert. Unterstützt wird die nächtliche Geistesarbeit durch ein Abendessen für gesunden Schlaf. Es könnte so aussehen: Eine halbe bis eine Scheibe (Dinkel-)Vollkornbrot, etwas Omega-3-Margarine, belegt mit Schinken oder Käse (ca. 45 % Fett). Dazu ein Stück Möhre, ein halber Apfel und ein kleines Glas Milch. Als Betthupferl darf es dann noch Natur-Joghurt mit einem Stückchen zerdrückter Banane oder etwas geraspeltem Apfel sein. Als herzhafte Variante eignet sich jede Art von Gemüsesuppe.

Der Darm – das Gedächtnis des Körpers

*von **Prof. Paul Enck**, Forschungsleiter der Abteilung für Psychosomatische Medizin und Psychotherapie an der Uniklinik Tübingen. Als Darmspezialist untersucht er auch die Zusammenhänge von Psyche und Darmfunktion.*

Am 6. Juni 1822 ereignete sich im Fort Mackinac auf Mackinac Island, einer Insel zwischen dem Michigan-See und dem Huron-See an der Grenze zwischen den USA und Kanada, folgende Geschichte: Der Handelsreisende Alexis St.Martin schießt sich beim Reinigen seiner Flinte versehentlich ein großes Loch in den Bauch. Wie durch ein Wunder überlebt er, auch und vor allem dank der Hilfe des anwesenden Militärarztes Dr. William Beaumont.

Nachdem die Wunde ausgeheilt ist, bleibt eine direkte Öffnung in den Magen übrig. Heute würde man dies eine »Fistel« nennen. Wegen dieser Fistel wird der Patient von Dr. Beaumont gebeten, in seinen Dienst als Knecht zu treten. Im Verlauf der folgenden Jahre, von 1826 bis 1933, »nutzt« der Doktor diesen direkten Zugang zum Magen, um – zum ersten Mal in der Medizingeschichte – die Funktionen des Magens bei der Verdauung zu beobachten und zu beschreiben. Zum Beispiel sieht der Arzt, wie lange ein Stück Rindfleisch für die Verdauung braucht, wie Magensäure aussieht und woraus sie besteht, und was passiert, wenn man dem Magen Säure entnimmt.

Bei einer dieser Beobachtungen, die für den Patienten sicherlich nicht immer ein Vergnügen waren, notiert der Doktor, dass eine große Verärgerung seines Patienten mit der Anwesenheit von Gallensaft im Magen verbunden war. Dem Patienten war sprichwörtlich »die Galle übergelaufen«. Dies dürfte der erste wissenschaftliche Nachweis gewesen sein, dass Gefühle wie Ärger und Wut mit Veränderungen der Funktion des Magen-Darm-Traktes einhergehen.

Der Patient verließ später den Dienst beim Arzt und verdiente sich ein wenig Geld, indem er seine Fistel auf Jahrmärkten vorzeigte. Alexis St.Martin starb im hohen Alter von 86 Jahren 1888 und überlebte damit Dr. Beaumont um viele Jahre.

Die Geschichte[1] wirft die Frage auf, wie es überhaupt sein kann, dass Gefühle »auf den Magen schlagen«. Um das beantworten zu können, müssen wir uns drei weitere Fragen stellen …

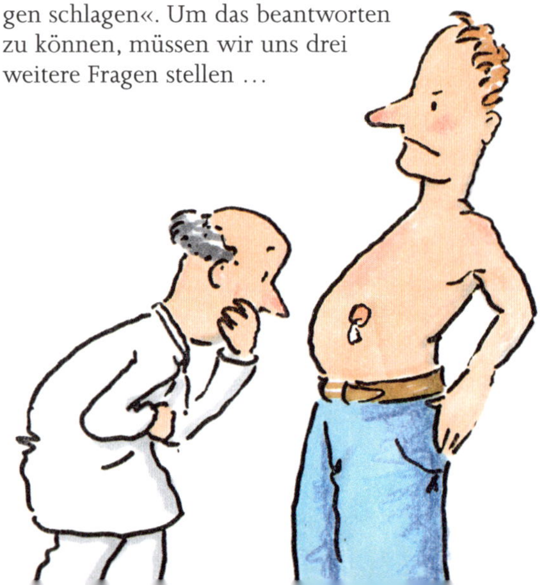

1. Wozu braucht der Mensch einen Darm?

Jeder Mensch hat einen Darm, und der besteht aus einem bis zu 10 m langen »Schlauch«, der verschiedene Abschnitte kennt:

- die Speiseröhre, ein kurzer Schlauch von 30 cm Länge und wenigen Zentimetern Durchmesser
- den Magen, eher eine Art kurzer »Sack« als ein Schlauch, der viele Liter fassen kann
- den Dünndarm, der wirklich wie ein Gartenschlauch ist und bis zu 5 m lang
- und den Dickdarm, ein etwa 1 bis 2 m langer, bis zu 10 cm dicker Schlauch.

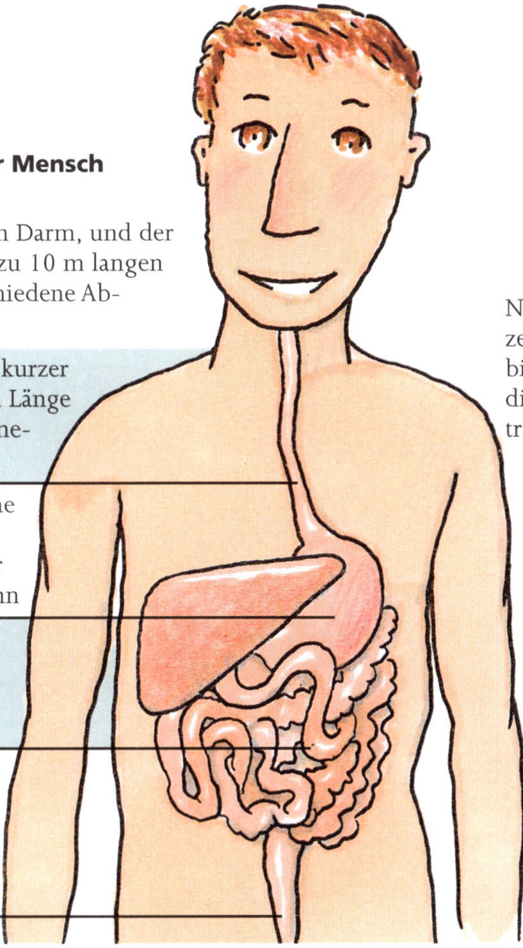

Alle diese Abschnitte gehören zum Darm. Sie haben unterschiedliche Funktionen und werden deshalb durch muskuläre Verschlusssysteme voreinander abgetrennt. Am oberen und am unteren Ende wird das Darmsystem durch diese Verschlüsse – den Schluckmuskel und den analen Schließmuskel – von der Außenwelt getrennt. Dies ist wichtig, wie wir noch sehen werden.

Hinzu kommen verschiedene Organe, die den Darm versorgen, zum Beispiel die Bauchspeicheldrüse und die Gallenblase und solche, die vom Darm abgegebene Nahrung weiterverarbeiten, wie zum Beispiel die Leber.

Die verschiedenen Darmabschnitte haben unterschiedliche Aufgaben und brauchen dafür unterschiedlich viel Zeit:

Nahrung, die im Mund zerkaut wird, braucht nur 2 bis 3 Sekunden, um durch die Speiseröhre in den Magen transportiert zu werden.

»Gut gekaut ist halb verdaut«, sagt der Volksmund. Im Magen wird eine Mahlzeit in 1 bis 2 Stunden durch Salzsäure zersetzt, sodass ein flüssiger Brei entsteht, der dann portionsweise in den Dünndarm abgegeben wird. Die Entleerung regelt der sogenannte »Pförtner«, ein Verschlussmuskel am Magenausgang, der dafür sorgt, dass nicht zu viel Mageninhalt auf einmal den Magen verlässt. Wird zu viel auf einmal gegessen und übersteigt die zugeführte Nahrung die Menge dessen, was gleichzeitig entleert werden kann, steigt der Druck im Magen an; dies nehmen wir als »Völlegefühl« wahr. Essen wir dennoch weiter, kommt es zu reflexartiger Entleerung »nach oben«, dem Erbrechen.

[1] Nachzulesen in William R. Beaumont: Neue Versuche und Beobachtungen über den Magensaft und die Physiologie der Verdauung. Kollmann, Leipzig 1834

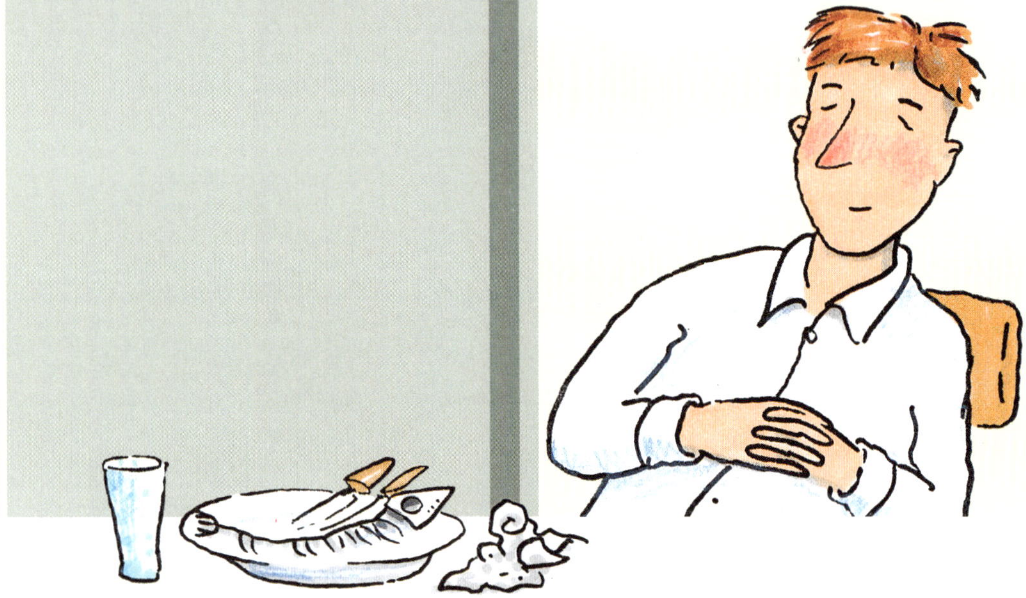

Diese Portionen wandern dann in 60 bis 90 Minuten durch den langen Dünndarm-Schlauch und erreichen nach und nach den Dickdarm. Unterwegs werden die wichtigen, energiehaltigen Bestandteile der Nahrung – Zucker, Eiweiße, Fette – über die Darmwand aufgenommen und schädliche Bakterien sowie unverdauliche Nahrungsbestandteile, die Ballaststoffe, zurückgehalten. Dabei werden mehrere Liter Körperflüssigkeit in den Darm abgegeben, zum Beispiel von der Gallenblase und der Bauchspeicheldrüse.

Die nach und nach im Dickdarm ankommende Nahrung enthält jetzt sehr viel Flüssigkeit, die der Körper sich zurückholen muss, damit er nicht austrocknet: Der Nahrungsbrei wird dazu von der Darmwand durchgeknetet, damit alle Teile mit ihm in Berührung kommen. Die Flüssigkeit wird passiv über die Schleimhaut wieder aufgenommen. Gleichzeitig holt sich der Körper auch Mineralien und andere Spurenelemente zurück, zum Beispiel Gallensalze, die jetzt für die Verdauung nicht mehr gebraucht werden. Würde dies nicht erfolgen, wären Durchfall und andere Erkrankungen unvermeidlich, wie wir sie von chronischem Missbrauch von Abführmitteln kennen. Die Passage durch den Dickdarm dauert vergleichsweise lange: 1 bis 2 Tage, manchmal auch länger.

Die wichtigste Aufgabe des gesamten Darmsystems ist es, den Körper mit Energie zu versorgen, damit dieser seine anderen Aufgaben wahrnehmen kann: sich zu bewegen, zu denken, zu sehen, zu riechen, zu lernen, zu lieben, sich zu freuen und zu schlafen und vieles mehr. Diese Energie kann nur über die Nahrung aufgenommen werden. Andererseits benötigt der Darm für diese Aufgabe einen Teil der Energie selbst: Verdauung schafft Energie, kostet aber auch Energie.

Damit diese Aufgabe in Ruhe bewältigt werden kann, hat die Natur ein Prinzip eingeführt, das für alle Lebewesen gilt: Energieaufnahme und Energieverbrauch müssen im Gleichgewicht stehen, man spricht dann auch von Homöostase. Diese wird dadurch erreicht, dass die Energieaufnahme am besten unter Ruhebedingungen geschieht, damit optimale Ausnutzung und Speicherung der Reserven erfolgen kann, während bei Energieverbrauch die Verdauungsfunktionen reduziert werden. Das ist der Hintergrund für Verhaltensregeln wie die, dass man mit vollem Bauch nicht schwimmen soll, und auch der Grund dafür, dass Sportler oft über Durchfall klagen, wenn sie kurz vor dem Sport Essen zu sich genommen haben.

Zur Regelung der Homöostase braucht der Körper das sogenannte autonome Nervensys-

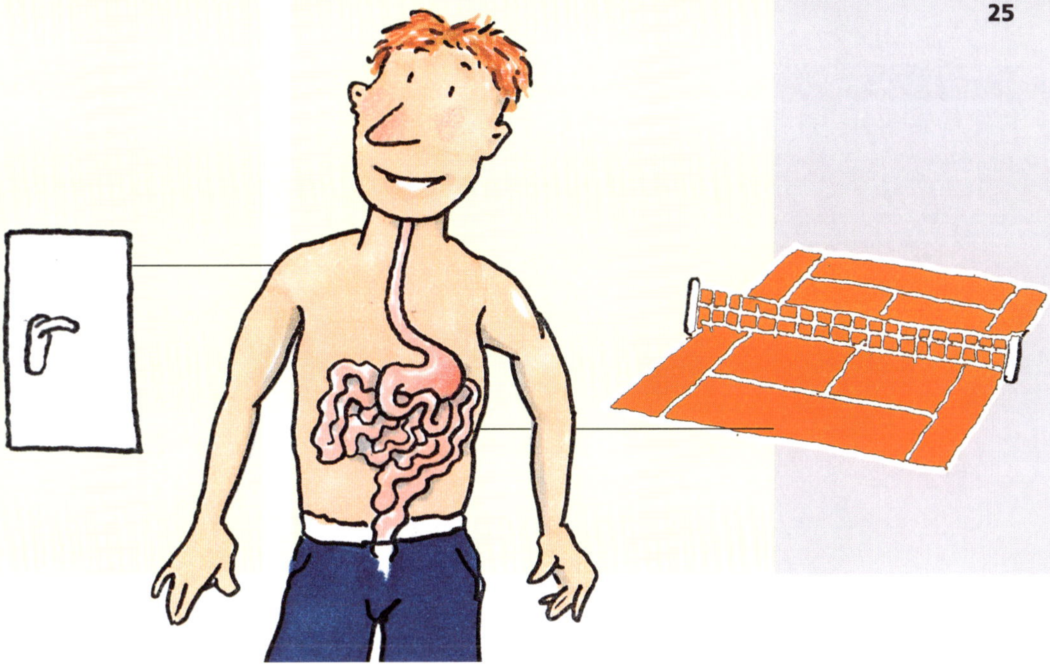

tem, das die unwillkürlichen Körperfunktionen regelt: die Herztätigkeit, die Arbeit der Drüsen, die Atmung und eben auch die Verdauung. Dieses Nervensystem besteht aus zwei Anteilen: dem sympathischen und dem parasympathischen. Beide handeln gegenläufig: Wenn das sympathische System aktiviert ist und wir Energie verbrauchen wie beim Denken, Laufen, Lieben, wird die Verdauung reduziert. Wenn wir das parasympathische System aktivieren, zum Beispiel wenn wir verdauen, wird der übrige Energieverbrauch reduziert – der Volksmund weiß dies, denn ein voller Bauch studiert nicht gern. Beide Systeme sind immer aktiv, und über die Balance entscheidet der Körper eigenständig nach seinen Bedürfnissen, indem er uns »Hunger« oder »Sattsein« signalisiert. Aber natürlich können wir ihn durch unser Verhalten auch täuschen, indem wir mehr essen als wir benötigen oder weniger als wir brauchen. Machen wir dies häufiger oder immer, können daraus Essstörungen entstehen, beispielsweise Anorexia nervosa, also Magersucht, oder Bulimie, Fresssucht.

Gleichzeitig ist der Darm das größte menschliche Organ mit Kontakt zur Außenwelt, um ein Vielfaches größer als die Haut: Diese hat bei einem durchschnittlich großen Menschen eine Fläche von 1,8 Quadratmetern, also etwa die Größe einer Tür. Im Vergleich dazu ist die gesamte Oberfläche des Darms von der Größe eines Tennisfeldes, also etwa 180 Quadratmeter oder hundertmal so groß wie die Haut. Der Darm schafft dies, indem er ein raffiniertes System der Faltung – sogenannte Zotten, angelegt hat, damit alle Nahrungsbestandteile, und seien sie auch noch so klein, die Chance haben, möglichst schnell mit der Darmwand in Berührung zu kommen. Nur dies garantiert die optimale Erkennung und Aufnahme von energiehaltigen Nahrungsanteilen.

Die Größe hat allerdings einen Nachteil: Auch böse, also schlechte, giftige, unverdauliche und andere Nahrungsanteile kommen in engen Kontakt mit den verarbeitenden und aufnehmenden Strukturen in der Darmschleimhaut, den Enzymen und Zellen. Deshalb gibt es ein weiteres Regulationssystem, das »Gut« und »Böse« trennt: das darmeigene Immunsystem, das größte Immunorgan im menschlichen Körper. Unter der Schleimhaut des Dünndarms sitzen sogenannte Makrophagen, Zellen mit »Fühlern«, die bis an die Oberfläche des Darms reichen und die darüber die Nahrung abtasten: Finden sie Nahrung, die gefährlich oder zumindest unverdaulich ist – Bakterien, Gifte, aber auch Metalle, zum Beispiel aus der Zahnpasta –, schützen sie den Körper vor der Aufnahme:

Sie bilden dagegen sogenannte Antikörper, die an diese Nahrungsanteile gebunden werden und dadurch die Aufnahme verhindern. Das Immunsystem hat außerdem ein eigenes, hervorragendes Gedächtnis: Es merkt sich alle früheren, guten wie schlechten Erfahrungen mit Nahrung und behält die Informationen für immer. Prinzipiell gilt allerdings, dass der menschliche Darm so gut wie alles vertragen kann, solange die Nahrung ausgewogen ist, also aus Eiweißen, Fetten und Kohlenhydraten besteht. Der Mensch ist – wie das Schwein – ein »Allesfresser«. Die »richtige« Zusammensetzung der Nahrung richtet sich nach unserem Energiebedarf, der bei körperlich arbeitenden Menschen höher ist als bei Menschen mit sitzender Tätigkeit. Der Darm kann allerdings tierische und pflanzliche Fette nicht unterscheiden.

Und schließlich hat der Dickdarm noch ein eigenes »Biotop«: eine Art Terrarium, in dem bis zu 600 verschiedene, gutartige Bakterienstämme in friedlicher Eintracht miteinander leben, Trillionen einzelner Organismen. Diese sogenannte Darmflora ist wie ein Fingerabdruck des Menschen: Jeder hat sie, aber jeder Mensch hat eine sehr individuelle Kombination von verschiedenen Bakterienstämmen. Insgesamt kennt man mehr als 600 verschiedene Bakterienstämme, die im Darm eines Menschen siedeln können; welche dies bei einem einzelnen Menschen sind, lässt sich nur sehr schwer labortechnisch bestimmen. Es gibt jedoch keine prinzipiell »gute« oder »schlechte« Darmflora.

Die Besiedlung des Darms erfolgt bereits wenige Stunden nach der Geburt und bleibt im Verlauf des Lebens weitgehend konstant, ändert sich aber hier und da und zeitweilig mit der Umstellung der Ernährung. Zum Beispiel führt eine ballaststoffreiche Ernährung zu einer Änderung der Darmflora, insbesondere werden diejenigen Bakterienstämme angeregt, die Gase, vor allem Wasserstoff bilden. Wird diese bakterielle Flora gestört, zum Beispiel durch die Einnahme von bestimmten Medikamenten wie Antibiotika, kommt es zu Darmproblemen, vor allem zu Durchfall. Demgegenüber fördern manche Nahrungsmittelzusätze, sogenannte Pre- und Probiotika die Bildung einer gesunden Darmflora und haben bei manchen Erkrankungen des Darms, insbesondere bei Durchfall und Entzündungen oft eine heilende oder bessernde Wirkung. Bakterienkulturen sind auch in »natürlichen« Lebensmitteln, zum Beispiel in Joghurt, enthalten, aber ob die Kulturen nach Aufnahme tatsächlich den Dickdarm erreichen, ist fraglich: Diese Bakterien werden in der Regel von der Magensäure zerstört.

Die gutartigen Keime im Dickdarm haben eine wichtige Funktion: Diese Darmflora sorgt durch die Zersetzung unverdauter Nahrung wie Ballaststoffe dafür, dass weitere Energie aus der Nahrung gewonnen wird. Sie stimuliert auch das Immunsystem des Körpers und ist verantwortlich dafür, dass wir nicht jedes Mal krank werden, wenn wir etwas Verdorbenes gegessen haben. Die gutartigen Keime im Dickdarm verursachen aber Blähungen: Es gibt Gas bildende Bakterien, die für die Luft im Darm verantwortlich sind und dafür, dass diese manchmal unkontrolliert entweicht und dass sie weniger gut riecht.

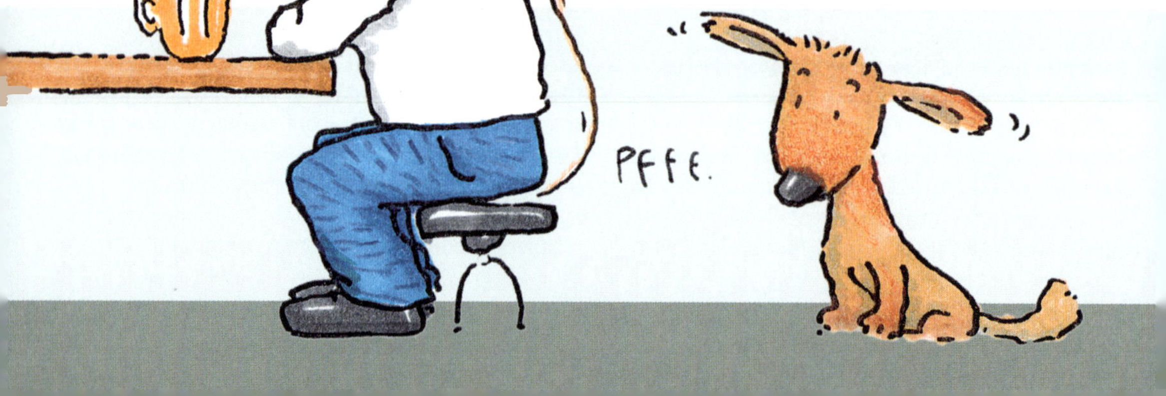

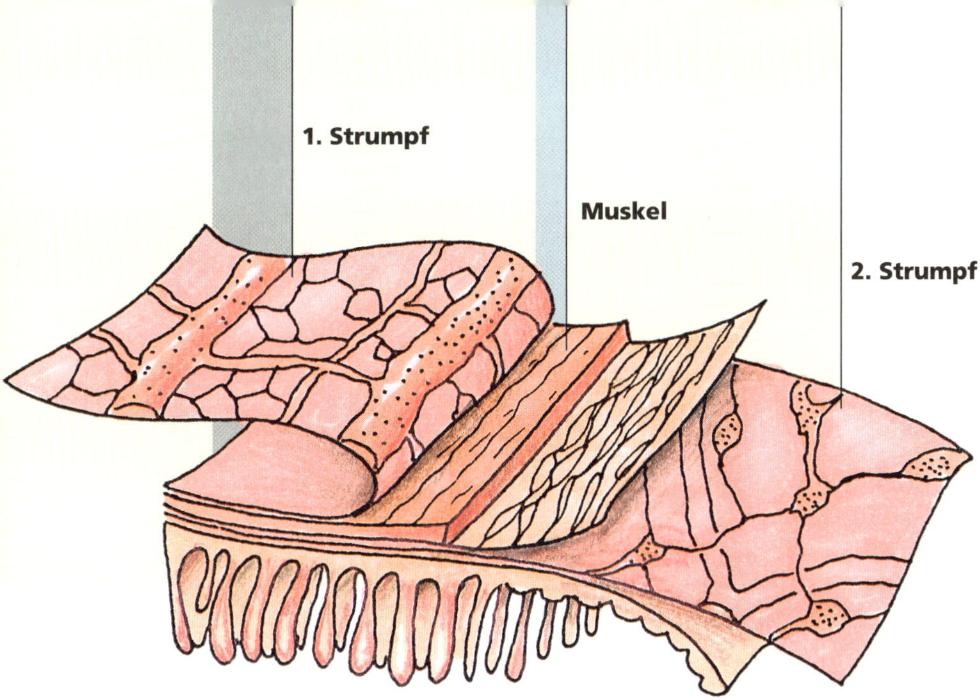

2. Ein »zweites Gehirn« im Darm?

Wenn die Darmfunktionen über das autonome Nervensystem, das Immunsystem und die Darmflora so gut reguliert sind, wozu braucht der Darm dann noch ein eigenes Nervensystem, das von Experten das »enterische Nervensystem«, ENS, genannt wird? Beim ENS handelt es sich um rund 100 Millionen Nervenzellen. Zum Vergleich: Das Gehirn und das autonome Nervensystem haben etwa tausendmal mehr Zellen. Anders als beim Gehirn sind diese Nervenzellen nicht »auf einen Haufen« gepackt, sondern verteilen sich mehr oder weniger gleichmäßig entlang dem Darm. Man kann sich dies am besten als eine Art »Zwei-Lagen-Strumpf« vorstellen, mit jeweils einer Lage Strumpf zwischen den Muskelschichten der Darmwand. In unterschiedlichen Abschnitten sind die Maschen dieser Strümpfe unterschiedlich dicht (s. Abbildung).

Dort, wo die Fäden dieser Maschen zusammenlaufen, befinden sich die kleineren Ansammlungen von Nervenzellen, sogenannte Ganglien, deren Funktionen man durch Farbstoffe sichtbar machen kann: Jede Farbe bedeutet die Bindungsstelle eines anderen Botenstoffs (Transmitters), und auf dieser Ebene ähnelt das Darmnervensystem dem Gehirn sehr: Die Nervenzellen nutzen die gleichen Botenstoffe, haben ein ähnliches Aussehen, werden von den gleichen Genen gesteuert und reagieren auf gleiche Reize. Wegen dieser Ähnlichkeit wurde das Darmnervensystem als das »zweite Gehirn des Menschen« bezeichnet.

Schon allein die Tatsache, dass es das Darmnervensystem gibt, legt nahe, dass die Natur sich bei dieser Arbeitsteilung etwas »gedacht« hat: Die 100 Millionen Nervenzellen sind in der Lage, viele der Darmfunktionen weitgehend allein zu regeln, ohne dass das Zentralnervensystem, ZNS, im Einzelnen eingreifen muss. Das gilt insbesondere für die Fortbewegung des Darminhaltes, die sogenannte Peristaltik, durch den langen Darmschlauch: Dies geschieht durch rhythmische Bewegungen der Darmwand, auch Motilität genannt. Sie ist streng organisiert, unterscheidet sich aber in den verschiedenen Abschnitten grundsätzlich; sie ändert sich, wenn ein Abschnitt gefüllt oder leer wird, reagiert auf unterschiedliche Inhaltsstoffe und kommuniziert mit dem Darmimmunsystem und der Darmflora – dafür ist allein das ENS zuständig.

Dies geschieht allerdings nicht, ohne dass das ZNS es bemerkt: Jede Darmbewegung wird auch nach »oben« übermittelt, nur dass der Kopf diese Informationen so lange ignoriert und den Darm sich selbst überlässt, solange es die Botschaft »alles in Ordnung« signalisiert. Erst wenn im Darm etwas Ungewöhnliches passiert – wenn zum Beispiel eine Entzündung entsteht, eine zu große Menge oder verdorbene Nahrung vorliegt oder giftige Bakterien oder Viren auftreten –, dann greift das ZNS ein: Es löst ein anderes motorisches »Programm« aus, ein Notprogramm, das dann zum Beispiel »Erbrechen« oder »Durchfall« heißen kann.

Natürlich kann das Darmgehirn auch »lernen«, allerdings nur solche Informationen aufnehmen und verarbeiten, die für seine Funktionen wichtig sind – also alles im Hinblick auf Nahrungsaufnahme, deren Verdauung und die Ausscheidung von Unverdaulichem.

Das heißt, dass das Darmgehirn vermutlich die einfachen Lernformen beherrscht: Prägung, Anpassung, Konditionierung. Dafür wird es auch Formen der Gedächtnisbildung geben, ähnlich wie wir dies beim Immunsystem gesehen haben. Höhere Formen des Lernens, wie das Lernen durch Versuch und Irrtum, die Imitation, die Einsicht, sind allein dem Zentralnervensystem vorbehalten.

3. Warum gibt es manchmal »Schmetterlinge im Bauch«?

Wie wir inzwischen wissen, gibt es mindestens zwei Gründe, warum das ZNS manchmal in das Darmgeschehen eingreift:

- ★ Zum einen, wenn es um die Aufrechterhaltung des Gleichgewichts zwischen sympathischer und parasympathischer Aktivierung geht, zwischen Stress und Ruhe, Energieverbrauch und Energieaufnahme. Überwiegt eines der Systeme, reguliert das ZNS den Ausgleich – deswegen werden wir am Abend müde, am Morgen wach, bekommen wir Hunger oder sind satt, wollen uns bewegen oder ausruhen.
- ★ Zum anderen, wenn im Darm die Verdauung selbst in Unordnung geraten ist, durch verdorbene Nahrung, falsche Ernährung oder durch Krankheiten, die den Darm befallen, direkt oder indirekt.

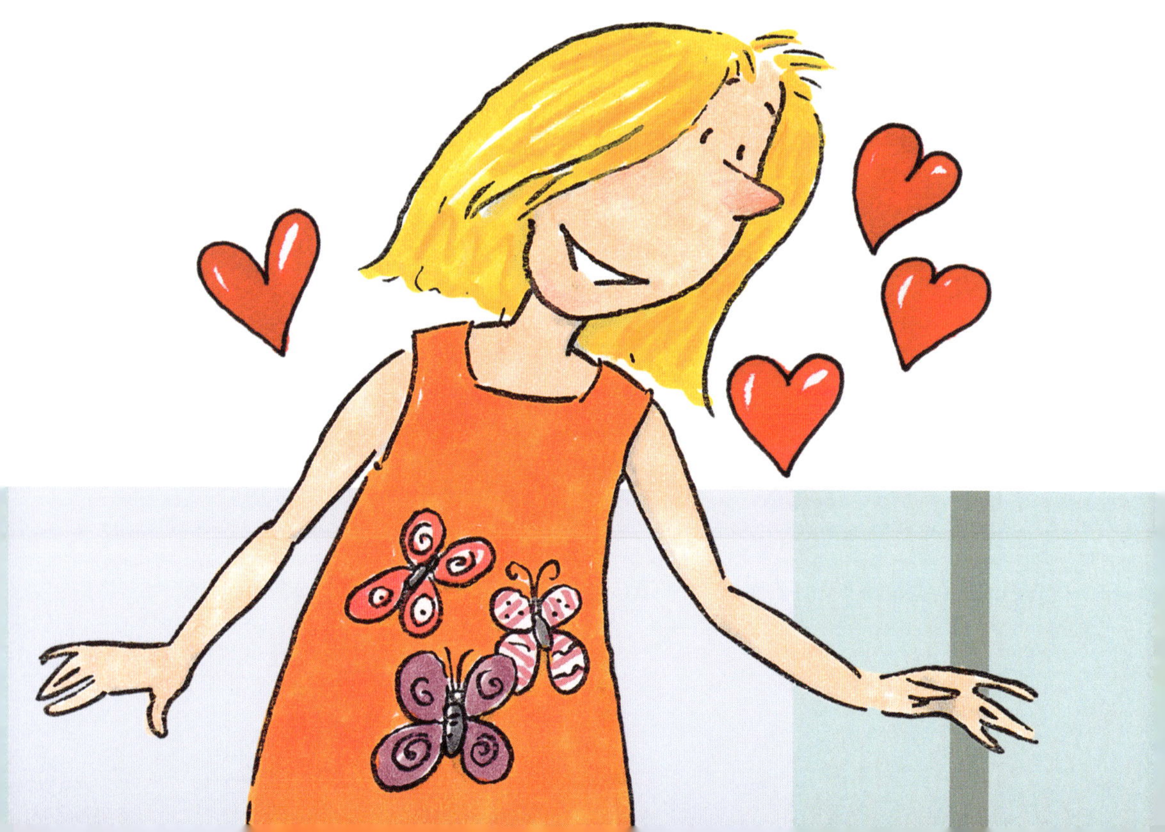

In beiden Fällen kann das (erste) Gehirn den Darm beeinflussen, dabei aber die vielfältigen Funktionen nur sehr global und grob mit »Notprogrammen« verändern: Unter psychischem oder körperlichem Stress wird die Magenentleerung gehemmt, die Passage des Speisebreis durch Dünn- und Dickdarm beschleunigt, die Darmmotorik gehemmt, die Ausschüttung von Sekreten durch die Drüsen beschleunigt, manchmal aber auch gehemmt. Die Folgen eines solchen Eingriffes sind Magen-Darm-Symptome, wie wir sie bei Krankheiten wie Sodbrennen, Aufstoßen, Durchfall, Übelkeit und Erbrechen, Blähungen, Bauchschmerzen kennen.

Aber auch bei weniger starken Belastungen treten diese Reaktionen auf und machen sich dann als Magendruck, Völlegefühl oder Hunger, Bauchgrummeln, Stuhldrang bemerkbar. Der Volksmund kennt viele Ausdrücke dafür: etwas bleibt im Halse stecken, ist schwer verdaulich, schlägt auf den Magen. In diese Kategorie der Stressreaktionen gehören auch die »Schmetterlinge im Bauch«: Sie sind Ausdruck einer Belastung des ZNS, das nicht unterscheidet zwischen »gutem« und »bösem« Stress, zwischen einem freudigen und einem traurigen Ereignis.

Die Reaktionen das Magens beziehungsweise Darms sind einfach, aber effektiv, und folgen einem alten Schema: Unter Belastung ist es besser, den Magen leer zu haben und den Darm zu entleeren, dann kann die Energie an anderer Stelle im Körper zur Verfügung gestellt werden.

So gesehen finden Gefühle im Darm ihren Ausdruck, aber sie entstehen dort nicht; Gefühle entstehen immer im Kopf, auch die »Schmetterlinge im Bauch«: Der Ärger von Alexis St. Martin ist ihm »auf den Magen geschlagen«, aber natürlich im Kopf entstanden. Dass wir Gefühle manchmal im Bauch spüren, hat jedoch eine nützliche Funktion: Sie warnen uns davor, dass das Gleichgewicht, die Homöostase, verloren gehen kann, und um dies zu erkennen, brauchen wir sowohl das Kopfgehirn als auch das Darmgehirn.

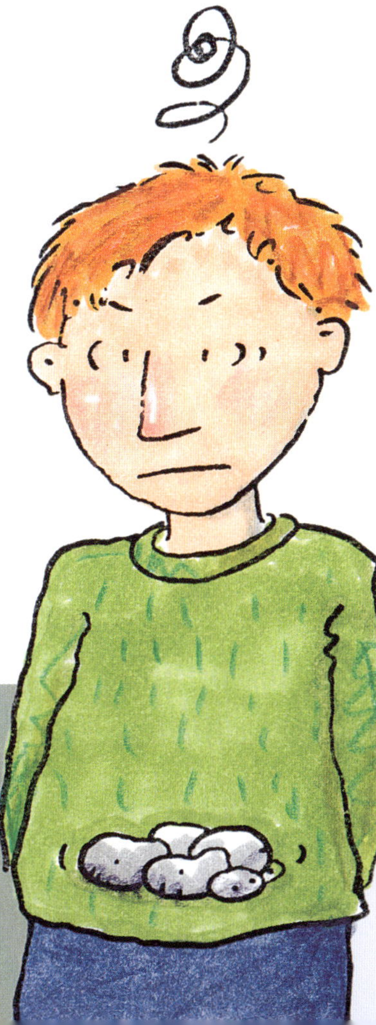

Die Psychologie des Essens

*von **Priv.-Doz. Dr. Gabriele Haug-Schnabel,** Verhaltensbiologin und Privatdozentin an der Universität Freiburg, beteiligt an interdisziplinären Forschungsprojekten zur Beobachtung und Analyse kindlichen Verhaltens, außerdem Inhaberin und Leiterin der 1993 gegründeten Forschungsgruppe Verhaltensbiologie des Menschen, Kandern.*

Eltern wünschen sich einen guten Esser, denn von der Tatsache, dass ihr Sprössling in ihren Augen gut isst, schließen sie auf einen weiterhin problemlosen Entwicklungsverlauf. Das Wunschkind hat bei den Mahlzeiten Hunger, ist nicht wählerisch bei der Auswahl der Gerichte und mäkelt nicht am Essen herum. Ausgewogenes Essen schmeckt ihm. Außerdem ist es ein Kind mit akzeptablen Tischmanieren, das kein Theater bei den Mahlzeiten macht und meistens seinen Teller leer isst: »Ein guter Esser« ist in der Vorstellung vieler Eltern gleichgestellt mit »einem lieben Kind«. Da der gute Esser ein anerkanntes Erziehungsziel ist, wird hierfür viel getan, vor allem während des Essens.

Esstisch – Stresstisch?

»Was gibt's heute?« ist eine mehrdeutige Frage, wie der dänische Familientherapeut Jesper Juul in seinem Buch über Familienmahlzeiten aufzeigt. Er und viele andere Essspezialisten betonen, wie wichtig es ist, aus dem Esstisch keinen Stresstisch zu machen. Überwiegen in der Kindheit Mahlzeiten mit Streit und Auseinandersetzungen, so ist in der Pubertät und Jugend häufiger mit einer Bulimie zu rechnen.

Essenszeiten können Erholungspausen in der Alltagshektik sein, Tankstellen für Nährstoffe und Emotionen, Zeiten zum Luftholen und Kraftschöpfen, gemeinsame, heitere Zeiten, Zeiten zum Genießen, Zeiten für die Sinne. Essenszeiten können aber auch die Konfliktzeiten am Tag sein, gefürchtet, da offene Konfrontation herrscht. Dann wird aus der Genusszeit Essen die Stresszeit Essen.

Kinder lernen ihr Essverhalten von Erwachsenen, zuallererst am Familientisch. Klein und Groß treffen sich »bei Tisch«, Mahlzeiten werden in den Tagesablauf eingebaut. In Familien mit Kindern sind sie zeitlich fixierter als in Haushalten mit nur einem oder zwei Erwachsenen. Die Mahlzeitenordnung unterliegt einem sozialen Wandel. Insgesamt ist eine Essenskultur weg von festen Mahlzeiten mit Ritualcharakter zum kauenden Nebenher während einer anderen Tätigkeit zu beobachten. Soziologen bezeichnen den sich immer klarer abzeichnenden Prozess als einen Übergang von der patriarchalischen Familienmahlzeit zur pluralistischen Knabbergesellschaft.

Wo es familiäre Essenszeiten gibt, werden diese allein von den Eltern festgelegt, oder in der Familienkonferenz wird gemeinsam erarbeitet, wo, wann, was und mit wem gegessen wird. Dies trifft keineswegs für mehrere Mahlzeiten am Tag zu. Leider nehmen bereits 12 % der Kinder zwischen 9 und 14 Jahren überhaupt keine Mahlzeit am Tag zusammen

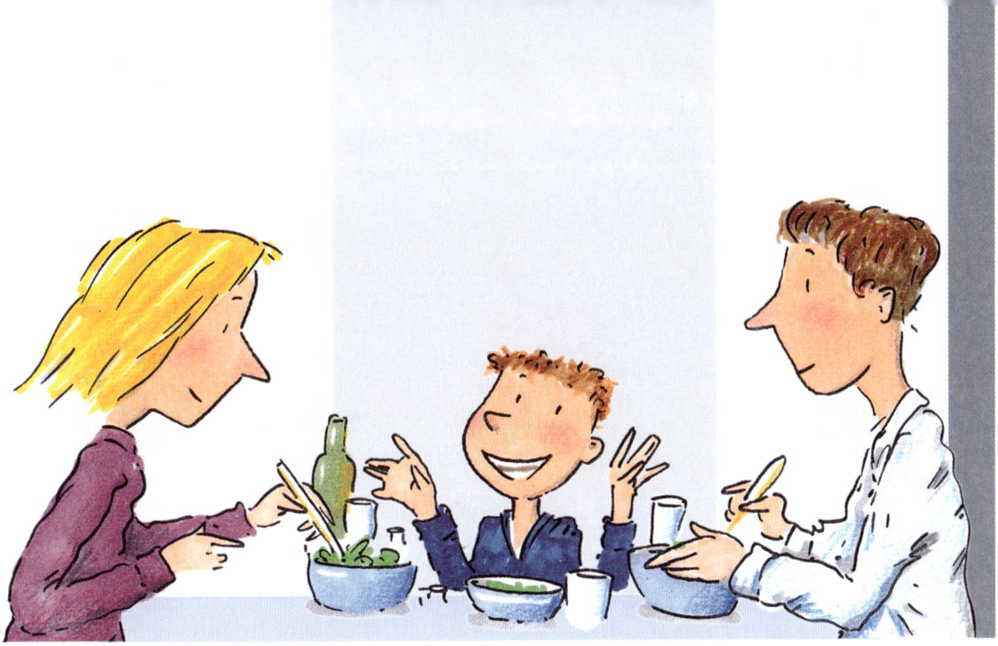

mit Eltern und Geschwistern ein. Ein schnelles Frühstück und das Abendessen sind jedoch in den meisten Haushalten mit Kindern nach wie vor die gemeinsamen Familienmahlzeiten.

Durch ein getrenntes Mahlzeitenreglement kann Streit aus dem Weg gegangen werden, aber Familien berauben sich auf diesem Wege auch täglich neuer Gemeinschafts- und Beziehungserlebnisse und auch gegenseitiger Anregung. Die Planung gemeinsamer Aktivitäten oder außergewöhnlicher Aktionen findet nämlich schwerpunktmäßig während der Mahlzeiten statt – in Familien ohne gemeinsame Mahlzeit passiert das tatsächlich so gut wie nie.

Ein spannender Zusammenhang kristallisiert sich heraus:

Familien, die nur selten zusammen essen, machen auch sonst wenig bis nichts zusammen – eine Ausnahme stellt das Fernsehen dar, das nur passives Konsumieren bedeutet. Unter diesen Bedingungen findet man selten Familienmitglieder, die sich gegenseitig zu gemeinsamen Unternehmungen anregen.

Tischregeln für Eltern

Vieles spricht für gemeinsame Mahlzeiten in der Familie, aber dann müssen sie nach bestimmten Regeln ablaufen. Bei Tisch wird leider oft erzogen, alle Erziehungsthemen kommen zur Sprache, schwerpunktmäßig das Thema Essen. Bei Tisch sind Vorwürfe unangebracht, allen vergeht der Appetit bei Auseinandersetzungen, jedem bleibt der Bissen im Hals stecken, wenn geschimpft und geschrieen wird. Deshalb sind die folgenden »elterlichen Tischmanieren« hilfreich:

★ Konfliktgespräche zwischen den Eltern sind bei Tisch verboten, da sich das Kind diesen Auseinandersetzungen nicht entziehen kann.

★ Kritik am Kind ist bei Tisch tabu. Wer unter Dauerbeobachtung steht, hat keine Lust mitzuessen, fühlt sich in dieser Runde nicht willkommen. Über Tischsitten kann man sich bei vielen Gelegenheiten unterhalten; dauernd an Essmanieren herumzumäkeln bringt eher Frust als Erfolg, zumal Kinder durch die Beobachtung des alltäglichen Verhaltens Erwachsener am meisten lernen.

★ Man muss etwas nicht mögen dürfen, ohne die Harmonie zu gefährden und Koch oder Köchin zu beleidigen. Wenn mir etwas nicht schmeckt, heißt das nicht, dass mit mir etwas nicht stimmt. Das Essen mag ich nicht, dich mag ich aber.

★ Der Satz »Ich habe keinen Hunger, möchte nichts essen« darf gesagt und muss akzeptiert werden, ohne weitere Angebotsversuche und dauernde »Nicht doch noch?«-Ermunterung.

★ Natürlich darf das Kind trotzdem sitzen bleiben und sich am Gespräch beteiligen, allerdings ist das Nichtessen kein Gesprächsthema. Falls dann doch noch der Hunger kommt, ist kein Kommentar nötig.
★ Die Zeiten »Kinder bei Tisch, stumm wie ein Fisch« sind vorbei. Gespräche sind erwünscht, besonders wenn darauf geachtet wird, dass alle zu Wort kommen. Kinder müssen merken, dass auch ihre Meinung interessiert, ihre Erzählungen der Rede wert sind.

Essensregeln und ausgewogenem Essen dürfen nicht mehr Bedeutung beigemessen werden als dem Wohlergehen aller, die um den Tisch sitzen. Die dauernde Sorge um die Gesundheit kann die Stimmung sehr ungesund werden lassen.

Welche Nahrung ist nötig, um wachsen zu können?

Die vermittelte und gespürte Freude zusammen zu sein, miteinander essen und reden zu können, hinterlässt die nachhaltige Erfahrung von Aufmerksamkeit, Geborgenheit, Sicherheit, zugetrauten Herausforderungen und erlebten Vorbildern. Das Schlimmste, was Erwachsene Kindern antun können, ist Gleichgültigkeit. Wenn es egal zu sein scheint, ob sie da sind oder nicht, ob sie sich hier in der Runde am Tisch wohl fühlen und satt an Nahrung und Wertschätzung wieder aufstehen, dann herrscht Gleichgültigkeit. Wer nicht genügend wahrgenommen wird, kann sich selbst nicht genügend spüren und verliert die Wahrnehmung seines Körpers, seiner echten Bedürfnisse und auch jede Lust an Bewegung.

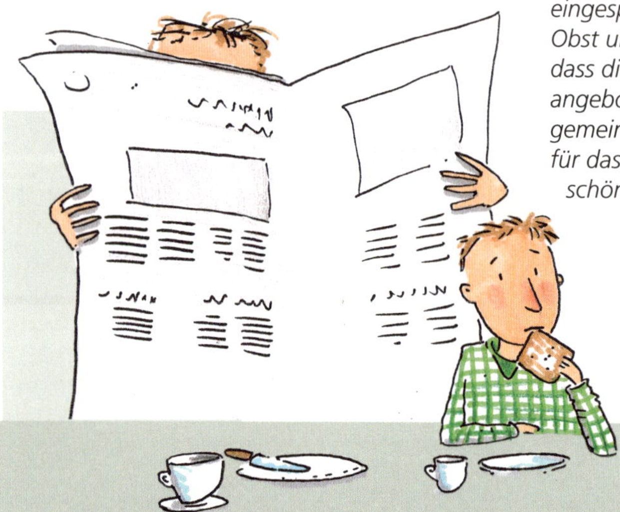

Die Geburtsstunde von Ernährungsproblemen

Vieles läuft schief bei den elterlichen Versuchen, aus einem Kind einen guten Esser zu machen. Seit Eltern- und Kinderverhalten bei Tisch und die diesbezüglichen Konsequenzen auf das Essverhalten analysiert werden, ist man den Ursachen von einigen Ernährungsproblemen sowie ihren bislang unerkannten Verstärkern auf die Spur gekommen. So zeigte eine Studie der Universität Trier, dass Kinder mit Übergewicht im Beisein ihrer Mütter schneller essen als normal gewichtige Kinder und auch mehr schlingen, als wenn sie allein essen. Gleichmäßiges und relativ schnelles Essen ist typisch für Erwachsene. Unbeeinflusste Kinder essen deutlich am Bedarf orientiert, mal mehr, mal weniger und immer recht langsam. Erschreckend schnell lernen sie ein ans Erwachsenentempo angepasstes Essverhalten und verlieren die Wahrnehmung für eigene Bedürfnisse.

Eltern sollen ihre Sprösslinge nicht zum (Auf-)Essen antreiben, vor allem nicht in der gefährlichen Kopplung: »Ich mach mir Sorgen um dich, sei jetzt lieb und iss weiter.« Die Kinder kooperieren, um die besorgte Mutter glücklich zu machen, und können sich damit schnell auf den Weg zum Übergewicht begeben.

Bundesfamilienministerin Ursula von der Leyen:

»Meine eigene Erfahrung als Mutter und Erziehende ist: Das A und O sind das Vorbild der Eltern und die Essgewohnheiten, die sich in der Familie eingespielt haben. Bei uns steht möglichst viel Obst und Gemüse auf dem Tisch, weil ich weiß, dass die Kinder Frisches essen, wenn es ihnen angeboten wird. Ich lege auch großen Wert auf gemeinsame Mahlzeiten. Das finde ich wichtig für das Familienleben und außerdem ist einfach schön, mit allen zusammen zu essen.«

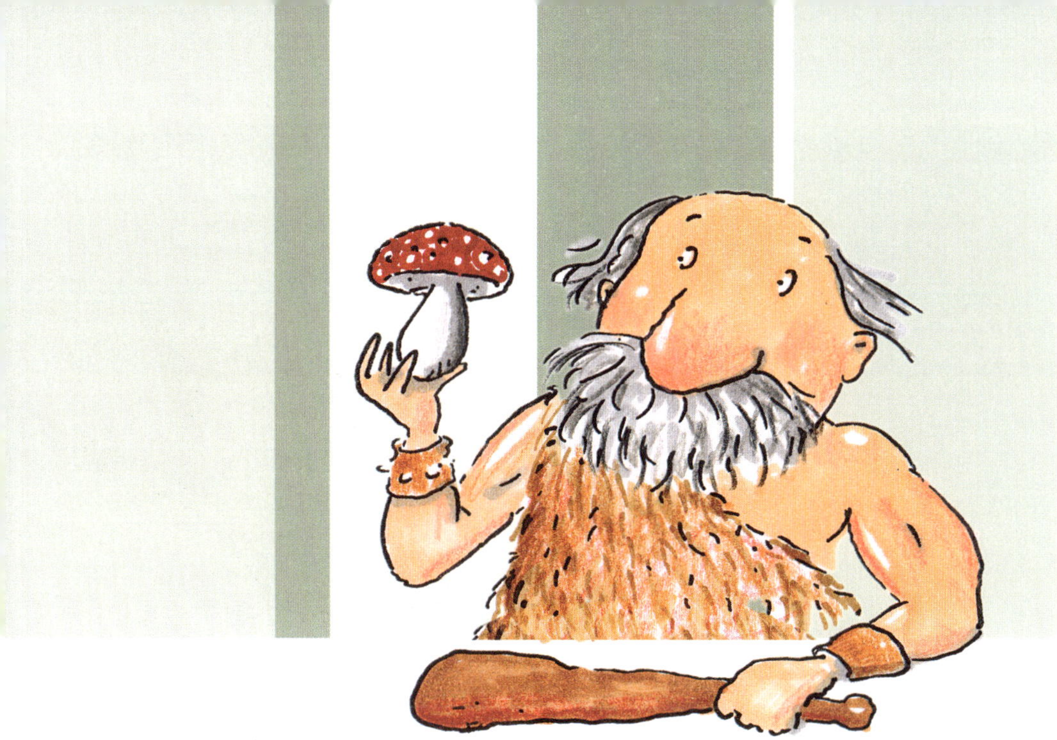

Scheu vor dem Neuen

Mittlerweile liegen erste Ergebnisse vor zu den Ursachen, die Kinder zu wählerischem, einseitigem Essverhalten veranlassen. Eltern erziehen – ohne es zu merken, geschweige denn es zu wollen – zur einseitigen Nahrungsaufnahme. Das muss erklärt werden: Kinder zwischen 2 und 6 Jahren verweigern überdurchschnittlich oft Nahrungsmittel, vor allem ihnen noch unbekanntes Gemüse und Fleisch oder ihnen unbekannte Früchte. Der Kontakt zu neuen Speisen wird vermutlich durch eine uns angeborene Scheu vor Unbekanntem erschwert, eine Scheu, die unsere Vorfahren vor Pflanzengiften und bakteriell verändertem Fleisch geschützt hat. Jedoch ist das Kennenlernen neuer Nahrung wichtig, um einseitige Ernährung im Erwachsenenalter zu vermeiden. Unterschiedliche Geschmacks- und Konsistenzerfahrungen in der Kindheit erweitern die Bereitschaft zu vielfältigem Essen und sind wichtig für die Geschmacksentwicklung. Immer wieder Neues angeboten zu bekommen und zum Probieren ermuntert zu werden, ist der richtige Weg.
Oft wird jedoch durch unüberlegte Essensangebote die Nahrungsauswahl des Kindes noch weiter eingeschränkt. Damit ihr Sprössling überhaupt etwas isst, kochen die Eltern immer weniger Gerichte, nämlich nur die, die das Kind mit Sicherheit annimmt. Dadurch schränken sie das kindliche Geschmackserleben immer mehr ein, statt den Nachwuchs neugierig zu machen, damit er geschmacklich wieder flexibler wird oder bleibt. Eine Phase extremer Nahrungsspezialisierung geht umso schneller vorbei, je gelassener die Eltern bleiben und je weniger sie sich abschrecken lassen, weiterhin abwechslungsreich zu kochen.
Man muss über seine Geschmacksempfindungen sprechen dürfen, um sich selbst darüber klar zu werden. Bei jedem bleibt mal was auf dem Teller liegen, was er nicht mag.

Alte Traditionen, die lieber vergessen werden sollten

Es ist noch zu wenig bekannt, dass es Zeiten gibt, in denen Kinder weniger als sonst essen, meist sogar nur auf ein ganz bestimmtes Nahrungsspektrum Appetit haben, während es genauso Tage gibt, an denen sie beeindruckenden Hunger auf nahezu alles haben und kaum satt zu werden scheinen. Zwischen Hunger und Appetit wird zu wenig differenziert:

Schauspielerin Nina Hoger:
»Ich habe als Kind – und daraus folgend auch heute noch – alles gegessen, was auf den Tisch kam, nicht aus Zwang, sondern aus Neugier und weil meine Großmutter wunderbar gekocht hat. Bratkartoffeln, Kotelett mit Erbsen und Möhren, genauso wie den eingelegten Brathering und die selbstgemachte Hagebuttenmarmelade oder den Topfkuchen, der natürlich mit der Hand gerührt wurde.
Essen war und ist ein sinnliches Erlebnis. Ich war an der Zubereitung von Essen schon als Kind beteiligt. Ich liebte Essen und liebe es noch heute. Aber es gab auch keine Extrawürste für mich.
Essen ist wie kommunizieren oder lieben: immer überraschend, leidenschaftlich, manchmal hektisch, hin und wieder auch zu viel, unverzichtbar, lebensnotwendig und ... ach was, Essen ist die schönste Hauptsache der Welt.«

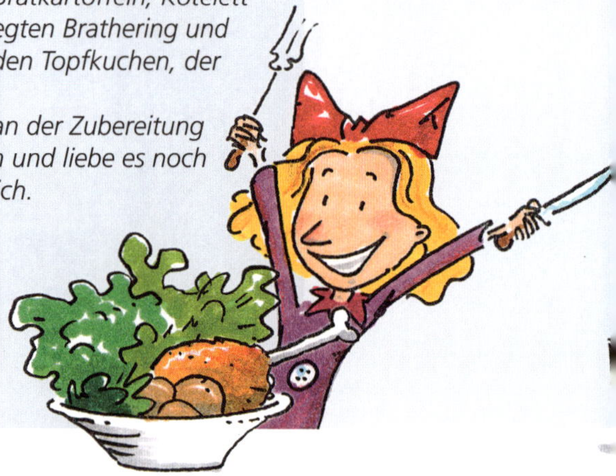

Hunger ist das allgemeine Verlangen nach Nahrung bei leerem Magen und fehlender Sättigung.

Appetit bezeichnet das seelisch-körperliche Verlangen nach speziellen Lebensmitteln oder Geschmacksrichtungen, das durch Hunger, aber auch durch zahlreiche andere Einflüsse ausgelöst werden kann. Trotz fehlendem Hunger werden anders schmeckende und attraktiv angerichtete Nahrungsmittel weiterhin gerne aufgenommen. Wer sensibel für seinen Appetit ist, isst auch nur dann, wenn der Körper Nahrung braucht.
Erwachsene normieren oft ihre Essensportionen, als hätten sie jeden Tag genau den gleichen Hunger und den gleichen Appetit, und machen den Kleinen dieselben Vorgaben. Natürlicherweise variiert jedoch der Nahrungsbedarf von Tag zu Tag, quantitativ wie qualitativ. Kinder, aber auch Erwachsene können mitunter Heißhunger auf ganz bestimmte Lebensmittel entwickeln. Der Körper verlangt durch den Appetit nach einem Stoff, der angesichts anstehender Stoffwechselaufgaben nicht ins Defizit geraten sollte. In vielen Nahrungsmitteln, auf die Kinder sich zeitweilig stürzen, sind nicht nur Energielieferanten, sondern auch Stimmungsmacher enthalten. In Produkten mit Milch wie Pudding, Kakao und in Produkten mit Weizen wie Nudeln findet man Stoffe, die den körpereigenen Endorphinen sehr ähnlich sind und vergleichbar arbeiten, nämlich Frust verschwinden und Wohlbefinden aufkommen lassen. Der Spitzenreiter unter den »Stimmungsaufhellern« ist die Schokolade, die mit ihrer Zusammensetzung aus 50 % Zucker und 50 % Fett sowie dem Inhaltsstoff Phenylethylamin und ihrer schmelzenden Wirkung auf der Zunge für kurzfristige Wohlgefühle sorgt. Eltern können anhand der Essensauswahl ihrer Kinder zumindest annähernd auf deren Gemütszustand schließen. Wer oft viel Süßes braucht, versucht ein Defizit auszugleichen: fehlende Energie, fehlende Motivation, fehlende Ideen, um wieder in Schwung zu kommen.
Mit diesem Wissen können Eltern auch dafür sorgen, dass der »Kalorienelefant« und »ewige Verführer« Schokolade echte Konkurrenz bekommt, wenn es darum geht, gute Laune über Essen zu erreichen. In Bananen, Ananas, Papaya, Tomate und Avocado befindet sich das Glückshormon Serotonin, das aufmuntert und den Gedanken auf die Sprünge hilft. Auch Nüsse knabbern (Cashewkerne, Paranüsse) kann die Gemütslage positiv beeinflussen. Am besten in Bewegung, denn dann verdoppelt sich der Effekt in Sachen Wohlbefinden.

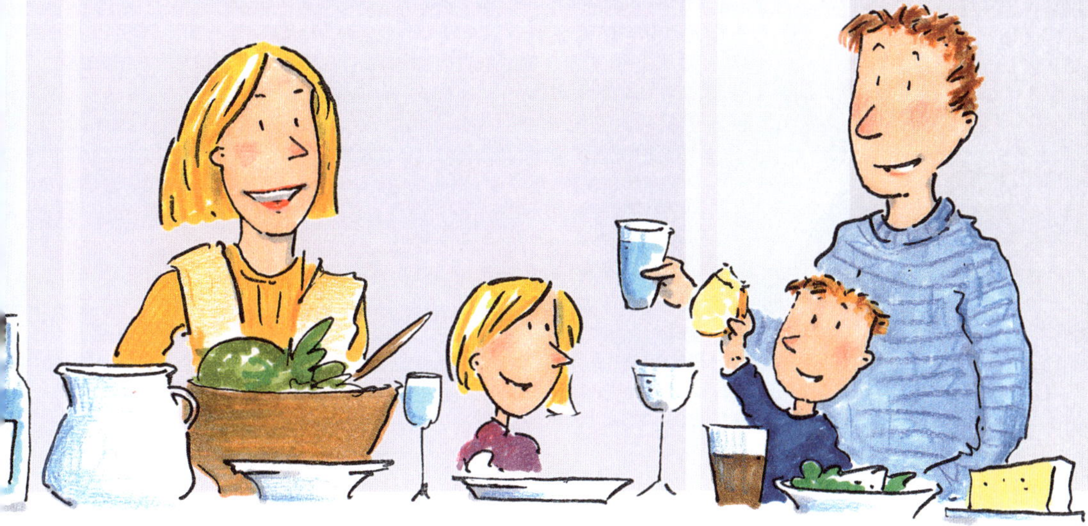

Das soziale Ereignis »Essen«

Wenn mehr Menschen um den Tisch herumsitzen, schmeckt es uns besser. Tatsächlich wird in Gesellschaft mehr gegessen. Der Sozialfaktor hat Einfluss auf unseren Appetit: Bei einem Essen zu zweit steigt die Nahrungszufuhr um etwa 28 %. In einer Gruppe von sechs oder mehr Menschen isst tatsächlich jeder deutlich mehr, im Einzelfall bis zu 76 % mehr, als er allein am Tisch sitzend (oder stehend, arbeitend ...) essen würde. Dieses Mehr bedeutet allerdings nicht automatisch auch bis zu 76 % mehr Kalorien, denn durch die Essfreude der anderen lässt man sich besonders gern zu appetitlichen Kleinigkeiten anregen, einem Gürkchen vielleicht, einem weiteren Obstspieß oder einem Schüsselchen Salat. Bedeutet das Mehr-Essen in Gesellschaft dennoch, dass man aus gesundheitlichen Gründen am besten immer allein am Küchentisch eine Kleinigkeit zu sich nehmen sollte? Nein. Wir alle sind soziale Wesen und Essen ist eine soziale Angelegenheit. Gemeinsam essen kann bedeuten, gemütlich beieinander zu sitzen, sich auszutauschen, also Sinnesnahrung für Körper und Seele aufzunehmen. Wir erleben uns emotional eingebettet, unser Wohlbefinden steigt, mit kalorienreichen Heißhungeranfällen zwischen oder während der Mahlzeiten ist vorläufig nicht zu rechnen, da ein ausgeglichener Gefühlszustand zumindest vorübergehend »sättigt«. Überhaupt ist die Situation, in der wir uns gerade befinden, ausschlaggebend dafür, wie viel Nahrung wir zu uns nehmen und ob wir überhaupt essen: Wie oft vergisst man beispielsweise auf spannenden Reisen, beim Renovieren der neuen Wohnung oder beim hoch motivierten Erledigen einer Aufgabe, dass man eigentlich schon lange nichts mehr gegessen hat und längst Hunger haben müsste.

Zuhause chronisch schlecht essende Kinder pflegen am gemeinsamen Esstisch im Kindergarten viel mehr und weit unkomplizierter zu essen – vorausgesetzt, dass die Tischregeln für Eltern auch im Kindergarten gelten. Plötzlich merken die Kleinen, dass gemeinsames Essen Spaß machen kann. Diese Erfahrung kann sich nachhaltig positiv auswirken, auch auf Mahlzeiten zuhause. Die Rückmeldung der Erzieherin, dass Essen im Kindergarten kein Problem darstellt, lässt auch die Eltern entspannter reagieren und nicht dauernd beobachten, kontrollieren und kommentieren.

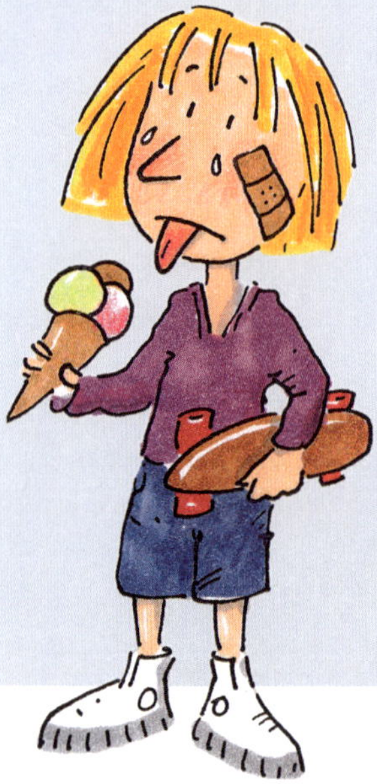

TV-Moderatorin und Autorin Amelie Fried:

»Bei der Ernährung ist es wie immer in der Erziehung: Das Vorbild zählt. Wenn ich als Mutter gerne, gut und gesund koche, wenn Essen in der Familie als etwas Lustvolles erlebt wird, dann werden Kinder ein positives und störungsfreies Verhältnis zum Thema Ernährung entwickeln. Zuerst müssen also wir Eltern unser Ernährungsverhalten kritisch unter die Lupe nehmen und möglicherweise verändern. In vielen Familien gibt es heute nicht mal mehr eine gemeinsame Mahlzeit am Tag!
Auf allen Kanälen laufen heute Kochsendungen, die Regale der Buchhandlungen quellen über von Rezeptbüchern – und immer mehr Leute essen Fertiggerichte und Junkfood. Deshalb mein Tipp: Fernseher aus, Kochbuch auf – und einfach loskochen! Am besten gemeinsam mit den Kindern. Viel Spaß!«

Das hungerunabhängige Frühstück (»der verordnete Hunger«) in der Kindergartengruppe, jeden Morgen zu einer festen Zeit, ist abzulehnen. Hier braucht es flexible Lösungen, da manche Kinder noch ohne Frühstück sehr früh in die Einrichtung kommen und bald essen wollen, während andere nach reichhaltigem Morgentisch physisch satt, aber hungrig auf Sozialkontakte und Spiel in den Kindergarten gebracht werden. So können Kinder und Erzieherin gemütlich zu einer bestimmten Zeit zusammensitzen und sich unterhalten, die einen essend, die anderen als Gesprächspartner mit am Tisch.
Anders stellt sich die Situation in den Schulen dar: Hier können Kinder nicht zwischendurch essen, sondern müssen bis zur Pause warten, um essen zu dürfen. Es gibt nur einige wenige Modellschulen, in denen ein gemeinsames Frühstück als Start in den Tag eingeplant ist. Fehlen Nahrung und Flüssigkeit als Energielieferanten, sind Schüler und Schülerinnen weniger oder gar nicht in der Lage, dem Unterricht angemessen zu folgen. Zu wenig Flüssigkeit macht müde, führt zu Kopfschmerzen und macht konzentriertes Arbeiten schwierig. Es gehört daher zur elterlichen Versorgungspflicht, dass Kinder zuhause vor der Schule wenigstens ein kleines Frühstück einnehmen. Natürlich ist hier der Blick auf die Bedürfnisse des Kindes wichtig, denn nicht jeder Sprössling hat kurz nach dem Aufstehen schon richtigen Appetit. Aber das attraktive Angebot muss da sein. Und wenn Mama oder Papa – sie sind ja schließlich auch Vorbild! – selbst nicht frühstücken, dann sollten sie sich doch wenigstens mit einer Tasse Kaffee in Ruhe dazusetzen.

Mobiles Essen

Aus amerikanischen Filmen kennt man typische morgendliche Szenen, in denen die Hauptpersonen, meist Singles, ohne Frühstück aus dem Haus rennen, auf dem Weg zum Büro noch schnell einen Kaffee trinken und an einem Hörnchen knabbern. Anscheinend nimmt der Kopf diese Nahrungszufuhr im Laufschritt nicht richtig wahr, der Stoffwechsel verbucht allerdings die Nährstoffe ganz regulär. So hat man nach mehrmaligem »mobilem Essen« am Tag den Eindruck, jetzt endlich mal in Ruhe eine richtige Mahlzeit zu sich nehmen zu müssen, obwohl der Kalorienbedarf inzwischen sicher nicht mehr allzu hoch ist: Denn da war ja noch der Milchshake, das Sandwich … Auf diese Weise kann es auch »in Bewegung« zu Übergewicht kommen.

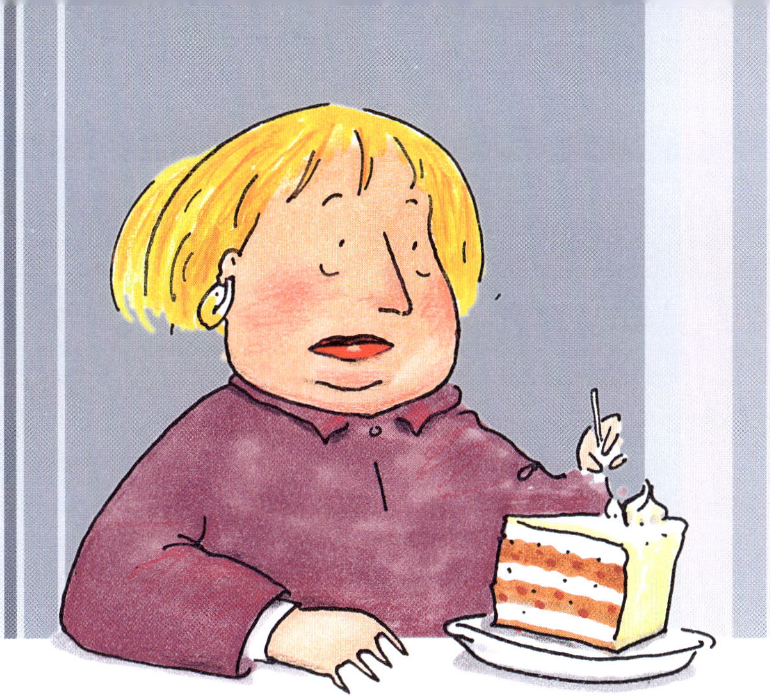

Essen als Kompensation

Betrachten wir einmal folgende Situation:

Cornelia stolpert und fällt hin. Zuerst herrscht Stille, dann ertönt ein lautes Geschrei. Die Erzieherin rennt herbei, nimmt Cornelia auf den Arm und versucht sie zu trösten. »Wo hast du dich denn angeschlagen? Man sieht ja fast nichts. Ich setze dich jetzt hier in den Schatten, dann tut es nicht mehr weh. Soll ich dir noch ein paar Apfelschnitze bringen, dann ist alles wieder gut.« Die Erzieherin geht ins Haus, kommt gleich darauf mit Apfelstückchen zurück, streichelt Cornelia über den Kopf und sagt: »Schaukel doch ein wenig!«

Noah, drei Jahre alt, ist beim Stadtbummel hingefallen und hat sich die Handflächen aufgeschlagen. Er weint. Die Mutter läuft herbei, hebt ihn vom Boden auf und wischt über seine Hände. »Das ist doch nicht so schlimm, wärst halt nicht so gerannt. Jetzt stell' dich nicht so an. Wenn du ruhig bist, gibt es auch ein Eis!«

Typisch sind Erwachsenenreaktionen, die auf kindliche Missgeschicke mit Bagatellisierung reagieren und mit beruhigenden Nahrungsangeboten möglichst schnell ins reibungslose Normalleben zurückführen wollen. Wenn sie auch oft zu klappen scheinen, so gehen sie doch weit am kindlichen Empfinden und seiner Bedürfnisrealität vorbei.

- ★ Wenn ein Kind weint, braucht es Trost, keine Fragen, Vorwürfe oder Erklärungen, keinen Schatten, keinen Apfel und kein Eis.
- ★ Oft braucht das Kind Zeit, um für sich seine Befindlichkeit zu klären. Was war mit mir los und wie geht es mir jetzt?
- ★ Etwas kann wehtun, ohne dass man es »von außen« sieht.
- ★ Der Schreck über den Sturz kann größer sein als der Schmerz.
- ★ Wer weiß, ob Enttäuschung dazu kam, schon wieder gestürzt zu sein.

Erwachsene bieten Nahrung, vor allem Süßes an, ohne dass danach gefragt wurde, nur um schnell zu trösten und zu vertrösten. Noah braucht kein Eis, sondern Trost und einen Moment Ruhe. Dann kann man zusammen weiterlaufen, bummeln, eventuell auch später ein Eis essen. Es wäre fatal, wenn Noah beim Missgeschick als einziges lernen würde: Jetzt brauch' ich ein Eis oder ein anderes Trösterle, damit alles wieder gut wird.

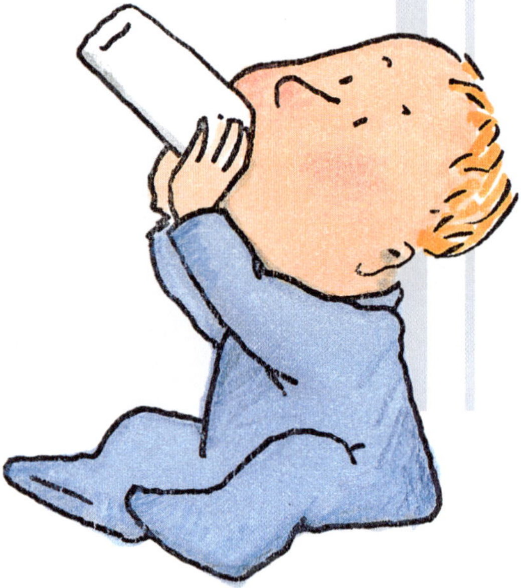

Schon in den ersten Lebenswochen können Babys Erfahrungen sammeln, dass man durch Essen Fehlendes kompensieren kann. Genau das passiert mit einem Säugling, der bei jedem Schreien die Brust oder Flasche in den Mund gesteckt bekommt, mit der Aufforderung »Trink!«, um wieder still zu werden, auch wenn er mit seinem Schrei etwas ganz anderes als Hunger melden wollte. Er schreit vielleicht, weil er einsam ist, sich nach Zuwendung sehnt, sich unterhalten oder spielen möchte, oder aus Unmut, Langeweile oder gar Angst. Durch die Pauschalantwort »Nahrung« kann gelernt werden, generell alle negativ besetzten Gefühlszustände mit Nahrungsaufnahme zu beantworten, weil andere Strategien, mit negativen Gefühlen umzugehen, nicht vorhanden sind.

Je jünger das Kind ist, desto unregelmäßiger sind jedoch noch die Mahlzeiten; zudem hat jeder Säugling seinen eigenen Rhythmus. Wenn er kräftig trinkt, hat er meist Hunger oder Durst (Nahrungssaugen). Wenn das Baby mehr nuckelt als saugt und oft beim Trinken pausiert, sucht es wohl eher Trost und die Eltern müssen nach anderen Gründen suchen, warum ihr Sprössling schreit.

Eine Nahrungsgabe ist ein beliebter Versuch, unterschiedliche Bedürfnisse mit einer einzigen Sorte Befriedigungsangebot zu beantworten. Die sich beruhigend auswirkenden physiologischen Folgen der Nahrungsaufnahme können kurzfristig negative Gefühle wie Einsamkeit, Frustration und Langeweile scheinbar »wegzaubern«. Die Folgen dieses »Abspeisens« werden mit der sich entwickelnden Gewohnheit »bei Stress zu essen« in Verbindung gebracht. Dieser Lernweg kann lang sein und vielfältige Verstärkung erleben. Im Kleinkindalter ist es die Nuckelflasche, die ruhigstellen und vertrösten soll. Später sind es beispielsweise Süßigkeiten oder Eis. Alles stellt recht zuverlässig Schreien, Trotzen oder Weinen ab und erspart lange Auseinandersetzungen.

Lieber einfühlsam und miteinander

Das Ergebnis ist in den meisten Fällen einfach Ruhe, verhindert aber Aufmerksamkeit gegenüber kindlichen Signalen, denn es besteht keine Notwendigkeit mehr, sich genauer nach zugrunde liegenden Bedürfnissen und Wünschen zu erkundigen.

Süßigkeiten oder die Flasche scheinen anfangs auch für das Kind von Vorteil zu sein. Es beruhigt sich und muss offensichtlich nicht mehr nach etwas anderem suchen. Aber irgendwann wird jedes Kind merken, dass sich an den Ursachen für sein Unwohlsein, falls es nicht Durst oder Hunger war, nichts wirklich ändert. Womöglich hat das Kind bis dahin schon oft feststellen müssen, dass es nicht in der Lage ist, am Unwohlsein selbst etwas zu verändern oder mitteilen zu können, was ihm wirklich fehlt, um auf diesem Weg an der Lösung beteiligt zu sein. Bis dahin kann es auch schon verinnerlicht haben, dass die orale Befriedigung unangefochten die Bedürfnisbefriedigung Nummer eins darstellt, bei Problemen etwas essen oder etwas trinken immer das Richtige ist. Spätestens jetzt befürchten Suchtspezialisten, dass Esswünsche und emotionale Bedürfnisse nur noch schwer zu trennen sind.

Diesen Gefahren kann man erfolgreich und nachhaltig begegnen, wenn Familienleben, aber auch Kindergarten und Schule tagtäglich vor Augen führen und am eigenen Leib erleben lassen, wie interessant und stärkend ein gemeinsames Essen sein kann und dass von hier aus gemeinsame Aktivitäten wie Erholungszeiten – weit weg vom Esstisch angesiedelt – geplant werden können.

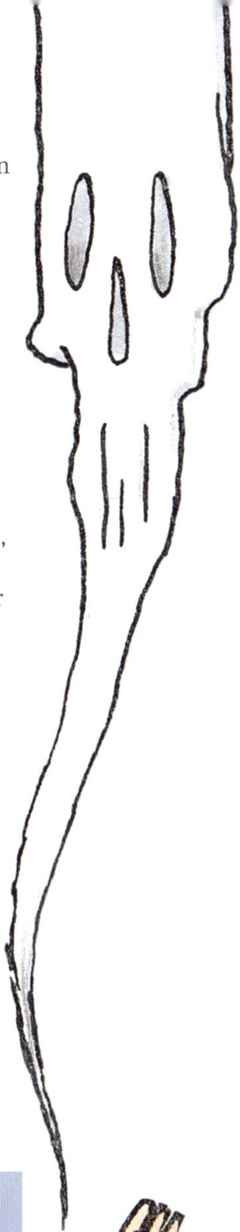

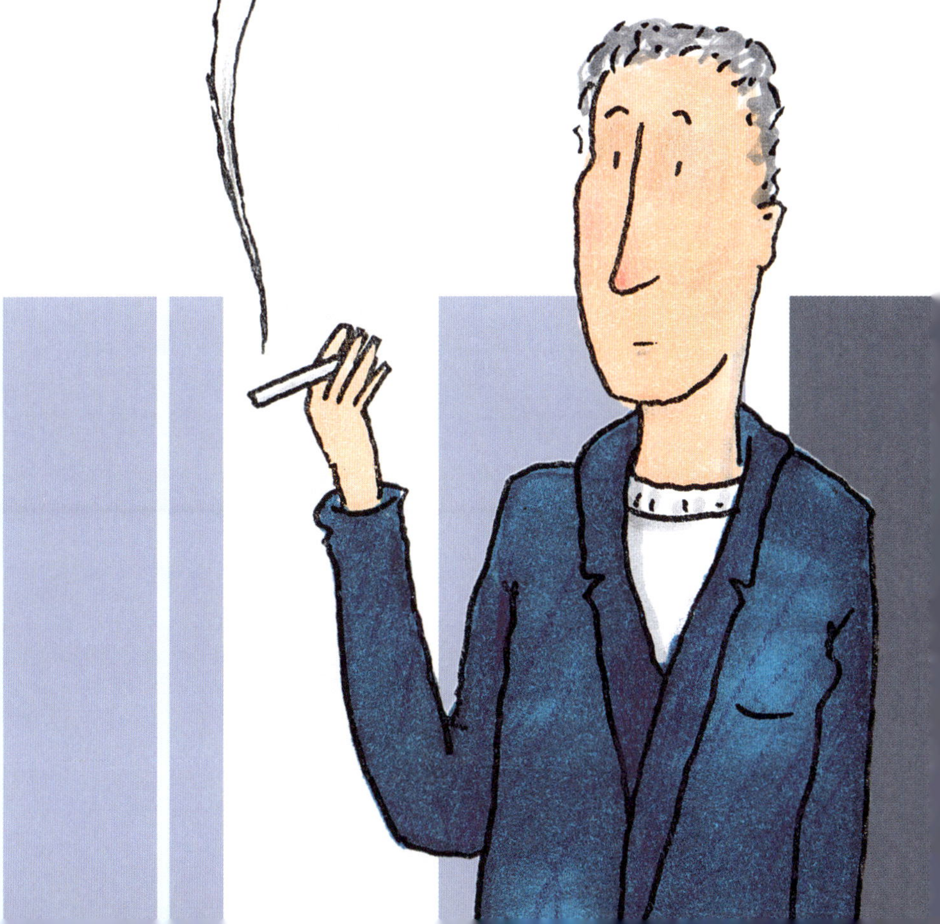

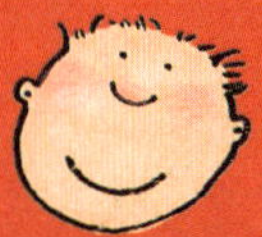

Was steckt in unserem Essen?

Teil 1: Nährstoffe, Kalorien, Vitamine & Co

Essen liefert Energie

Du wachst am Morgen auf und fühlst dich erst einmal schlapp. Stimmt nicht? Zugegeben, manche Kinder sind auch schon vor dem Frühstück richtig fit. Das kann aber nicht lange anhalten, wenn der Körper nach der Nacht nichts zum Auftanken bekommt. Denn er braucht Energie – und die bekommt er durch die Nahrung. Für jede Bewegung, zum Laufen, Springen und auch zum Denken ist Energie nötig.

Ein Kraftwerk der Natur

Dein Körper funktioniert wie ein kleines »Kraftwerk«. In Kraftwerken wird Energie durch Verbrennung von Kohle oder anderen Rohstoffen gewonnen. Dein Körper gewinnt seine Energie durch die Verdauung der Nahrung, die oft mit einer »Verbrennung« verglichen wird. Diese Verbrennung der Nahrung geschieht natürlich ohne Feuer. Dabei holt sich der Körper die Stoffe aus der Nahrung, die er braucht – sie heißen Nährstoffe. Bestimmte Nährstoffe werden später mit Hilfe von Sauerstoff in Energie umgewandelt. Was mit überflüssigen oder unverdaulichen Bestandteilen der Nahrung geschieht, erfährst du auf den nächsten Seiten.

Unter Ernährung versteht man die Versorgung mit Nahrung. Das Wort ***Lebensmittel*** *hast du bestimmt auch schon gehört. Viele Geschäfte haben Lebensmittelabteilungen – da bekommt man alles, von Obst bis Joghurt, von Brot bis Fisch.*

Nährstoffe sind Stoffe wie Kohlenhydrate oder Vitamine in der Nahrung, die dein Körper zum Leben braucht, um gesund zu bleiben und richtig zu funktionieren. Er löst sie aus der Nahrung heraus.

Auf Seite 23 siehst du, welchen Weg die Nahrung im menschlichen Körper nimmt. Beim Verdauen ist in deinem Körper einiges los. Meistens merkst du nicht viel davon. Du bist nach dem Essen schon längst wieder in ein spannendes Spiel vertieft, während dein Körper noch für Stunden mit seiner lebenswichtigen Arbeit beschäftigt ist.

Was sind eigentlich Kalorien?

Die einzelnen Nahrungsmittel liefern dem Körper ganz unterschiedlich viel Energie – und das kann man messen. Dafür werden die Nahrungsmittel im Labor unter besonderen Bedingungen verbrannt. Man misst die Wärme, die dabei entsteht, und gibt sie in der veralteten Einheit »Kilokalorien« oder in »Kilojoule« an. In vielen Kochbüchern und auch auf der Verpackung einiger Lebensmittel findest du Angaben, wie viele »Kilokalorien« oder »Kilojoule« dieses Gericht enthält.

Oft ist in der Umgangssprache von Kalorien die Rede, obwohl eigentlich Kilokalorien gemeint sind. Wenn es heißt »1 Gramm Butter hat 7,3 Kalorien« ist damit gemeint: »…Butter hat 7,3 Kilokalorien«. Denn 1 Gramm Butter enthält etwa 7.300 Kalorien.

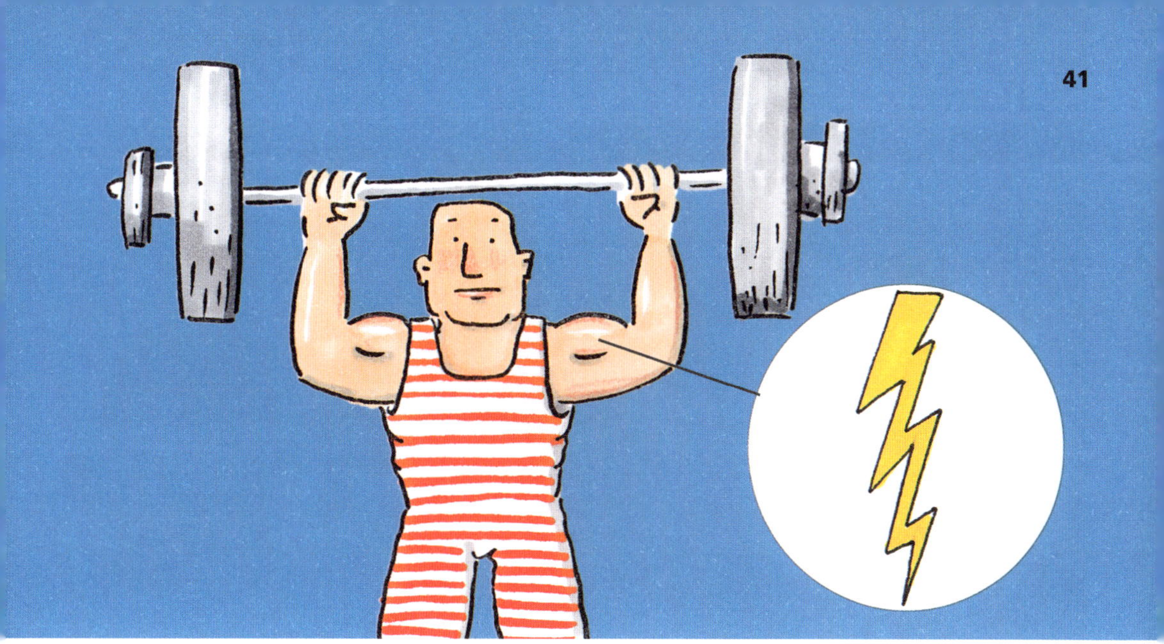

Jeder Mensch braucht unterschiedlich viele »Kalorien«. Der Verbrauch richtet sich beispielsweise nach dem Gewicht, der Größe, dem Alter und der Tätigkeit eines Menschen. Sportler und Bauarbeiter benötigen mehr Nährstoffe und müssen deshalb auch mehr essen als Leute, die den ganzen Tag über sitzen. Der Bedarf an Energie richtet sich sogar nach dem Klima. Wenn jemand viel arbeiten muss, um die normale Körpertemperatur aufrecht zu erhalten, braucht er mehr Energie. Spielst du lange in kalter Winterluft, musst du mehr essen als nach einem Spiel im warmen Zimmer. Jungen und Mädchen vor der Pubertät haben den gleichen Energiebedarf. Bei Jugendlichen ändert sich das. Männer haben mehr Muskelmasse als Frauen. Die Muskeln verbrennen sogar im Ruhezustand mehr Nährstoffe als das übrige Gewebe. Darum brauchen Männer im Durchschnitt auch etwas mehr Energie als Frauen.

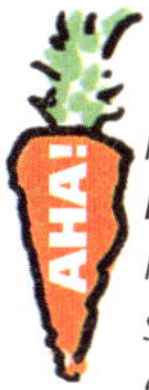

*Im Körper findet auch eine Art von **Verbrennung** statt. Dabei wandelt der Körper die Nährstoffe mit Hilfe von Sauerstoff, den du ständig einatmest, in Energie um. Auch bei einer richtigen Verbrennung durch Feuer ist übrigens Sauerstoff nötig. Jede Kerze erlischt sofort, wenn du ihr den Sauerstoff wegnimmst. Und wie bei einer richtigen Verbrennung entsteht auch in deinem Körper ein Abfallstoff, das »Kohlendioxid«. In der Fabrik werden die Abfallstoffe aus dem Schornstein gepustet – du machst es ganz ähnlich, du atmest das Kohlendioxid einfach aus. Aber keine Angst, zum »Umweltverschmutzer« wirst du damit nicht! In der Natur ist nämlich alles im Gleichgewicht. Das Kohlendioxid, das für uns ein Abfallstoff ist, wird von Pflanzen gebraucht. Eure Zimmerpflanzen freuen sich über das Kohlendioxid – und sie geben euch dafür frischen Sauerstoff zurück.*

Mini-Quiz:

Was sind Kilokalorien?

- ○ kleine, gemeine Männchen, die nachts die Kleidung enger nähen
- ○ eine Maßeinheit für die Energie, die in der Nahrung steckt

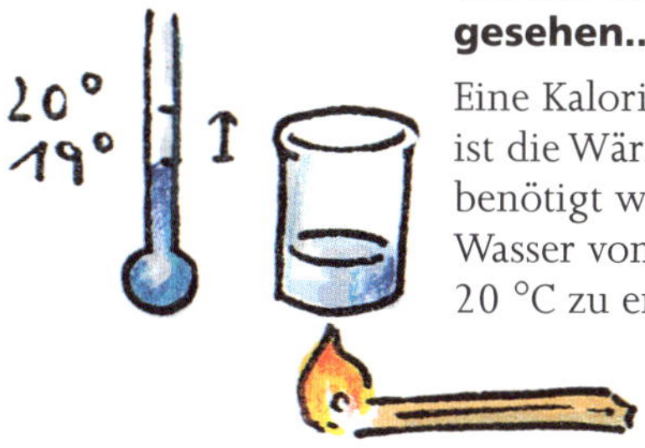

Wissenschaftlich gesehen…

Eine Kalorie (etwa 4,2 Joule) ist die Wärmemenge, die benötigt wird, um 1 Gramm Wasser von 19 °C auf 20 °C zu erwärmen.

Tätigkeiten	Verbrauch in kcal/h für einen 70 kg schweren Menschen
Liegen	68
Sitzen (mit Anlehnen)	71
Sitzen	72
Stehen (locker)	75
Stehen (stramm)	78
Gehen (ca. 3,6 km/h)	100
Schwimmen	300-500
Joggen	150-250
Krafttraining	300-600

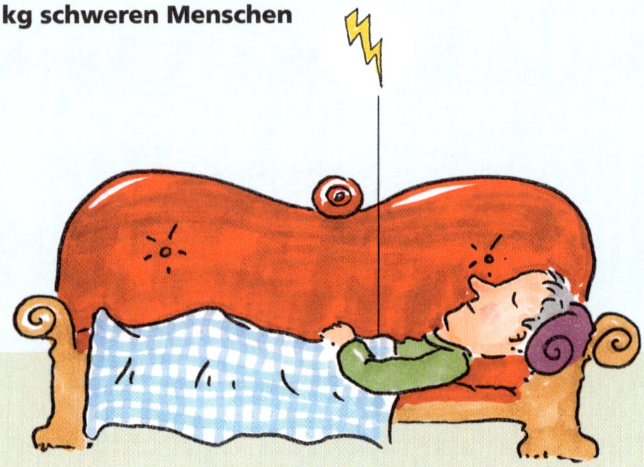

Die Zeichensprache des Körpers

Der Energieverbrauch hängt von sehr vielen Dingen ab. Daher ist es sinnvoll, wenn du verstehst, wie dein Körper funktioniert, und wenn du auf seine Signale achtest. Dein Körper zeigt dir nämlich ganz genau, wann er neue Energie braucht: Du fühlst ein Grummeln im Magen, den Hunger! Iss einfach immer dann, wenn du Hunger hast – und höre auf, wenn du satt bist. Nach einem langen Fußballspiel oder einer Radtour wirst du ganz sicher hungrig sein – dein Körper gibt dir ein Zeichen, dass viel Energie verbraucht wurde und Nachschub nötig ist. Manchmal macht dich dein Körper sogar darauf aufmerksam, welche Nährstoffe dringend aufgefüllt werden müssen: Du bekommst dann Heißhunger auf ein ganz bestimmtes Lebensmittel, Nudeln oder Fisch oder einen Apfel vielleicht. Wenn du allerdings isst, ohne Hunger zu haben, dann weiß dein Körper nicht, was er mit der Energie aus der Nahrung machen soll. Er legt sie einfach als Reserve in die Fett-Depots. Dort hebt er sie für »Notzeiten« auf. Früher kamen solche Notzeiten häufig vor, und es war gut, ein paar Fett-Depots zu haben. Heute jedoch zwingt uns keine Hungersnot, an unsere Reserven zu gehen. Mehr zu diesem spannenden Thema erfährst du im Kapitel »Auf den eigenen Körper hören«.

Wofür braucht der Körper die Energie?

Wenn du nur den kleinen Finger hebst, kostet das Energie. Natürlich nur sehr wenig. Aber auch für eine so kleine Aufgabe muss in deinem Körper viel geschehen. »Finger bewegen« – das ist wie ein Befehl, der vom Gehirn über die Nerven an die Muskeln des Fingers weitergegeben wird. Und die führen den Befehl aus. Am meisten Energie braucht übrigens dein Gehirn! Das ist überraschend, denn wenn beim Sport die Beinmuskeln richtig arbeiten und du ins Schwitzen kommst, dann merkst du viel deutlicher, dass diese Anstrengung Energie kostet. Aber es ist tatsächlich so, dass das Gehirn rund ein Fünftel der gesamten Energie verbraucht. Das Gehirn ist, ohne dass wir davon etwas merken, an fast allen Aktivitäten beteiligt. Es steuert viele Vorgänge im Körper. Und dafür muss es gut versorgt sein. Auch das Denken kostet sehr viel Energie. Berühmte Schachspieler nehmen nach anstrengenden Schachspielen einige Kilogramm Körpergewicht ab. Dabei haben sie nur kleine Figuren auf einem Brett bewegt. Und wenn nicht genug Nachschub durch Nahrung kommt, geht der Körper an seine Reserven und dadurch verliert er an Gewicht.

*Das **Gehirn** ist sehr anspruchsvoll. Um richtig gut zu arbeiten, braucht es viele wertvolle Nährstoffe wie Kohlenhydrate, Eiweiße, Vitamine, Spurenelemente und Mineralstoffe. Man hat festgestellt, dass Kinder, die sich gesund ernähren, besser in der Schule sind als andere Kinder, weil ihr Gehirn gut mit Nährstoffen versorgt ist – und deshalb auch gut arbeiten kann. Viel frisches Obst und Gemüse, Vollkornbrot, Nüsse, Haferflocken, Salat mit gutem Keimöl, Hülsenfrüchte wie Erbsen und Bohnen, Seefisch – und das Gehirn macht Luftsprünge! Du kannst dich also tatsächlich »schlau essen«! Ein gesundes Frühstück mit Vollkornbrot oder -brötchen, Haferflocken mit Quark, Milch oder Joghurt und Obst versorgt dein Gehirn vor der Schule bestens.*

Welche Nährstoffe gibt es?

Unser Körper braucht Wasser und Nährstoffe. Dazu zählen Eiweiße, Kohlenhydrate und Fette. Sie liefern Energie und Wärme. Idealerweise sollten die Kohlenhydrate mehr als die Hälfte der Energie liefern. Und die Fette ungefähr ein Drittel davon. Der Rest der Energie sollte von den Eiweißen kommen. Aber dein Körper braucht zum Leben nicht nur Energie. Es gibt andere Nährstoffe, die auch lebenswichtig sind, obwohl sie dem Körper keine Energie liefern. Das sind Vitamine und Mineralstoffe. Zu den Mineralstoffen gehören auch die »Spurenelemente«. Sie heißen so, weil der Körper davon so wenig braucht, dass man nur winzige Mengen davon in der Nahrung findet. Was es mit den einzelnen Nährstoffen genau auf sich hat, erfährst du jetzt …

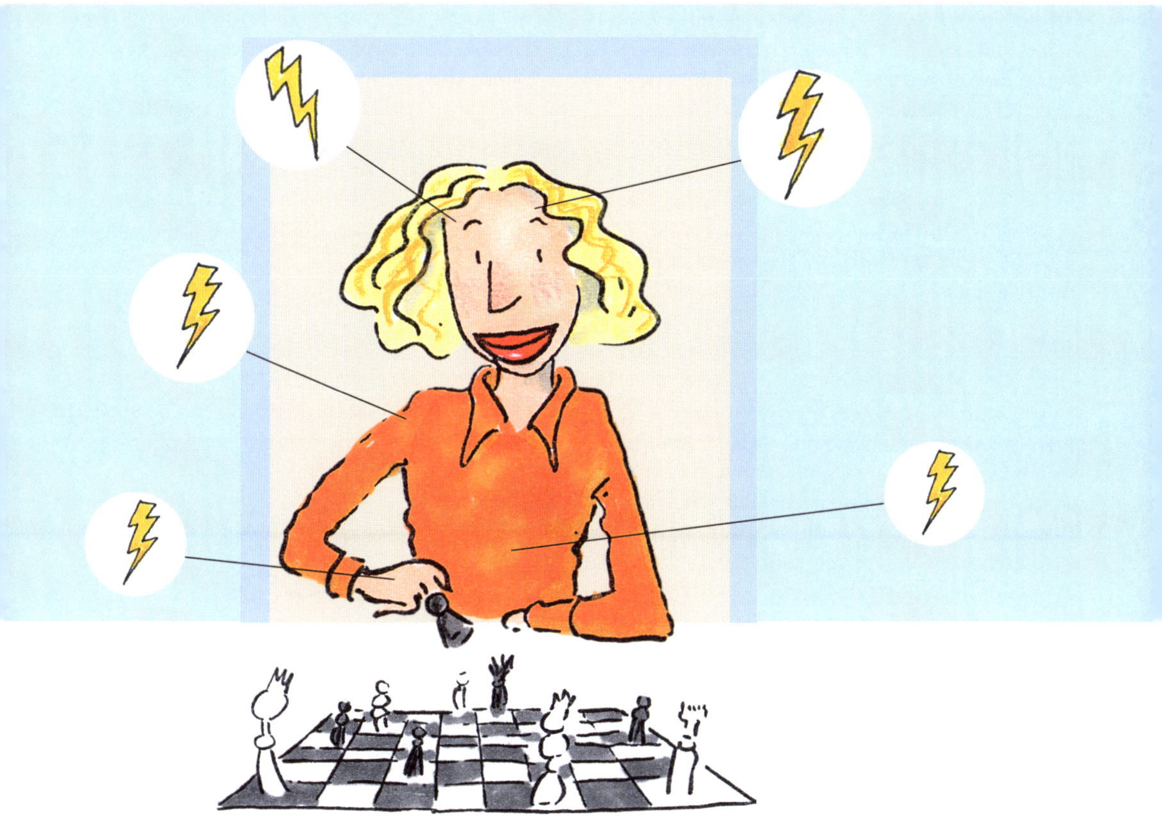

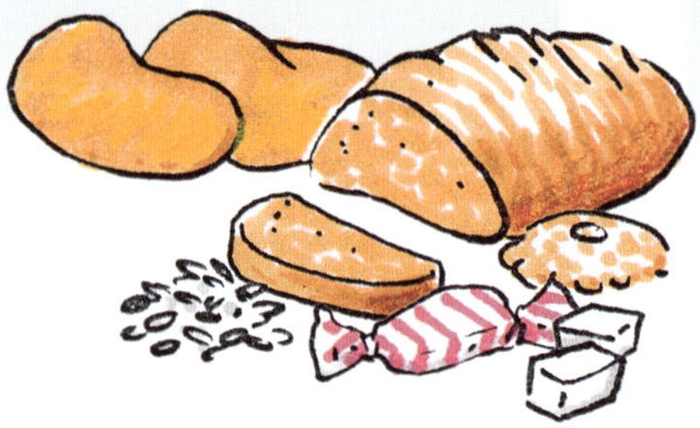

Eiweiß

In der Wissenschaft bezeichnet man diesen Nährstoff als Protein. Das Wort Eiweiß ist einfacher, hat aber den Nachteil, dass du vielleicht an das Eiweiß deines letzten Frühstückseies denkst. Hier geht es aber um einen Nährstoff, der auch in Getreideprodukten wie Brot, Nudeln oder Haferflocken enthalten ist. Kartoffeln, Nüsse und Hülsenfrüchte sind ebenfalls reich an pflanzlichem Eiweiß. Tierisches Eiweiß ist in Fisch, Fleisch und Milch – also auch in Käse, Joghurt und anderen Milchprodukten – enthalten. Unser Körper kann tierisches Eiweiß leichter aufnehmen. Dafür sind die pflanzlichen Eiweiße wertvoller. Eine Kombination aus beiden ist besonders gut. Kartoffeln mit Ei sind eine solche gute Kombination. Auch ein Vollkornbrot mit Käse liefert pflanzliches und tierisches Eiweiß kombiniert. Aber wofür brauchen wir Eiweiß? Dein ganzer Körper besteht aus Zellen, die Eiweiß enthalten und es für ihre Arbeit brauchen. Die Zellen erneuern sich dein Leben lang. Alte Zellen sterben ab, kaputte werden ausgetauscht. Für solche und viele andere Aktivitäten brauchen die Zellen Eiweiß.

Kohlenhydrate

Sie sind unsere wichtigste Energiequelle. Kohlenhydrate sind in Vollkornprodukten, Obst und Gemüse enthalten. Zu den Kohlenhydraten zählen Zucker und Stärke. Zucker versorgt den Körper sehr schnell mit Energie, Stärke gibt ihre Energie nur langsam ab. Du wunderst dich jetzt vielleicht, weil du über Zucker bisher nicht viel Gutes gehört hast. Das Problem beginnt jedoch erst, wenn wir zu viel Zucker aufnehmen. Durch moderne Lebensmittel passiert das leicht – und das schadet dem Körper auf Dauer sehr. Stell dir vor, wie die Menschen früher lebten: Sie sammelten Früchte, jagten Tiere, fingen Fische, kannten Getreide und Milch. Auf solche Nahrung ist unser Körper bis heute eingerichtet. Er kann sich bei der Verdauung den Zucker zum Beispiel aus Früchten holen. Davon bekommt er auch nie zu viel. Denn du wirst es kaum schaffen, so viel Obst zu essen, bis der darin enthaltene Zucker dem Körper zu viel wird. Mit dem modernen Industriezucker sieht das anders aus. Über den ganzen Tag verteilt sollte ein Kind nicht mehr als zwei Esslöffel davon bekommen. Das hast du aber schon mit einem Glas Limonade geschafft! Für den Rest des Tages dürftest du jetzt kein gesüßtes Gebäck, keine Schokolade, keinen Fruchtjoghurt, keinen Kakao und kein anderes zuckerhaltiges Nahrungsmittel zu dir nehmen! In Obst und Gemüse stimmt das Gleichgewicht dagegen.

*100 ml **Cola** enthalten 10,6 g Zucker. Wenn du eine kleine Flasche (0,5 l) Cola trinkst, entspricht das etwa 18 Stück Würfelzucker!*

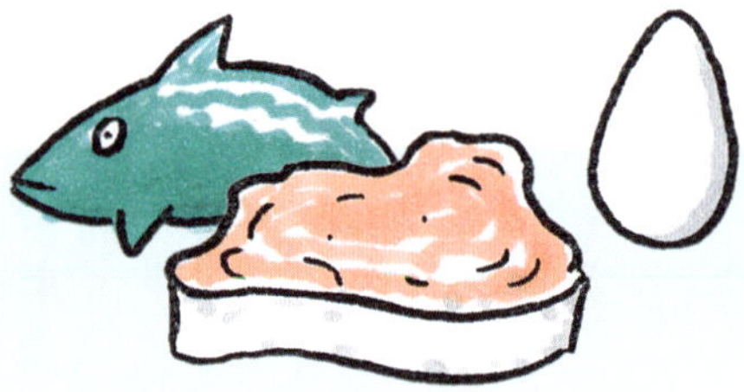

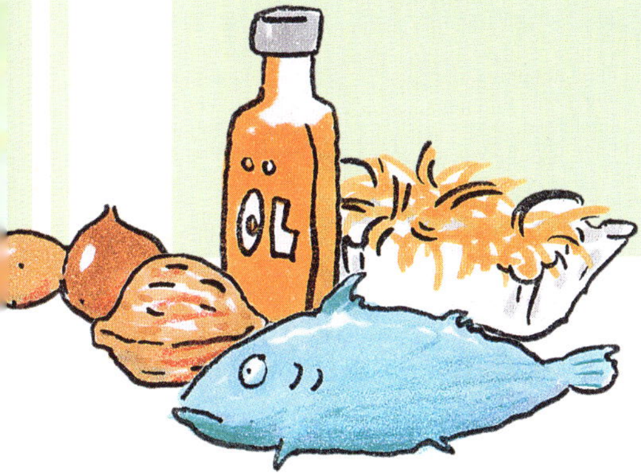

Fette

Unglaublich aber wahr – dein Körper braucht Fett! Du könntest sogar eher ohne Kohlenhydrate leben als ganz ohne Fett. Fett speichert Energie und Wärme. Außerdem sind unsere empfindlichen Organe durch eine Fettschicht geschützt. Dieses Fett kann der Körper nur sehr begrenzt selbst herstellen. Er gewinnt es überwiegend aus dem Fett in der Nahrung. Es gibt allerdings Unterschiede zwischen wertvollen Fetten und anderen, die man sehr sparsam genießen sollte. Gute, wertvolle und lebenswichtige Fette liefern etwa Nüsse, Seefisch und Pflanzenöle wie Raps-, Oliven- oder Sonnenblumenöl. Fette aus Wurst, Schokolade oder Pommes frites sind weniger wertvoll. Du solltest sie nur in Maßen zu dir nehmen.

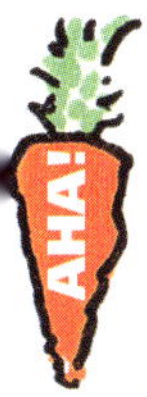

*Auch **Ballaststoffe** sind genau genommen Kohlenhydrate. Allerdings kann unser Körper sie nicht verdauen. Sie tragen ihren Namen dennoch zu Unrecht. Unter »Ballast« versteht man nämlich etwas Überflüssiges – und überflüssig sind die Ballaststoffe ganz und gar nicht. Sie sind zwar keine Nährstoffe, sondern unverdauliche Faserstoffe. Unser Körper braucht sie aber trotzdem, damit wir ohne Probleme auf die Toilette gehen können. Die Ballaststoffe können sogar Schadstoffe im Körper »einsammeln« und sie beim Gang zur Toilette einfach mit hinausbefördern! Ein weiterer Vorteil der Ballaststoffe ist, dass sie im Magen aufquellen und man sich schneller und länger satt fühlt. Ballaststoffe sind in Gemüse und Obst, in Getreideprodukten und Hülsenfrüchten (Bohnen, Erbsen) enthalten. Einen ganz besonders hohen Ballaststoffanteil hat Weizenkleie. Wer viele Ballaststoffe isst, muss dazu auch viel trinken, denn diese Stoffe saugen Wasser auf.*

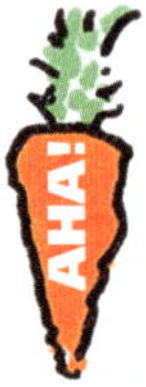

*Wenn **Karotten** in etwas Fett gedünstet wurden, kann dein Körper aus dem Betakarotin in den Karotten mehr Vitamin A ziehen als aus rohen Karotten ohne Fett.*

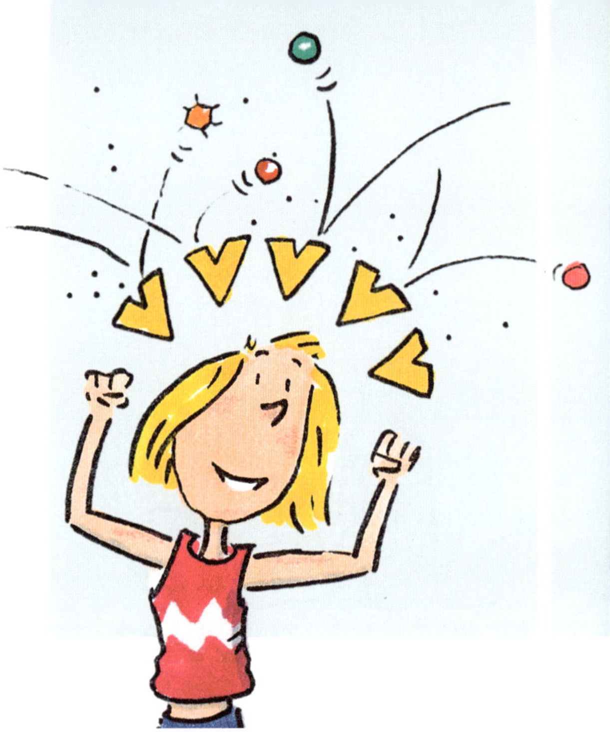

Vitamine

Das sind kleine Wunderstoffe. Es gibt viele unterschiedliche Vitamine – und alle erfüllen andere wichtige Aufgaben im Körper. Um die Vitamine zu unterscheiden, hat man ihnen Buchstaben angehängt: Vitamin A, Vitamin B ... Sie gehören zu den lebenswichtigen Nährstoffen – ohne sie geht es nicht. Dabei braucht der Körper nur kleine Mengen der einzelnen Vitamine, um die Verdauung, den Zellaufbau, den Sauerstofftransport im Blut und viele andere Abläufe in Gang zu bringen. Fehlen dem Körper die Vitamine, wird er ernsthaft krank. Die meisten Vitamine kann unser Körper nämlich nicht selbst herstellen. Wir müssen sie immer wieder mit der Nahrung aufnehmen. Anders ist es mit dem Vitamin D. Der Körper kann es mit Hilfe von Sonnenlicht in der Haut selbst herstellen. Er braucht es, um Kalzium zu verarbeiten. Das Kalzium ist wiederum wichtig für die Knochen. Ein Grund mehr, jeden Tag an die frische Luft zu gehen! Auch das Vitamin K, das eine Rolle bei der Blutgerinnung spielt, kann der Körper in der Leber selbst herstellen.

Vitamin C kennst du bestimmt. Es ist wichtig für das Abwehrsystem des Körpers. Die weißen Blutkörperchen, die als eine Art »Körperpolizei« gegen Krankheitserreger kämpfen, benötigen immer einen Vorrat an Vitamin C, sonst werden sie schlapp! Vitamin B_1 brauchen die Nervenzellen und die Muskeln. Außerdem spielt es eine Rolle bei der Verdauung von Kohlenhydraten. Vitamin A ist gut für deine Augen und die Haut. Es gehört zu den fettlöslichen Vitaminen, das heißt, der Körper kann es besser aus der Nahrung herauslösen, wenn er gleichzeitig Fett bekommt.

Für die Versorgung mit Vitaminen ist es nötig, dass du abwechslungsreich isst. Wenn man einzelne Gemüse- und Obstsorten oder Getreide, Fleisch, Fisch und Eier untersucht, dann findet man immer eine Vielzahl unterschiedlicher Vitamine, Mineralstoffe und Spurenelemente in den einzelnen Nahrungsmitteln. Milch enthält zum Beispiel Vitamin K, Vitamin B_2, Vitamin B_{12}. Kartoffeln liefern außer Eiweiß und Kohlenhydraten auch Vitamin C. Kohl ist reich an Vitamin C und B_6.

Was geschieht jedoch, wenn man weder Kohl noch Kartoffeln mag? Kein großes Problem, denn Vitamin C steckt auch in Paprika, schwarzen Johannisbeeren, Zitrusfrüchten oder Spinat. Vitamin B_6 ist außer in Kohl auch in Vollkornprodukten oder Schweinefleisch, in Bananen und Nüssen enthalten.

Vitamine in Bonbons?

Du weißt nun, wie wichtig die Vitamine aus Obst, Gemüse und anderen natürlichen Nahrungsmitteln sind. Wie sieht es aber mit den Vitaminen in Bonbons oder in Cornflakes auf dem Frühstückstisch aus? Leider ist es gar nicht so sicher, dass diese künstlichen Vitamine, die den Lebensmitteln zugesetzt werden, wirklich gesund sind. In Deutschland gibt es keine Gesetze, die regeln, wie viele Vitamine einer Speise beigemischt werden dürfen. Wenn du zum Beispiel einen Multivitaminsaft mit zugesetzten Vitaminen trinkst und dir dazu ein Müsli mit zugesetzten Vitaminen schmecken lässt, könnte es leicht sein, dass du von einzelnen Vitaminen zu viel bekommst. Lange Zeit gingen die Wissenschaftler davon aus, dass alle überflüssigen Vitamine den Körper einfach wieder verlassen – also keinen Schaden anrichten können.

Seit einigen Jahren warnen Wissenschaftler jedoch davor, dass zu viele zugesetzte Vitamine in Lebensmitteln oder in Tablettenform auch schädlich für den Körper sein können. Nach neueren Erkenntnissen verringert beispielsweise ein Zuviel an Vitamin A die Knochendichte und erhöht dadurch die Gefahr von Knochenbrüchen im Alter; ein Zuviel an Vitamin D und E kann zu Kopfschmerzen, Übelkeit und Erbrechen führen; Vitamin B_6 steht im Verdacht, bei Überdosierung das Nervensystem zu schädigen. Der Spruch »Allzu viel ist ungesund« trifft zu.

TIPP

Wenn du jeden Tag frisches Obst und Gemüse isst, dazu noch Vollkornbrot oder Vollkornreis, dann bekommt dein Körper genügend Vitamine. Der Körper ist so gut auf diese Lebensmittel eingestellt, dass du es kaum schaffst, ein »Zuviel« an natürlich vorkommenden Vitaminen zu essen. Denn vorher bist du durch die anderen Bestandteile der Frucht oder des Gemüses einfach satt.

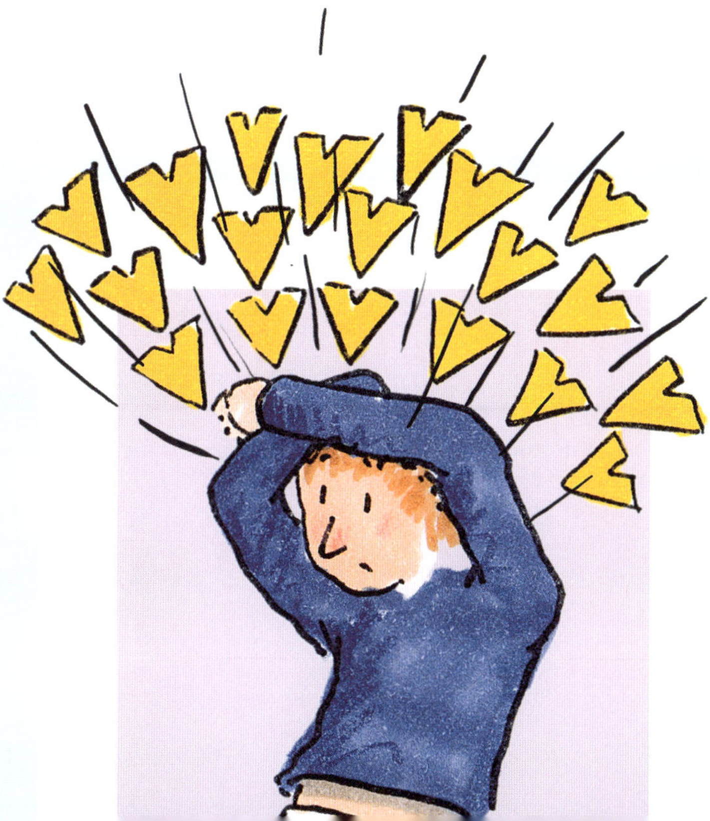

Hier siehst du, warum Äpfel zu Recht so hoch gelobt werden. 100 Gramm, das ist ein ziemlich kleiner Apfel, enthalten durchschnittlich:

Kilokalorien:	*52*
Wasser:	*85 g*
(85 von 100 Gramm sind Wasser!)	
Fett:	*0,4 – 0,5 g*
Eiweiß:	*etwa 1 g*
Kohlenhydrate:	*rund 11 g*
Ballaststoffe:	*rund 2 g*

Außerdem liefert der Apfel die Vitamine C, A, B_1, B_2, B_3, B_5, B_6, B_7, B_9, E und K.

Er enthält auch jede Menge Mineralstoffe wie Phosphat (durchschnittlich 11 mg pro 100 g frischem Apfel), Kalzium, Magnesium oder Natrium sowie Spurenelemente wie Fluor und Eisen.

Im Vergleich dazu findest du in 100 Gramm Pommes frites folgende Nährstoffe:

Kilokalorien:	*124*
Wasser:	*71 g*
Eiweiß:	*rund 2 g*
Fett:	*rund 5 g*
Kohlenhydrate:	*rund 16,5 g*
Ballaststoffe:	*rund 2,5 g*

Aber selbst in Pommes frites sind noch Vitamine, Spurenelemente und Mineralstoffe enthalten, denn Pommes frites werden ja aus Kartoffeln hergestellt. Der Nachteil an Pommes frites ist ihr hoher Fett- und Kaloriengehalt. Außerdem wird beim Frittieren billiges Fett benutzt, mit dem der Körper nicht viel anfangen kann.

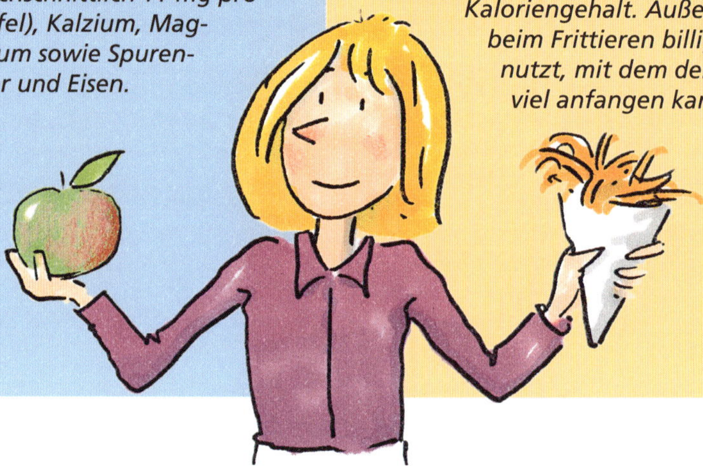

Mineralstoffe und Spurenelemente

Mineralstoffe sind beispielsweise Natrium, Kalium, Kalzium, Phosphor, Chlorid und Magnesium – lebensnotwendige Nährstoffe, die unser Körper nicht selbst herstellen kann. Wir müssen sie immer wieder mit der Nahrung aufnehmen. Anders als die Vitamine leiden Mineralstoffe beim Kochen oder Garen nicht. Wenn allerdings nach übermäßig langem Kochen das Kochwasser abgeschüttet und nicht mitverwendet wird, landen auch viele Mineralstoffe im Abfluss.

Die Spurenelemente sind zum Beispiel Eisen, Jod, Fluorid, Selen oder Zink. Die Spurenelemente sind wie die Vitamine und Mineralstoffe lebenswichtig.

Für die meisten Spurenelemente gilt, dass zuviel davon gefährlich ist. Arsen ist zum Beispiel ein Spurenelement, das unser Körper nur in winzigen Mengen braucht. Es wird zum Gift, wenn man mehr als die in unserer Nahrung natürlicherweise enthaltenen »Spuren« davon zu sich nimmt.

Mit Mineralstoffen und Spurenelementen werden wir bei einer gesunden, abwechslungsreichen Ernährung in der Regel ausreichend versorgt.

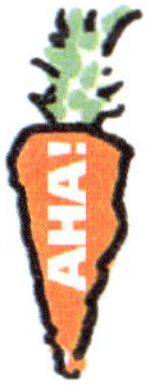

Wunderst du dich über die hohen Wassermengen im Apfel und sogar in Pommes frites? Dann wirst du jetzt gleich noch mehr staunen: Dein eigener Körper besteht nämlich auch zu fast drei Vierteln aus ***Wasser****!*
Bei Erwachsenen ist das nicht ganz so viel, aber immer noch viel mehr als die Hälfte.

Male einen Kreis, teile ihn wie einen Kuchen in vier gleiche Teile. Drei davon kannst du blau anmalen! Sie stehen für das Wasser im Körper eines Kindes. Jetzt verstehst du auch, warum wir so viel trinken müssen. Beim Schwitzen und auf der Tolette verlieren wir Wasser – und das muss ersetzt werden!

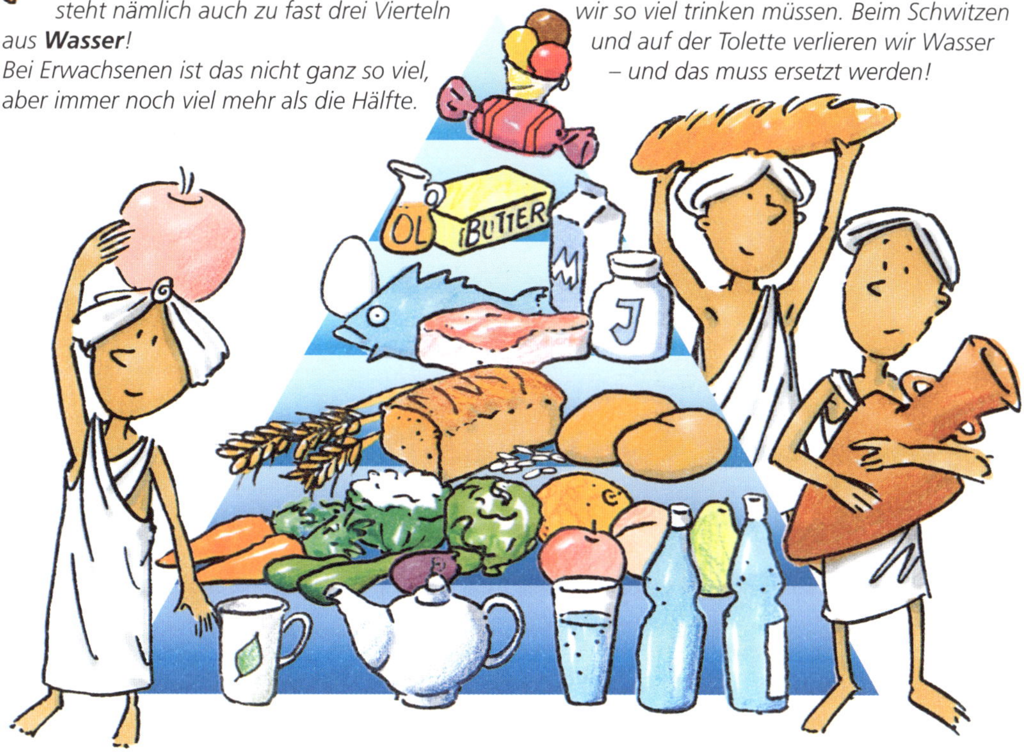

Die Ernährungspyramide

Die Pyramide verdeutlicht, welchen Anteil die einzelnen Nahrungsmittelgruppen an deiner Ernährung haben sollten, damit du gesund bleibst. Natürlich kannst du nicht jeden Tag alles essen, was hier abgebildet ist. Du musst eine Auswahl treffen. Am Fuß der Pyramide steht das, wovon du am meisten brauchst. Nach oben nehmen die Mengen ab. Ganz unten findest du deshalb die Getränke, denn trinken müssen wir Menschen jeden Tag sehr viel. Milch jedoch siehst du weiter oben. Milch ist so nährstoffreich, dass sie zu den Nahrungsmitteln zählt – und nicht zu den Getränken. Gemüse und Obst sollten die zweite Fläche einnehmen. Dann folgen mit einem ebenfalls sehr hohen Anteil Getreideprodukte, Kartoffeln und Reis. Vollkornprodukte wie Vollkornbrot, Vollkornnudeln oder Vollkornreis sind wertvoller als Produkte aus weißem Mehl oder polierter Reis. Fisch und Milchprodukte sind hervorragende Lieferanten für tierisches Eiweiß und Fett. Milchprodukte gehören täglich, Fisch mindestens einmal pro Woche auf den Tisch. Fleisch und Eier sind ebenfalls wichtig, sollten aber nicht täglich gegessen werden. Auch gutes Fett ist lebenswichtig – aber nur in geringeren Mengen. Darum steht es fast ganz oben. Und damit auch kleine Naschkatzen zu ihrem Recht kommen, haben wir Süßigkeiten in die Spitze gestellt.

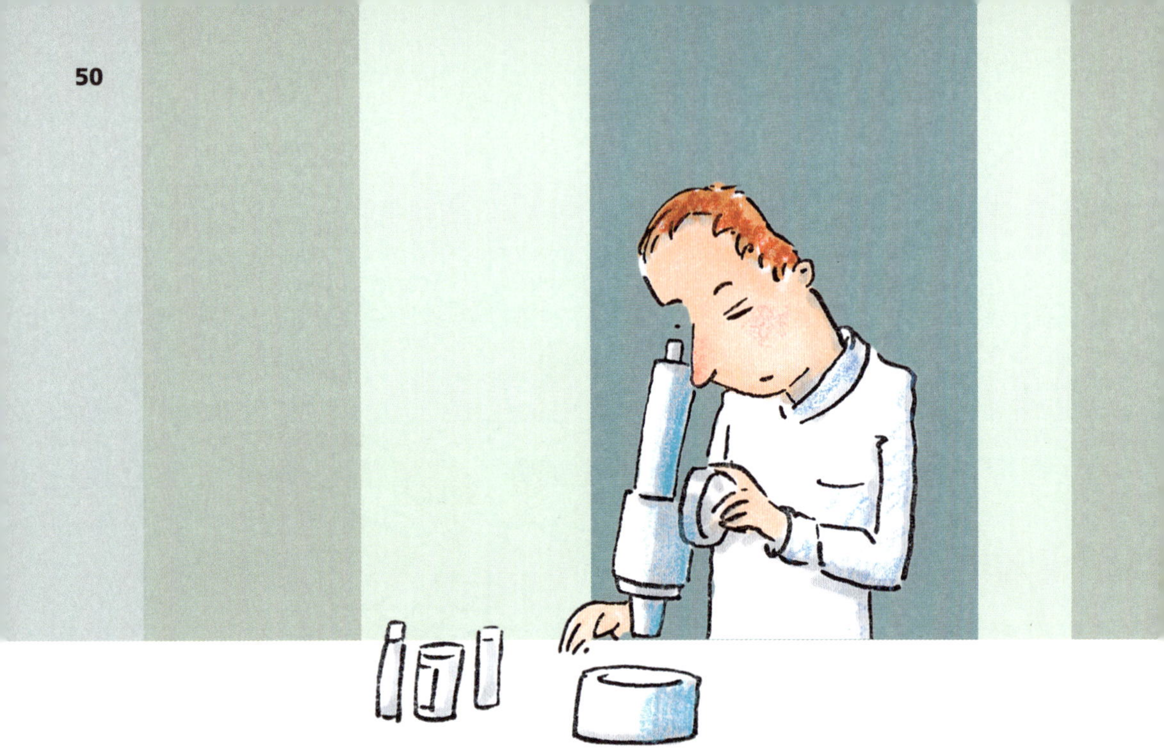

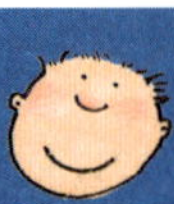

Was steckt in unserem Essen?

Teil 2: Chemie oder Natur

Was steht denn da drauf?

Viele Lebensmittel stecken heute in bunten Verpackungen. Was drin ist, zeigen schöne Fotos oder Bilder auf der Verpackung. Die Hersteller solcher Lebensmittel nehmen uns viel Arbeit ab. Sie bereiten zum Beispiel Kartoffelbrei so weit vor, dass deine Eltern ihn zu Hause in wenigen Minuten fertig haben, ohne eine einzige Kartoffel schälen zu müssen. Das ist bequem, hat aber einen Nachteil. Damit der vorbereitete Kartoffelbrei allen Leuten schmeckt, werden in der Fabrik viele Zusatzstoffe dazugegeben, die wir natürlich mitessen …

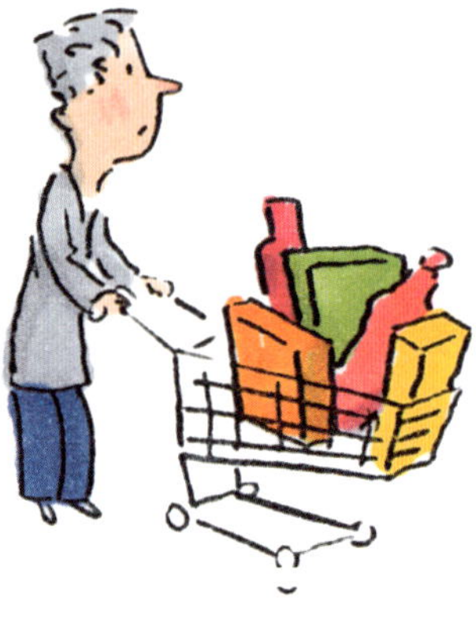

Zutaten und Zusatzstoffe

Zutaten sind – wie der Name sagt – Dinge, die man für die Zubereitung eines Gerichtes braucht. Für ein pikantes Omelett zum Beispiel nimmt man Eier, etwas Mehl, Milch, Salz und Pfeffer.

Zusatzstoffe sind die Dinge, die in der Fabrik absichtlich zugefügt werden, um das Gericht schön bunt, lange haltbar, locker, cremig oder besonders lecker zu machen. Diese Stoffe sind selbst keine Lebensmittel. Kaum eins kann für sich allein gegessen werden.

Die meisten Menschen merken nach dem Verzehr von Lebensmitteln mit Zusatzstoffen gar nichts. Dennoch können einige Zusatzstoffe krank machen, wenn man zu viel davon isst. Auf andere Zusatzstoffe reagieren manche Leute »allergisch«, das heißt, sie vertragen sie einfach nicht und bekommen davon Bauchweh, Kopfweh oder Hautausschläge. Darum gibt es Gesetze, die uns schützen sollen. Diese Gesetze sorgen dafür, dass auf den Verpackungen draufstehen muss, welche Zutaten und Zusatzstoffe in einem abgepackten Lebensmittel drin sind. Nicht so gut ist jedoch, dass nicht alle Zusatzstoffe beim Namen genannt werden müssen. Manchmal steht zum Beispiel nur »Aroma« auf der Verpackung – und wir wissen nicht, um was für ein Aroma es sich handelt.

Die Zutatenlisten

Auf verpackten Lebensmitteln muss also draufstehen, was drin ist. Das überprüfst du am besten beim nächsten Einkauf gleich mal … Und du wirst eine Überraschung erleben. Denn die Zutatenlisten sind meistens winzig klein gedruckt. Wer keine guten Augen hat, braucht schon eine Lupe, um sie zu entziffern. Außerdem stehen da so viele schwierige Namen, dass einem die Lust zum Lesen bald vergeht. Nimm dir zum Beispiel eine Packung Kekse aus dem Regal. Wenn ihr an Weihnachten selbst Plätzchen backt, dann weißt du ungefähr, woraus der Teig besteht. Von diesen Dingen wirst du auf der Verpackung von Keksen im Supermarktregal jedoch nicht viel finden. Dafür solche Worte wie »Glukosesirup«, »Molkenerzeugnis«, »Magermilchpulver« und »Sojalecithin«. Wie soll man das verstehen? Und wie soll man wissen, ob das gesund ist oder nicht?

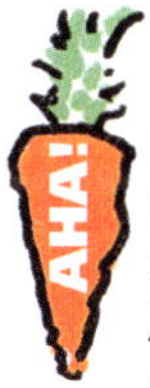

*Die **Zutaten** stehen nicht einfach völlig wahllos auf den Lebensmittelverpackungen. Sie sind nach ihrem Gewicht geordnet. Die Zutat, von der am meisten drin ist, wird zuerst genannt. Am Ende steht das, wovon gewichtsmäßig am wenigsten drin ist.*

***Glukosesirup** ist eine Zuckerart. **Molkenerzeugnis** ist ein eiweißreicher Zusatzstoff, der aus **Molke** gewonnen wird. Molke wiederum ist eine wässrige Lösung, die bei der Käseherstellung übrig bleibt. **Magermilchpulver** entsteht, wenn man der Milch das Wasser entzieht. Übrig bleibt ein Pulver, das sich gut lagern und verarbeiten lässt.*
***Sojalecithin** braucht man, um das Fett in Schokolade mit den flüssigen Bestandteilen zu vermengen. Fett und Wasser würden sich sonst nämlich immer wieder trennen.*

Es gibt noch viel mehr Zusatzstoffe, die wir hier nicht alle nennen können.

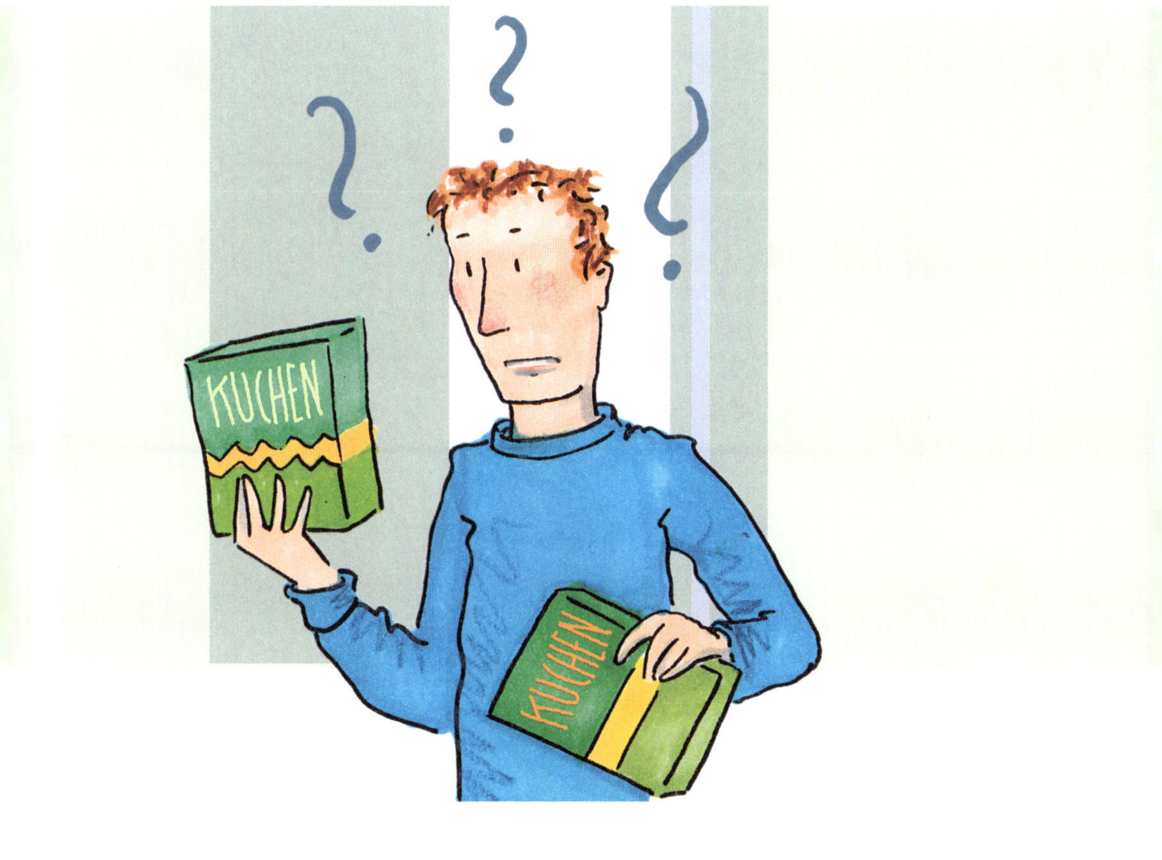

Die Sache mit dem Zucker

Wenn eine Sorte Kekse mehr Zucker als Mehl enthält, dann müsste der Zucker also ganz vorne stehen. Da würden viele Menschen erschrecken und diese Sorte Kekse nicht kaufen. So viel Zucker, würden sie denken, das kann nicht gesund sein! Das haben die Hersteller auch schon gemerkt. Also benutzen sie einen kleinen Trick. Es gibt viele Zuckerarten – alle sind übrigens gleich schlecht für die Zähne und machen auch gleich dick, wenn man zu viel davon isst. »Normaler« Zucker heißt unter Fachleuten Saccharose. Traubenzucker heißt Glukose oder Dextrose. Malzzucker nennt man auch Maltose. Das sind komplizierte Namen, die auch viele Erwachsene nicht kennen. Wenn in der Zutatenliste steht, dass die Kekse Fruktose und Glukosesirup enthalten, dann verstehen nur noch wenige Leute, dass damit ganz einfach Zucker gemeint ist. Und wenn die Hersteller den Zucker aufteilen in Maltose und Glukosesirup, dann müssen sie die Zutat Zucker nicht mehr ganz vorne in die Liste schreiben. Darum ist es wichtig, dass man Bescheid weiß!

AHA!

***Süßstoffe**, die zum Beispiel in Kaugummis und Diät-Getränken verwendet werden, sind auch nicht gut für Kinder. Sie haben zwar weniger Kalorien und schaden den Zähnen nicht so wie Zucker – dafür bringen sie andere Nachteile mit sich. Viele Süßstoffe verursachen zum Beispiel Blähungen oder Durchfall, wenn du sie in größeren Mengen zu dir nimmst. Statt viele Liter »Limo-Light« zu trinken, steigst du deshalb besser auf Fruchtsaftschorle oder Früchtetee um.*

E-Nummern

Wenn du verschiedene Zutatenlisten auf Verpackungen liest, dann fallen dir sicher auch solche Namen auf wie »E 620«. Das klingt nach dem Namen für den Kommandanten eines Ufos, ist aber in Wahrheit ein Zusatzstoff. Davon gibt es inzwischen eine riesige Zahl – und ständig kommen neue hinzu. Gesetze regeln, dass nur solche Zusatzstoffe eingesetzt werden dürfen, die bekannt sind. Für die Einheitlichkeit solcher Gesetze in den Ländern der Europäischen Union sorgen die E-Nummern. Alle in Europa zugelassenen Zusatzstoffe bekommen außer ihrem Namen noch eine E-Nummer. Das »E« steht für »Europa«. Die E-Nummern sind in den Ländern der Europäischen Union alle gleich. Wenn in Italien »E 620« auf einer Verpackung steht, ist das der gleiche Zusatzstoff wie in Deutschland. Eigentlich sollen es die E-Nummern für uns Verbraucher einfacher machen, die Zusatzstoffe zu erkennen. Dafür müsstest du beim Einkaufen aber immer mit einer E-Nummern-Liste herumlaufen, in der du gleich nachlesen kannst, was sich hinter der Nummer versteckt.

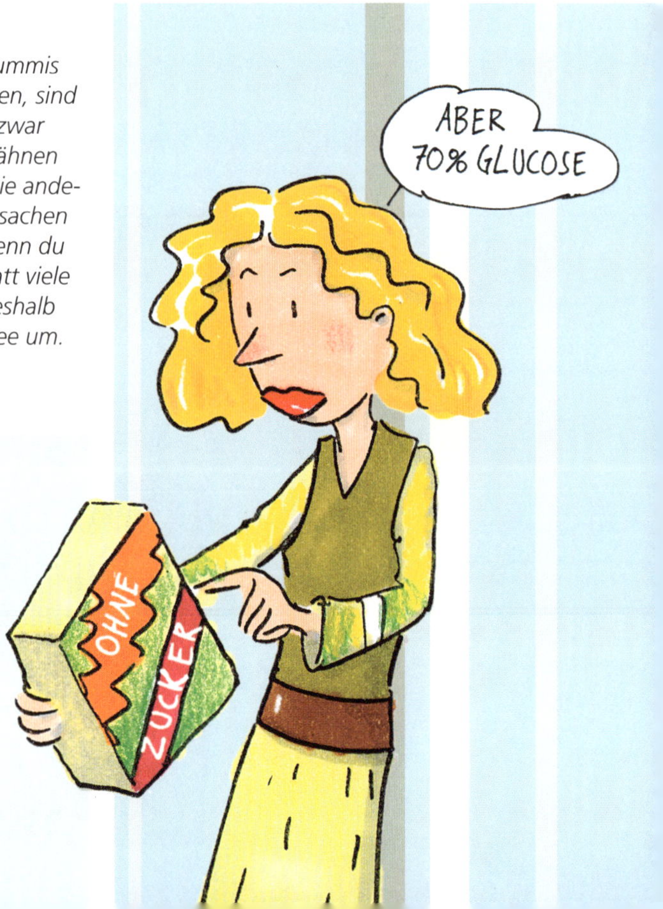

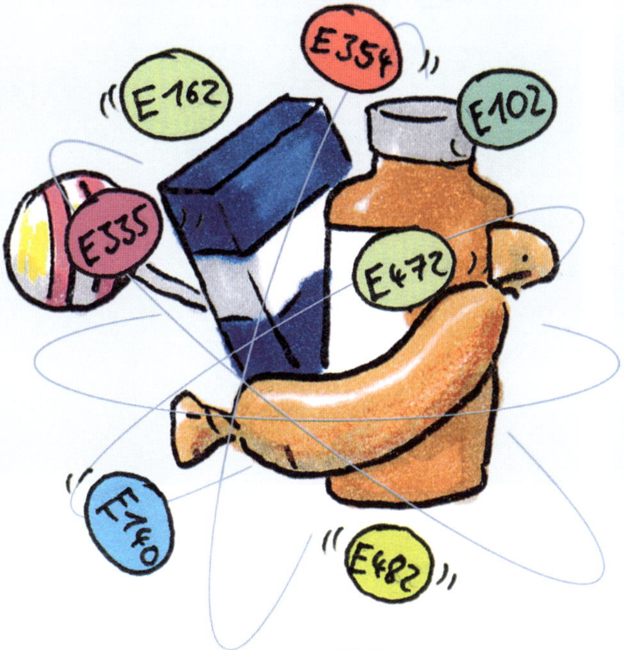

Zusatzstoffe haben fast alle eine E-Nummer. E 330 ist zum Beispiel Citronensäure. Bei den ***E-Nummern*** *wird noch deutlicher, dass es sich um künstlich hergestellte Zusätze handelt, darum schreiben die Hersteller oft lieber den Namen »Citronensäure« aus. Manche Zusatzstoffe wie zum Beispiel viele Farb- und Konservierungsstoffe müssen aber mit Namen und E-Nummer angegeben werden.*

Geschmacksverstärker

Bei den Stoffen mit den E-Nummern 620 – 625 handelt es sich übrigens um Glutamate. Diese Stoffe mischt man vielen Fertiggerichten, Fleischwurst, Bratwurst (sogar frischen Wurstwaren beim Metzger), gekochtem Schinken, Chips, salzigen Knabbereien und Salatsoßen bei, damit sie intensiver schmecken. Glutamat ist ein häufig verwendeter Geschmacksverstärker – ein Stoff, der dafür sorgt, dass sich der eigene Geschmack eines salzigen Lebensmittels stärker entfaltet.

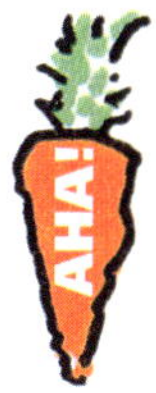

Was vielen Gerichten als Zusatzstoff extra beigemischt wird, enthalten andere Produkte übrigens ***von Natur aus:*** *In Tomaten, Sojasoße, Parmesan findet man natürliche Glutaminsäure. Da sie hier aber nicht als Zusatzstoff beigemischt wird, muss sie natürlich auch nicht mit »E 620« gekennzeichnet werden. Und hinter der Bezeichnung »Hefeextrakt« auf vielen Biowürzmischungen verbirgt sich ebenfalls Glutamat in natürlicher Form.*

Über die Wirkungen der zugesetzten Glutamate sind sich die Fachleute nicht einig. Fest steht, dass sie bei manchen Menschen Allergien und starke Kopfschmerzen auslösen können. Wissenschaftler sind außerdem davon überzeugt, dass zu viel Glutamat die Menschen dick mache und für viele Krankheiten der Nerven verantwortlich sei. Sogar unser Gehirn leidet unter den zugesetzten Glutamaten.

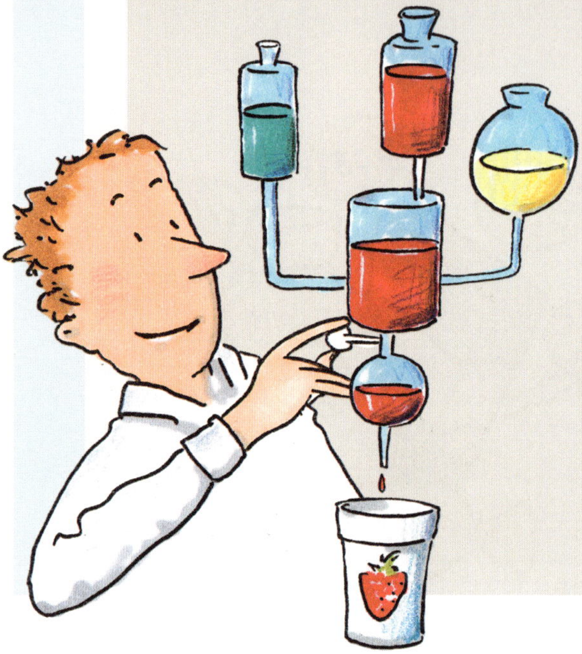

So werden Lebensmittel länger haltbar gemacht

Eine andere Gruppe von Zusatzstoffen sind die Konservierungsstoffe. Das sind Stoffe, die die Lebensmittel länger haltbar machen. Lebensmittel verderben normalerweise recht schnell. Dafür sind vor allem Bakterien, Hefe und Schimmelpilze verantwortlich. Sie sind überall. Darum bekommt zum Beispiel selbst gemachte oder geöffnete Marmelade nach einer Weile Schimmelflecken. Konservierungsstoffe verlangsamen das Verderben der Lebensmittel. Das ist sicher gut. So kann man immer abgepackte Würstchen, Puddingpulver oder Tütensuppen im Vorratsschrank haben. Andererseits sind auch die Konservierungsstoffe umstritten. Die Europäische Union hat sie zwar freigegeben, manche Forscher fürchten allerdings, dass sich die vielen verschiedenen Zusatzstoffe in unserer Nahrung schädlich auf unsere Gesundheit auswirken können, vor allem dann, wenn sie sich in ihrer Wirkung mit anderen Stoffen addieren. Die Konservierungsstoffe werden übrigens mit ihrem Namen und mit der E-Nummer angegeben (»Natriumnitrit – E 250«).

Aromastoffe

Die Aromastoffe nehmen eine Sonderstellung ein. Viele Aromastoffe gelten nämlich gar nicht als Zusatzstoffe, sondern wie die zugesetzten Vitamine auch als »Zutaten«. Was ist also ein Aromastoff? Erdbeeren haben einen ganz typischen Geschmack, ein Aroma. Die Wissenschaftler können heute den Geschmack von Erdbeeren in der Fabrik nachmachen. Dafür brauchen sie keine einzige Erdbeere mehr. »Naturidentisches Erdbeeraroma« ist ein Stoff, der künstlich hergestellt wird, aber auch in echten Erdbeeren vorkommt.

Er ist für die Lebensmittelindustrie gar nicht mehr wegzudenken, weil frische Erdbeeren sehr teuer sind – und es gar nicht genug davon gibt, um all die Lebensmittel mit Erdbeergeschmack herzustellen, die man in Supermärkten kaufen kann. Ein Nachteil ist, dass sich unser Geschmack an die künstlichen Aromastoffe in Verbindung mit viel Zucker so sehr gewöhnt, dass uns die echten Erdbeeren nicht mehr schmecken!

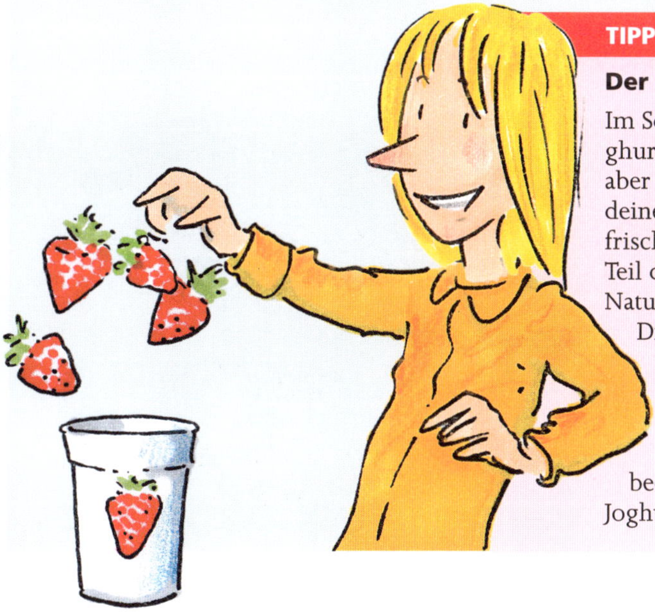

TIPP

Der Erdbeer-Aroma-Test

Im Sommer kannst du fertigen Erdbeerjoghurt, der meistens sehr wenige Erdbeeren, aber viel zugesetztes Aroma enthält, mit deinem selbst gemachten vergleichen. Nimm frische Erdbeeren, wasche und püriere einen Teil davon ganz fein. Vermische sie dann mit Naturjoghurt und etwas Zucker oder Honig. Die restlichen Erdbeeren schneidest du klein und hebst sie unter. Jetzt kommt der Vergleich mit gekauftem Erdbeerjoghurt. Das künstliche Erdbeeraroma ist intensiver als das von frischen Erdbeeren. Aber eben künstlich… Und: Auch Joghurt ohne Zusatzstoffe schmeckt!

Farbstoffe und mehr

Schließlich gibt es noch Stoffe, die zum Andicken benutzt werden, Feuchthaltemittel, Säuerungs-, Gelier-, Trenn- und Schaummittel, Antioxidantien – das sind Stoffe, die zum Beispiel verhindern, dass Fett ranzig wird – und viele andere. Das alles klingt nicht nur wie der Inhalt eines Chemiebaukastens – es ist tatsächlich so. Wir wollen noch kurz auf die Farbstoffe eingehen, weil man diese Zusätze am leichtesten vermeiden könnte. Sie sollen nur dazu dienen, dass eine Speise gut aussieht.

Leider werden Farbstoffe aber auch dort eingesetzt, wo man sie wirklich nicht erwartet. Butter zum Beispiel ist eigentlich ein reines Naturprodukt, das im Gegensatz zu Margarine ganz ohne Zusätze auskommen könnte. Umso ärgerlicher, dass ausgerechnet ein künstlich hergestellter Farbstoff – Carotin – in Deutschland zugelassen ist, damit Butter eine appetitliche Farbe bekommt. Das ist zwar sicher nicht schlimm, aber ist es wirklich nötig? In anderen Ländern, zum Beispiel in der Schweiz und in Italien, ist das Färben der Butter übrigens verboten. Gefärbt werden auch Süßspeisen wie Pudding oder Dessertcremes, Margarine, viele Getränke, Käseüberzüge und sogar Garnelen und Seelachs. Die Lebensmittelhersteller haben erkannt, dass das Auge mitisst. Kräftige Farben täuschen uns. Ein Lachs, der so schön rot ist, muss doch frisch sein?

Gestampfter Kartoffelbrei oder Breipulver?

Verabredet mit euren Eltern, wann sie Zeit für diesen Versuch haben. Wenn es so weit ist, schält ihr frische Kartoffeln und lasst sie in leicht gesalzenem Wasser weich kochen. Schüttet das Kochwasser ab, gebt einen Löffel Butter dazu und so viel Milch, dass ein Brei entsteht. Zerstampft die Kartoffeln mit einem Stampfer oder mit dem Handmixer. Schmeckt euren Brei dann noch mit Salz und – wenn ihr wollt – mit geriebener Muskatnuss ab.

Dann kocht ihr einen Fertig-Kartoffelbrei, den es in Pulverform zu kaufen gibt. Lest euch durch, was in der Fabrik alles dazugegeben werden muss, damit der Kartoffelbrei lange hält, locker wird und allen schmeckt – und vergleicht das mit den Zutaten eures eigenen Kartoffelbreis. Probiert ihn! Welcher Kartoffelbrei schmeckt besser?

Und das Schöne ist: Kartoffelbrei zu stampfen macht auch noch richtig Spaß!

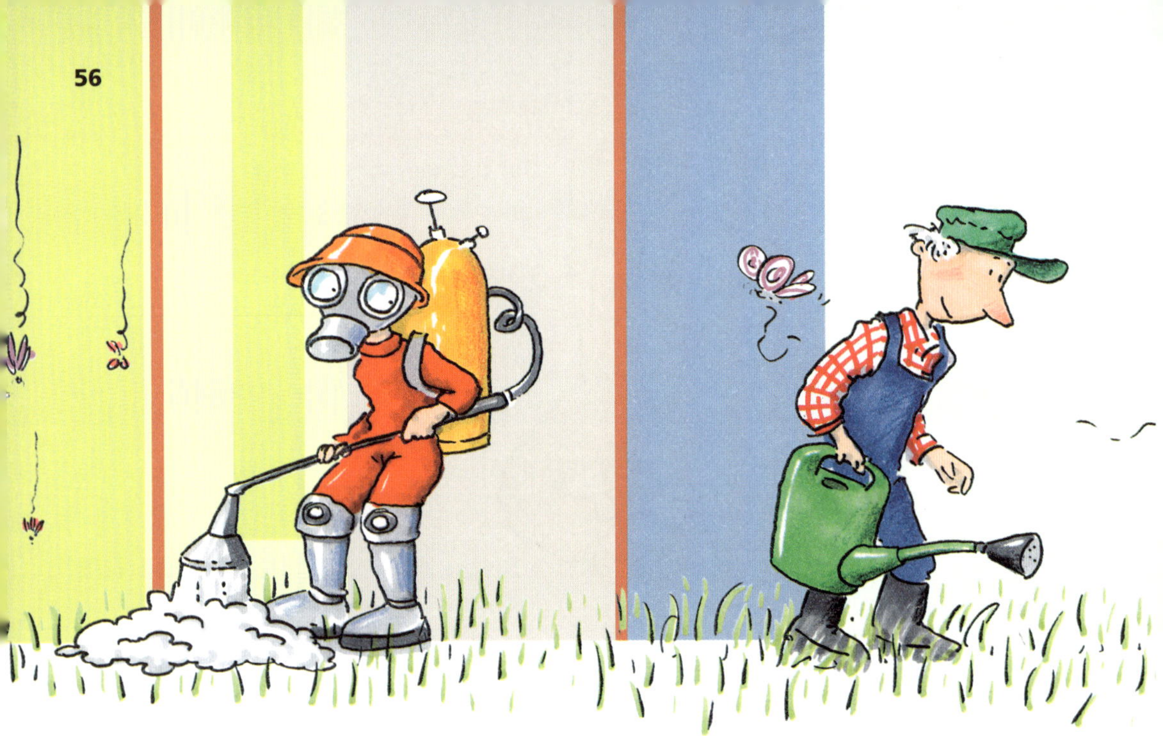

Gibt es »gute« Lebensmittel?

Je stärker ein Produkt bearbeitet wird, umso weiter entfernt es sich von der Natur. Unser Körper ist aber ein Stück Natur, auch wenn wir ihn mit einem »Kraftwerk« verglichen haben. Auf natürliche Nahrungsmittel ist der menschliche Körper seit Tausenden von Jahren eingestellt.

Eine Einteilung in »gute« und »schlechte« Lebensmittel ist nach neuen Erkenntnissen der Ernährungswissenschaftler sinnlos. Einteilungen werden dennoch ständig vorgenommen. Du hörst sicher oft von »Bioprodukten«. Viele Verbraucher sind inzwischen davon überzeugt, dass die Bioprodukte zu den »guten« Lebensmitteln gehören. Über »Genfood« hört und liest man dagegen überwiegend schlechte Nachrichten. Einige Leute finden nur »fair« gehandelten Kaffee gut, andere lehnen weit gereiste Lebensmittel ab. Schließlich gibt es noch eine große Bandbreite von Produkten, die extra für Kinder hergestellt werden und von denen die Werbung verspricht, dass sie besonders »gut« und sogar »wertvoll« für Kinder sein sollen.

TIPP

Eine einfache Regel lautet deshalb, möglichst viele Lebensmittel zu essen, die nicht – oder nur wenig – bearbeitet wurden. Dazu zählen Gemüse und Obst, aber auch Brot, Nudeln, Reis, Eier, Milch und Milchprodukte, Fleisch, Fisch, Nüsse. Fallen dir noch mehr ein?

Ist Bio wirklich besser?

Die Meinungen sind geteilt. Bioprodukte kosten fast immer etwas mehr als Produkte, die auf herkömmliche Art und Weise erzeugt werden. Als »herkömmlich« gilt der Einsatz von Düngemitteln oder Giften, die die Pflanzen schneller wachsen lassen und vor Insekten oder Schimmel schützen. Biobauern verzichten auf den Einsatz von Gift. Und auch an Düngemitteln sind nur sehr wenige, natürliche Mittel erlaubt. Daher enthalten Produkte aus kontrolliert biologischem Anbau viel weniger Schadstoffe. Schadstoffe, die man auch in Biolebensmitteln manchmal nachweist, kommen meistens über den Regen und durch den Boden hinein. Du würdest solche Schadstoffe auch in Gemüse aus dem eigenen Garten finden.

Übrigens: Auch den Tieren geht es beim Biobauern besser. Sie haben zum Beispiel deutlich mehr Auslauf.

Man kann aber nicht nur die Menge an Gift- und Schadstoffen in Obst und Gemüse vergleichen. Auch die enthaltenen Vitamine werden untersucht. Hier gilt, dass der Unterschied zwischen Bioprodukten und anderem Obst und Gemüse nicht so deutlich ist. Vitamine sind sehr empfindlich. Daher ist es besonders wichtig, frisches Gemüse oder Obst zu essen. Je länger beispielsweise Brokkoli im

Laden liegt, desto weniger Vitamine enthält er. Das geht Bio-Brokkoli nicht anders als Brokkoli aus herkömmlichem Anbau. Außerdem hängt die Menge an Vitaminen auch von der Obst- oder Gemüsesorte ab. Es gibt Apfelsorten, die besonders viel Vitamin C enthalten, andere haben weniger davon. Du bekommst mit Bioprodukten also auf jeden Fall weniger Schadstoffe – aber nicht unbedingt mehr Vitamine.

Ist wirklich alles »Bio«, wo »Bio« draufsteht?

Immer mehr Menschen entscheiden sich in Deutschland für Bioprodukte. Damit ihr Vertrauen nicht enttäuscht wird, haben sich viele Biobauern und Hersteller von Biolebensmitteln in Verbänden zusammengeschlossen. Solche Verbände sind zum Beispiel »Demeter« und »Bioland«. Die Verbände kontrollieren ihre Mitglieder streng und passen auf, dass sie sich wirklich an alle Vorschriften halten.

Neben diesen streng kontrollierten Produkten, die in der Regel nur in speziellen Bioläden verkauft werden, bieten auch die Supermärkte inzwischen immer mehr Bioprodukte zu günstigen Preisen an. Jede Supermarktkette hat dafür ihren eigenen Namen. Damit die Verbraucher sich bei der Vielzahl von Biomarken zurechtfinden, wurde das staatliche Biosiegel entwickelt.

Es sieht so aus: BIO nach EG-Öko-Verordnung

Um dieses Biosiegel auf die Lebensmittelverpackung drucken zu dürfen, müssen sich die Hersteller an die europäische Öko-Verordnung halten. Diese Verordnung ist nicht so streng wie die Vorschriften der deutschen Bioverbände. Sie erlaubt die Verwendung mancher Zusatzstoffe, die bei Demeter oder Bioland verboten sind. Trotzdem ist das Biosiegel ein sichtbares Zeichen dafür, dass keine chemischen Spritzmittel verwendet oder künstliche Düngemittel eingesetzt wurden. Auch auf Gentechnik muss verzichtet werden.

AHA!

*In vielen Regionen Deutschlands gibt es übrigens **Versandfirmen**, die Bioprodukte bis vor die Haustür liefern. Sie stellen wöchentlich frisches Obst und Gemüse zusammen. Auf diese Weise kommen auch mal außergewöhnliche Dinge wie frische Schwarzwurzeln oder Rote Bete auf den Speiseplan! Vieles davon kennen Erwachsene und Kinder – wenn überhaupt – nur fix und fertig aus dem Glas …*

AHA!

***Obst und Gemüse,** das schon einige Tage gelegen hat, enthält viel weniger Vitamine als solches aus der Tiefkühltruhe.*

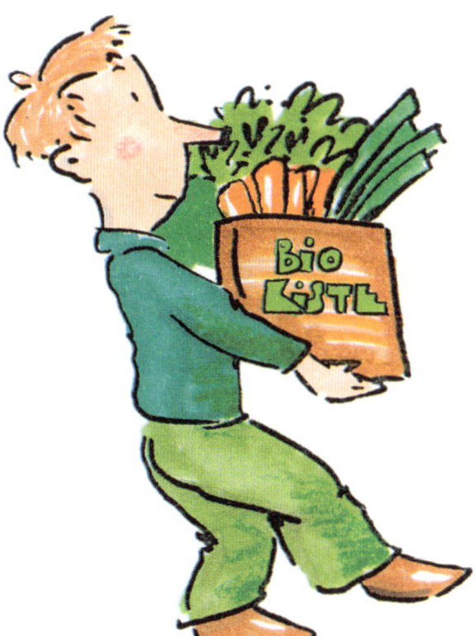

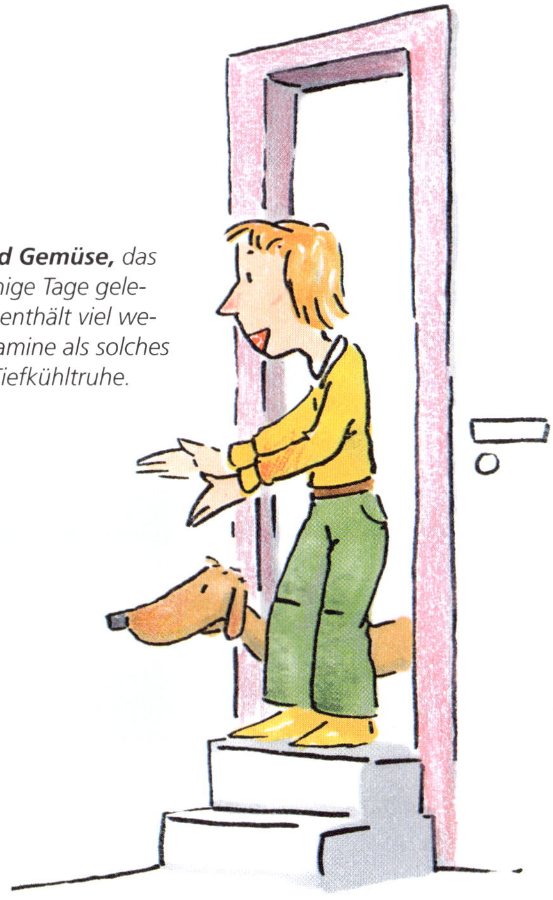

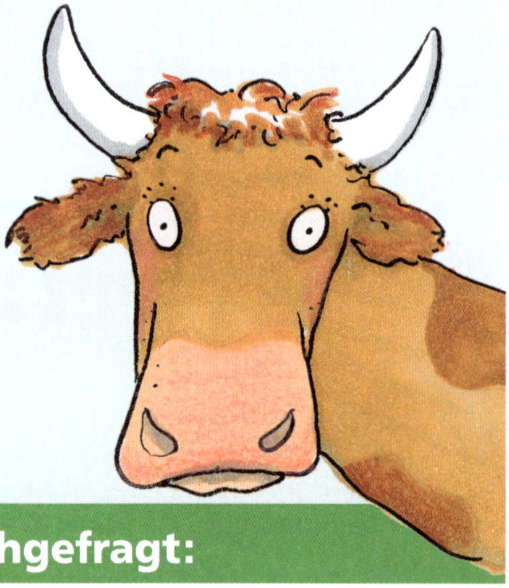

Nachgefragt:

Zwei Interviews

Erich und Rita Lerf betreiben den Milchhof Lerf in Ottobeuren im Unterallgäu. Der Milchhof Lerf ist Demonstrationsbetrieb für ökologischen Landbau im Auftrag des Bundesministeriums für Verbraucherschutz, Ernährung und Landwirtschaft.

Herr Lerf, Sie betreiben einen Milchhof nach Bioland-Kritierien. Warum haben Sie sich für Bio-Landwirtschaft entschieden?

Als wir den Hof von meinen Eltern übernommen haben, war es ein herkömmlicher Milchhof. Die Möglichkeiten einer natürlichen Landwirtschaft ohne Pflanzenschutzmittel und Kunstdünger haben mich schon immer interessiert. Den letzten Ausschlag zur Umstellung auf einen Bio-Betrieb haben die Kunden gegeben. Wir hatten von Anfang an engen Kontakt zu unseren Kunden, weil wir die Milch nicht an ein Milchwerk abgeben, sondern selbst verkaufen. Wir sind immer wieder von den Kunden gefragt worden, ob wir nicht Biomilch anbieten könnten. Das hat uns bestärkt und so haben wir 1993 umgestellt. Wir haben es nicht bereut. Vor Kurzem ist bei einer Untersuchung unserer Biomilch herausgekommen, dass sie mehr als doppelt so viele wertvolle Fettsäuren enthält wie andere Milch. Und diese sogenannten »Omega 3«-Fettsäuren sind besonders gesund.

Was läuft seither anders auf Ihrem Hof?

Unsere Milchkühe sind nicht angebunden wie in vielen anderen Milchbetrieben. Sie dürfen sich im Stall frei bewegen und haben Auslauf draußen vor dem Stall, der immer für sie offen steht. Zu bestimmten Zeiten im Sommer kommen auch die Milchkühe auf die Wiesen – nicht nur das Jungvieh, wie es in vielen herkömmlichen Milchbetrieben üblich ist. Die Kühe sind dadurch gesünder, sie sind durch den Aufenthalt im Freien abgehärtet. Das ist eigentlich wie bei uns Menschen auch. Dadurch werden die Kühe seltener krank. Was immer noch ab und zu vorkommt, ist eine Euterentzündung. Da geben wir zunächst homöopatische Kügelchen – und greifen erst zu anderer Medizin, wenn sonst gar nichts hilft. Zur Milcherzeugung nach Bioland-Kriterien gehört natürlich auch, dass wir unsere Wiesen nicht künstlich düngen.

Sie bieten unter anderem Vorzugsmilch an. Was ist das genau?

Seit 1989 sind wir als Vorzugsmilchbetrieb anerkannt. Für Vorzugsmilch wird Rohmilch nur gefiltert und dann sofort gekühlt. Vorzugsmilch darf nicht erhitzt werden, um mögliche Krankheitserreger abzutöten, wie das mit anderer Milch gemacht wird. Vorzugsmilch muss deshalb ganz besonders hygienisch erzeugt werden, damit erst gar keine Krankheitserreger hineinkommen. Ein Beispiel sind die Milchleitungen, durch die die Milch beim Melken in große Behälter fließt. In anderen Betrieben werden die Leitungen miteinander verschraubt. An den Schraubstellen können Bakterien und Keime in die Leitungen gelangen. Also mussten wir alle Milchleitungen verschweißen, um sie völlig abzudichten. Vor dem Melken werden die Euter der Kühe mit Einwegpapier abgewischt, damit keine Krankheitserreger übertragen werden können. Außerdem wird Vorzugsmilch ständig überprüft. Alle vier Wochen werden beispielsweise Proben der Vorzugsmilch entnommen und gründlich untersucht. Wir haben mit der Erzeugung von Vorzugsmilch sehr viel Aufwand – das erklärt auch, warum sie etwas teurer ist als andere Milch. Dafür ist die unbehandelte Milch aber auch besonders wertvoll. Sie enthält noch alle Vitamine, weil sie eben nicht erhitzt wurde, und den natürlichen Fettgehalt.

Auch Martin Steininger ist Landwirt. Sein Hof »Gut Hollern-Neuhof« liegt im Norden von München. Herr Steininger ist Ortsobmann im Bayerischen Bauern-Verband und betreibt Ackerbau, das heißt, er baut Gemüse oder Getreide auf »herkömmliche« Weise an.

Herr Steininger, Sie betreiben Ackerbau. Was genau bauen Sie an?

Wir bauen vor allem Wintergerste, Kartoffeln, Zuckerrüben, Winterweizen und Winterraps an.

Können Sie uns erklären, was aus diesen Produkten hergestellt wird?

Wintergerste braucht man als Tierfutter. Ich baue sie allerdings zur Saatgutvermehrung an, das heißt, meine Wintergerste wird nicht verfüttert, sondern von anderen Landwirten im nächsten Jahr zur Aussaat verwendet.

Kartoffeln baue ich nur zum Teil als Speisekartoffeln an. Der andere Teil sind sogenannte »Industriekartoffeln«. Manche Industriebetriebe brauchen nämlich die Stärke, die in Kartoffeln enthalten ist, um zum Beispiel Papier oder Klebstoff herzustellen.

Aus den Zuckerrüben wird zu 90 % Zucker hergestellt. Die restlichen 10 % gehen in die Alkoholgewinnung. Aus dem Zucker der Zuckerrüben wird Ethanol gewonnen, das ist ein Alkohol, der dem Benzin beigemischt wird, damit es umweltfreundlicher ist. Winterweizen brauchen die Bäcker zum Brot- und Brötchenbacken. Aus Winterraps wird Öl gewonnen. Ein Teil wird zu Salatöl verarbeitet. Aber man kann mit Rapsöl auch Fahrzeuge antreiben. Das ist für die Umwelt viel besser als Benzin oder Diesel. Auf unserem Hof fahren die landwirtschaftlichen Fahrzeuge mit Rapsöl.

Welche Vorschriften müssen Sie beim Anbau einhalten?

Wenn wir unsere Speisekartoffeln verkaufen wollen, müssen sie ein bestimmtes »Zertifikat« haben. Wenn wir nicht alle Vorschriften ganz genau einhalten, dann bekommen wir die Auszeichnung nicht – und dann lassen sich unsere Produkte kaum noch verkaufen. Die Auszeichnung wird auch immer nur für ein Jahr vergeben. Wir müssen sehr viele Vorschriften einhalten und unsere Böden sowie unser Getreide und das Gemüse immer wieder prüfen lassen. Die Speisekartoffeln werden zum Beispiel auf 300 verschiedene Stoffe untersucht, von denen kein einziger in der Kartoffel gefunden werden darf. Geprüft werden natürlich auch die Pflanzenschutzmittel, die wir einsetzen. Das macht die Biologische Bundesanstalt für Land- und Forstwirtschaft BBA. Wir verwenden nur solche Mittel, die von der BBA zugelassen sind.

Warum benutzen Sie Pflanzenschutzmittel?

Wenn unser Kartoffelfeld zum Beispiel von Blattläusen bedroht ist, dann setzen wir gezielt ein Pflanzenschutzmittel ein, um die Kartoffeln zu retten. Man geht ja auch zum Arzt und nimmt eine Medizin, wenn man sehr krank ist. Nichts anderes sind die Pflanzenschutzmittel. Sie werden auch nicht einfach so eingesetzt, sondern nur dann, wenn es nötig ist, wenn die Pflanzen also von Krankheiten befallen oder bedroht sind. Und auch dafür gibt es wieder strenge Vorschriften. Denn wenn die Speisekartoffeln später untersucht werden, darf von den Pflanzenschutzmitteln nichts mehr darin gefunden werden. Wir müssen also genau wissen, wie lange die Mittel brauchen, um wieder abgebaut zu werden.

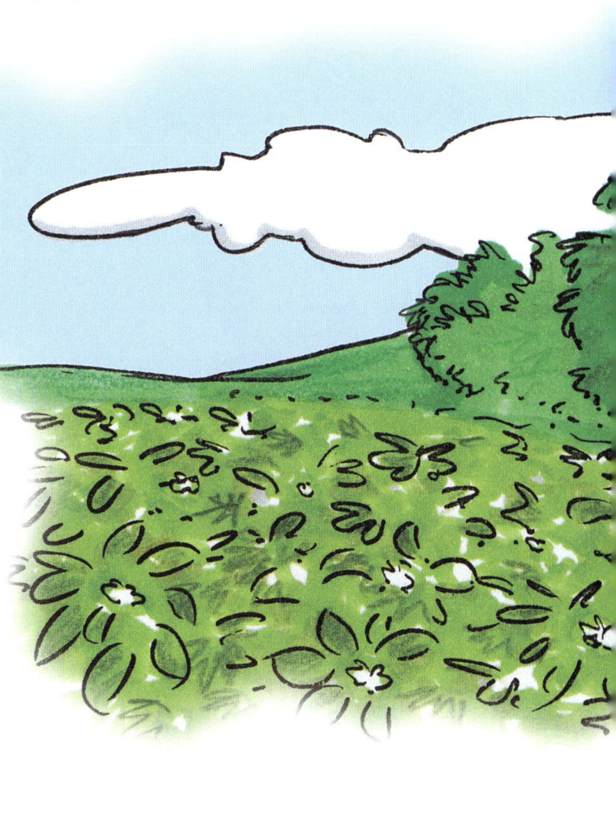

Was ist »Genfood«?

Alle Lebewesen, also auch die Pflanzen und natürlich wir Menschen, haben »Gene« in den Zellen. Sie enthalten eine Art »Bauplan« für das Lebewesen. Die Gene bestimmen beim Menschen, ob du braune oder blaue Augen hast, ob du ein Junge oder ein Mädchen bist, ob deine Nase kurz oder lang wird und so weiter. Niemand anders auf der Welt hat genau die gleichen Gene wie du – es sei denn, du bist ein eineiiger Zwilling.

Es ist ganz neu, dass Wissenschaftler die Baupläne der Pflanzen, der Tiere und sogar der Menschen verstehen und verändern können. Die Gegner der Gentechnik werfen ihnen vor, dass heute nicht vorhersehbar ist, was diese Veränderungen anrichten können.

Auf der anderen Seite stehen die Menschen, die für einen Einsatz der Gentechnik sind. Sie haben auch gute Argumente. Zahlreiche Giftstoffe verpesten unsere Umwelt. Nicht einmal unseren eigenen Garten können wir davor schützen. Da wäre es doch ein Segen, wenn man die Pflanzen so verändern könnte, dass sie den schädlichen Krabbeltieren einfach nicht mehr schmecken oder dass sie keine Krankheiten mehr bekommen. Dann könnten die Bauern auf giftige Spritzmittel verzichten. Viele Wissenschaftler, die sich mit der Gentechnik beschäftigen, sind davon überzeugt, dass man sie zum Wohl der Menschheit nutzen kann.

In Deutschland lehnen trotzdem die meisten Menschen Gentechnik ab. Ein Gesetz schreibt vor, dass die Hersteller auf der Zutatenliste vermerken müssen, ob gentechnisch veränderte Zutaten benutzt wurden. Bei uns kommt die Gentechnik bislang nur durch die Hintertür. Denn ganz frei sind unsere Lebensmittel davon schon längst nicht mehr. So könnte das leckere Frühstücksei von einem Huhn stammen, das mit manipuliertem Mais gefüttert wurde. Tierfutter darf nämlich gentechnisch verändert sein. Auch als Backzutat werden häufig Stoffe verwendet, die gentechnisch bearbeitet wurden. Sicher kann man nur bei Bioprodukten sein, denn sie müssen ganz ohne Gentechnik auskommen.

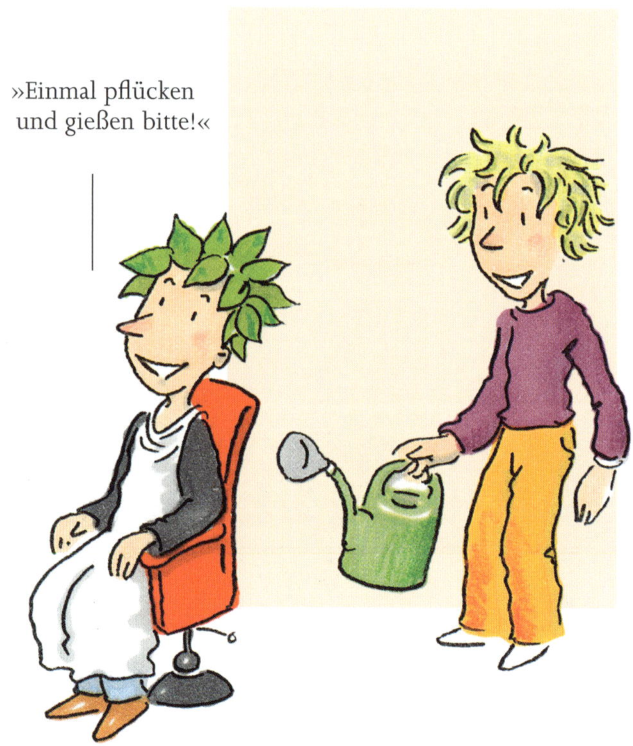

Ein anderes Wort für verändern ist manipulieren, daher kommt das Wort ***Gen-Manipulation****. Im Begriff Genfood steckt das englische Wort food für Nahrung. Unter Genfood versteht man also Lebensmittel mit Zutaten, die gentechnisch verändert wurden.*

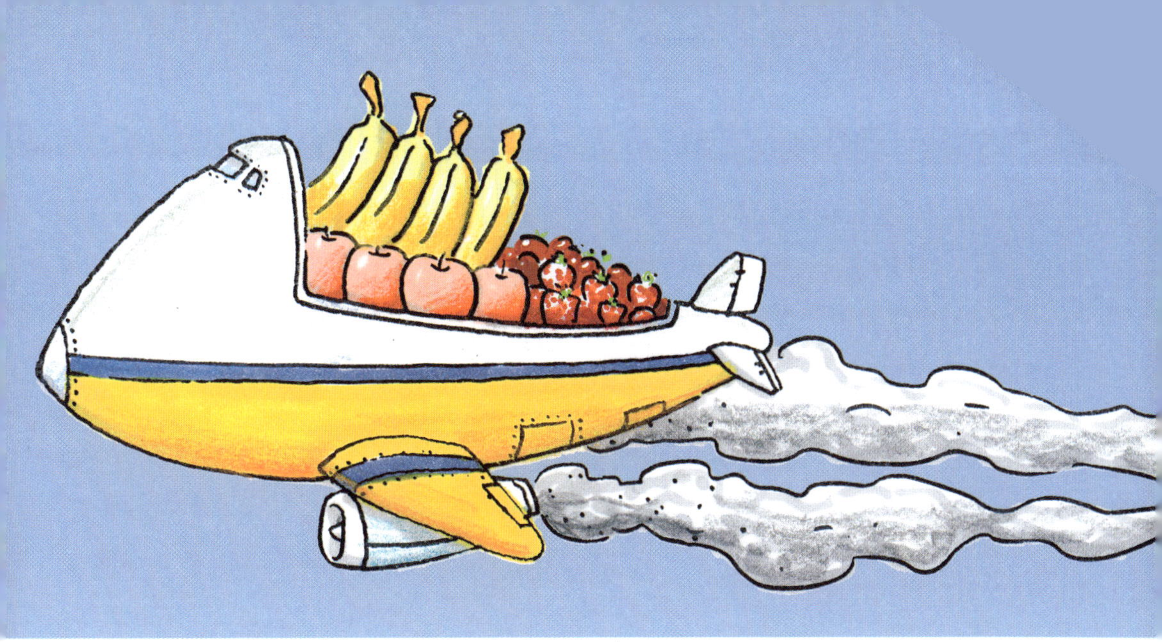

»Fair« gehandelt

Manchen Erwachsenen schmeckt der Kaffee nicht, wenn sie daran denken, dass die Kaffeebauern in weit entfernten Ländern nicht »fair« behandelt werden. »Gute« Lebensmittel sind in ihren Augen solche, für die niemand um seinen gerechten Lohn betrogen oder auf andere Weise schlecht behandelt wird. Dafür zahlen sie auch gerne mehr Geld. »Fair« gehandelte Lebensmittel bekommt man übrigens längst nicht mehr nur in besonderen Läden. Sogar manche Supermärkte bieten sie inzwischen an. Schau dich beim nächsten Einkauf doch mal danach um.

Eine andere Frage ist die nach den langen Transportwegen für viele Produkte. Im Herbst, wenn bei uns die beste Zeit für Äpfel ist, kommen immer noch viele Apfelsorten aus Neuseeland, Chile oder Südafrika. Es ist ein Segen, dass wir heute das ganze Jahr über frisches Obst und Gemüse essen können, sagen die einen. Die vielen Lebensmitteltransporte mit dem Flugzeug verschmutzen unsere Umwelt und schaden den einheimischen Bauern, sagen die anderen. Wenn du allerdings überwiegend Obst und Gemüse isst, das gerade in Deutschland reift, dann werden die Transportwege sehr eingeschränkt. Und du leistest deinen eigenen Beitrag für die Umwelt. Dann kann man auch mal die Apfelsinen im Winter oder die Bananen als Energiespender ohne Reue genießen.

Was ist von Kinder-Produkten zu halten?

Knallbunt oder mit beliebten Figuren aus Film und Fernsehen verziert, so locken immer mehr Kinderprodukte zum Kauf. Die Werbung verspricht, dass diese Produkte wertvoll und gesund seien. Viele künstlich zugesetzte Vitamine und Mineralstoffe sollen deine Versorgung mit den lebenswichtigen Bausteinen sicherstellen. Wenn du die ersten Seiten dieses Kapitels über die Nährstoffe gelesen hast, dann weißt du sicher noch, dass bei künstlich zugesetzten Vitaminen Vorsicht geboten ist. Und wenn du als »neuer« Experte für Zutatenlisten einmal die Zusatzstoffe beliebter Kinderprodukte untersuchst, dann findest du sicher selbst eine Antwort auf die Frage, die über diesem Absatz steht.

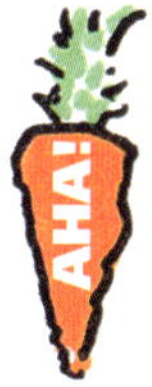

***»Fair« gehandelte Lebensmittel** sind nicht automatisch Bioprodukte. Manche Produkte erfüllen zwar beide Ansprüche: Sie wurden »fair« gehandelt und sind auch noch auf biologischem Weg erzeugt worden. Aber dann ist auf der Verpackung auch beides zu erkennen.*

Essen ist ein Stück Kultur

Unter »Esskultur« versteht man alles, was im Zusammenhang mit dem Essen von Menschen entwickelt und hergestellt wird. Das sind auf der gegenständlichen Ebene die Lebensmittel, die Geräte zum Gewinnen oder Zubereiten von Lebensmitteln, außerdem Geschirr. Dazu kommen auf der nicht-gegenständlichen Ebene zum Beispiel Kenntnisse über den Anbau der Lebensmittel, Traditionen der Zubereitung, Tischsitten, Dekorationen und Rituale.

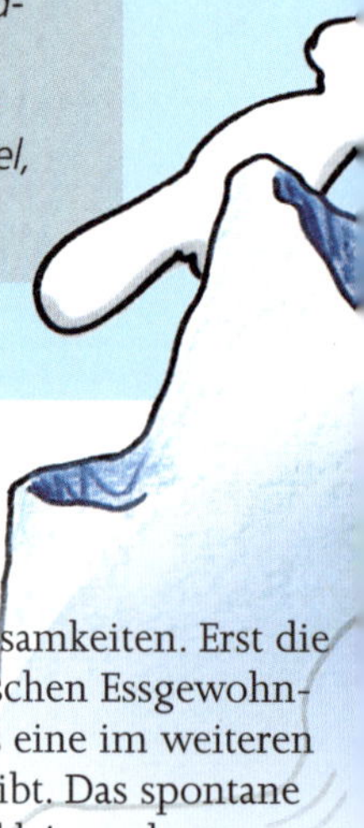

Essen ist viel mehr als die Versorgung des Körpers mit wichtigen Nährstoffen. Durch die Auswahl der Speisen, ihre Zubereitung und durch Rituale rund um das Essen haben sich menschliche Gemeinschaften schon vor Jahrtausenden von anderen abgegrenzt. Die Esskultur verbindet die Mitglieder einer Gemeinschaft nach innen – und zieht eine unsichtbare Grenze nach außen.

Wie die Schalen einer Zwiebel ...

Als Kultur bezeichnen wir die Gesamtheit der typischen Lebensformen und der Werte einer größeren Gruppe von Menschen. Manchmal wird das Wort »Kultur« auch als Gegensatz zur Natur gebraucht – und zwar für die vom Menschen durch das Bearbeiten der Natur und durch geistige Anstrengungen selbst geschaffene Welt. Von Geburt an nehmen wir die Kultur unseres Lebensraumes auf. Die Esskultur ist ein Teil davon und umfasst das gesamte kulturelle Umfeld des Essens.

Wie die Schalen einer Zwiebel liegen verschiedene kulturelle Einflüsse übereinander. Die äußere Schicht bildet für uns die gemeinsame Tradition Europas, die alle Bereiche unserer Kultur – auch die Esskultur – prägt. Auf den ersten Blick scheinen die Unterschiede innerhalb der europäischen Länder und Regionen größer zu sein als die Gemeinsamkeiten. Erst die Begegnung mit außereuropäischen Essgewohnheiten macht deutlich, dass es eine im weiteren Sinne europäische Esskultur gibt. Das spontane Gefühl der Abneigung gegen kleine schwarze Schlangen, die in Asien als Delikatesse gelten, oder gegen rohes Walfischfleisch, das die Bewohner der arktischen Gebiete lieben, verbindet die meisten Europäer. Natürlich trifft das auch umgekehrt zu. Viele europäische Essgewohnheiten erscheinen Menschen außerhalb Europas unverständlich.

Unter dieser äußeren Schale – der Zugehörigkeit zur europäischen Kultur – gibt es regionale Unterschiede. Englisches Frühstück mit Toast, gebackenen Bohnen, warmen Tomaten und Würstchen ist uns zwar nicht so fremd wie ein asiatisches Curry-Reisgericht als erste Mahlzeit des Tages, aber wir grenzen uns mit einem »deutschen« Frühstück aus Brot, Belag oder Müsli doch weiter davon ab. Das Mittagessen hat in Deutschland einen größeren Stellenwert als in Südeuropa, was möglicherweise mit dem Klima zu tun hat. In der großen Mittagshitze der Mittelmeerländer ist eine üppige Mahlzeit nicht üblich. Die wichtigste Mahlzeit findet hier in den Abendstunden statt. Auch innerhalb der einzelnen europäischen Länder gibt es im Hinblick auf die Esskultur große regionale Unterschiede.

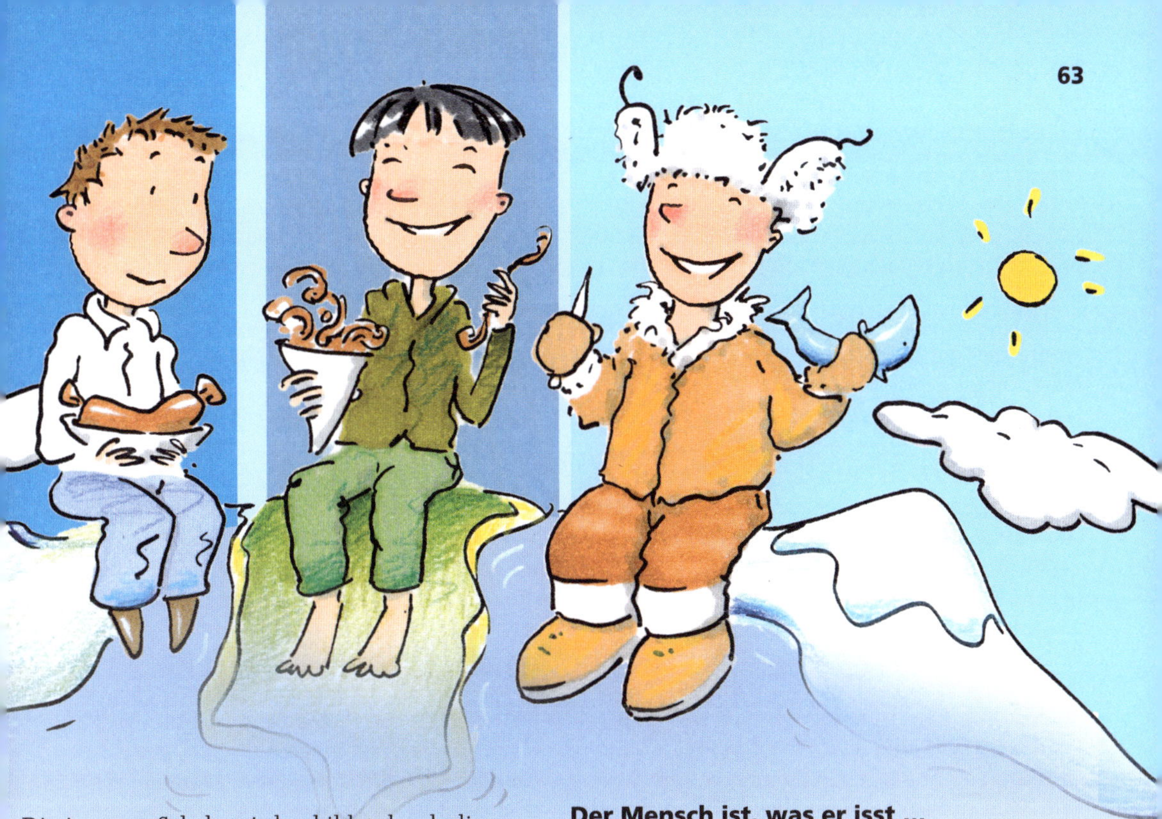

Die innerste Schale wird gebildet durch die ganz spezielle Esskultur unserer Herkunftsfamilie. Diese Esskultur ist zwar beeinflusst von der Kultur unseres Lebensraumes, hat aber doch auch ihre ganz besonderen Eigenarten – und prägt uns ein Leben lang. Wir können unsere Geschmacksvorlieben mit der Zeit erweitern und in anderen Ländern begeistert fremde Speisen ausprobieren oder ungewohnte Bräuche miterleben. Die Gewohnheiten unserer Herkunftsfamilie behalten dennoch immer Einfluss auf unser Essverhalten und sogar auf unsere Vorlieben. Darum ist es auch besonders wichtig, der Esskultur einen bedeutsamen Platz im Alltag der Familie einzuräumen.

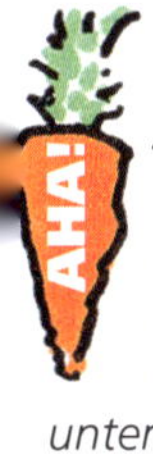

*Zur **Esskultur** einer Familie gehören Auswahl und Zubereitung der Speisen, die Wertschätzung des Kochens und Essens, die Tischsitten, die Dekoration und die Abfolge der Mahlzeiten. Einfach gesagt, versteht man unter Esskultur all das, was gegessen wird, aber auch wie und wann es gegessen wird. Unsere Essgewohnheiten sind also Teil der Esskultur.*

Der Mensch ist, was er isst ...

Menschliche Gemeinschaften bewerten, welche Nahrungsmittel akzeptiert sind und welche nicht. In vielen Kulturen gibt es religiöse Vorschriften, die die Auswahl der Nahrungsmittel bestimmen. Dazu gehören zum Beispiel die Reinheitsvorschriften der jüdischen Religion, die mehrere tausend Jahre alt sind, oder das Verbot von Schweinefleisch und Alkohol im Islam. Nahrungsmittel werden auch nach ihrer gesellschaftlichen Anerkennung eingeteilt: Manche Gerichte gelten als einfache Alltagskost und werden Gästen nur ungern vorgesetzt. Kaviar, Hummer oder Champagner stehen dagegen für Luxus. Andere Gerichte sind vielleicht gerade in Mode: Wer »in« sein möchte, kocht dann japanisch oder thailändisch. Daneben gibt es auch ethische oder gesundheitliche Gründe für den Verzicht auf bestimmte Lebensmittel. Ein Beispiel dafür ist die vegetarische Ernährung ohne Fleisch. Je stärker die Auswahl der Speisen eingeschränkt wird, umso schwieriger ist ein gemeinsames Essen mit anderen – und umso größer die Abgrenzung nach außen.

Esskultur im Wandel der Zeit

Hierzulande hat sich die Esskultur sehr verändert. Diese Veränderung betrifft vor allem die Zubereitung der Speisen und die Wertschätzung der dafür aufgebrachten Mühe. Zügig muss es gehen in einer Zeit, die immer wieder als »schnelllebig« bezeichnet wird. Viele Menschen empfinden das Kochen und Zubereiten der Nahrung als lästige Zeitverschwendung. Die Berufstätigkeit beider Elternteile – in den allermeisten Fällen ist sie noch nicht von zuhause aus möglich; der Druck, sich dem schnellen Rhythmus des Lebens anzupassen oder der Verlust der Großfamilie – Faktoren wie diese führen dazu, dass kaum Zeit zum Kochen bleibt. Die Lebensmittelindustrie kommt dieser Entwicklung mit immer neuen Fertigprodukten entgegen. Farbenfrohe Werbespots zeigen, wie auch eine berufstätige Frau und Mutter mehrerer Kinder noch stolz einen duftenden Auflauf aus dem Ofen zieht und allgemeines Lob erntet. Keine Großmutter hat dafür die Zutaten geschnitten, kein Kind musste helfen – alles ist fix und fertig vorbereitet.

Auf der anderen Seite nehmen Kochsendungen immer breiteren Raum in den Medien ein. Starköche werden prominent präsentiert. Für den Alltag in der Familie scheint das Kochen wie ein Spagat zwischen diesen Widersprüchen. Kochen wie ein Star – oder zum Fertigprodukt greifen und die Zeit anders nutzen?

Eigeninitiative ist gefragt

Wechselnde Trends und Moden bestimmen unseren Speiseplan. Als einziger roter Faden zieht sich seit etwa zwei Jahrzehnten das Thema »Gesundheit« durch die Kochliteratur. Unsere Ernährung soll vor allem »gesund« sein. Wenn sie dann auch noch schmeckt, ist es umso besser. Was allerdings gesund ist, wird oft widersprüchlich bewertet.

Einfach war das Thema Ernährung für Menschen jedoch auch zu anderen Zeiten nicht, denn wir sind – obwohl das wenig schmeichelhaft klingt – »Allesfresser«. Die meisten Tiere beschränken sich in ihrer Auswahl viel mehr als wir. Das erspart ihnen natürlich auch die Qual der Wahl. Als »Allesfresser« mussten sich dagegen schon unsere Vorfahren immer wieder neu entscheiden, was sie essen. Menschen können Fleisch, Fisch, Schalentiere, Frösche, Schnecken, manche Schlangen, Muscheln und sogar Insekten wie Heuschrecken essen. Auch manche Wurzeln, viele Pilze, Kräuter, Früchte und Gemüse kann unser Magen verdauen. Wir nehmen aber nur eine kleine Auswahl aller möglichen Nahrungsmittel wahr. Welche das sind, bestimmt weitgehend unser Kulturkreis. Heuschrecken oder Schlangen zählen bei uns nicht zu den kulturell akzeptierten Speisen – obwohl wir sie vertragen würden und Menschen anderer Kulturkreise sie sogar als Delikatessen betrachten. Aber auch innerhalb unseres

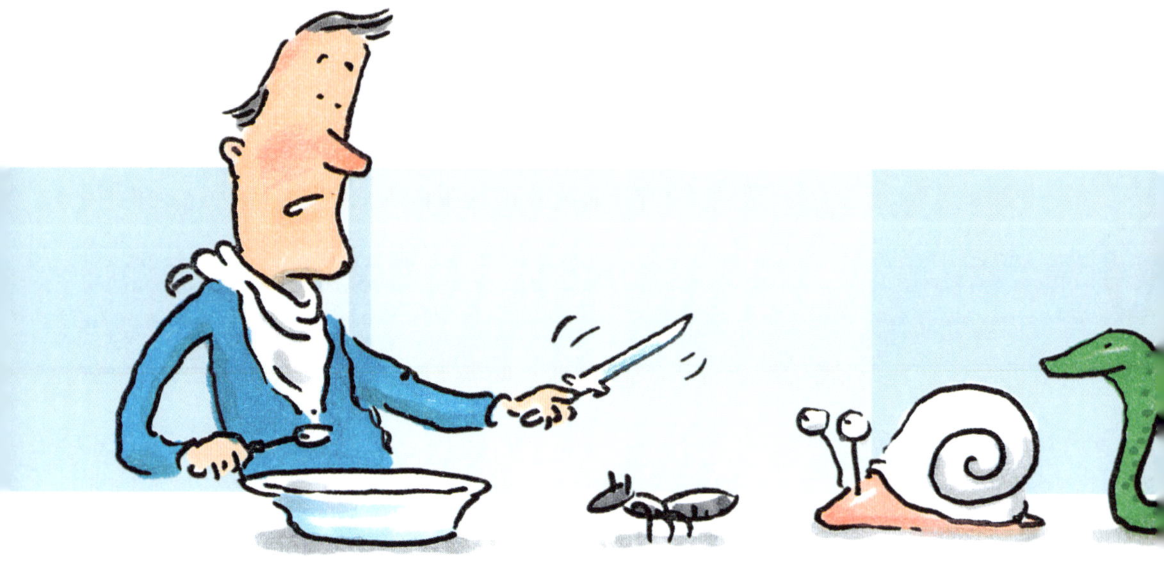

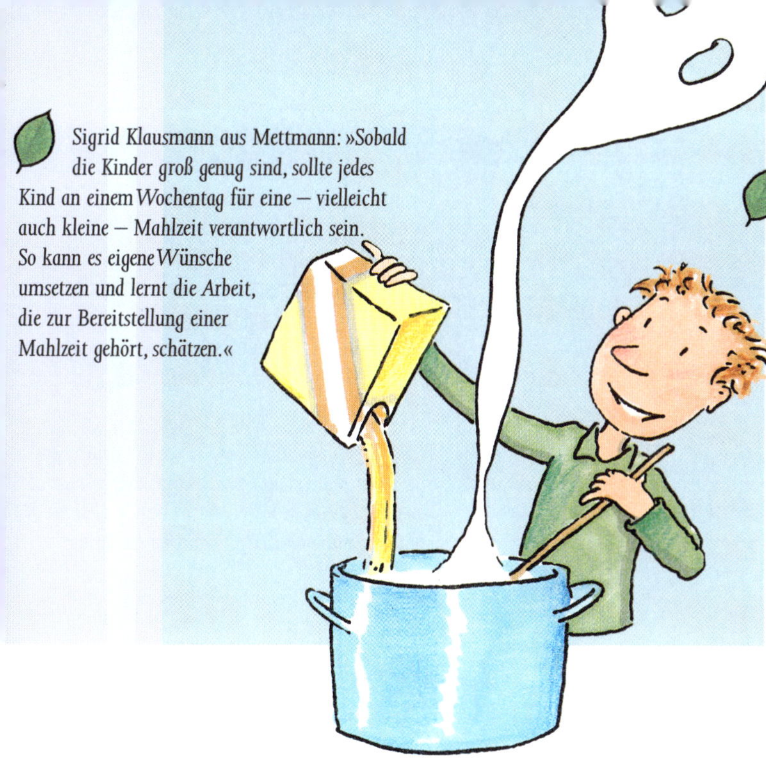

Sigrid Klausmann aus Mettmann: »Sobald die Kinder groß genug sind, sollte jedes Kind an einem Wochentag für eine – vielleicht auch kleine – Mahlzeit verantwortlich sein. So kann es eigene Wünsche umsetzen und lernt die Arbeit, die zur Bereitstellung einer Mahlzeit gehört, schätzen.«

Sabine Anders aus Scheeßel: »Für viele ist es leider bedeutungslos geworden, wo die Lebensmittel herkommen. Eine Beziehung zum Essen bekommt ein Kind nur aus eigener Erfahrung, zum Beispiel beim Kochen. Von klein auf haben meine Kinder zugesehen und geholfen und dabei einzelne Zutaten gefühlt und probiert. So wurde Stück für Stück die Reise in diesen sinnlichen Lebensbereich angetreten.«

Kulturkreises gibt es ein schier unübersehbares Angebot an möglichen Nahrungsmitteln. Es liegt also an uns, bewusst zu entscheiden und sinnvoll auszuwählen.

Im Wettkampf mit der Uhr

Die Zeit lässt sich nicht zurückdrehen. Nur wenige Menschen können heute noch jeden Tag mehrere Stunden mit der Auswahl, Besorgung und Zubereitung von Speisen verbringen. Das heißt aber nicht, dass wir auf frische Zutaten und selbst zubereitete Speisen völlig verzichten müssen. Es gibt viele Gerichte, die sich mühelos in einer halben Stunde zubereiten lassen und dennoch die Kriterien »frisch« und »selbst zubereitet« erfüllen. Viele Familien haben kleine Tricks und Rezepte für schnelle, gesunde Lieblingsgerichte, die immer dann zum Einsatz kommen, wenn es einmal besonders schnell gehen muss.

Aus Grieß können zum Beispiel in kurzer Zeit beliebte Süßspeisen, aber auch herzhafte Gerichte zubereitet werden. In kochende Milch eingerührt und mit Vollrohrzucker abgeschmeckt, verwandelt sich sogar Vollkorngrieß in eine Leibspeise für Schleckermäulchen. Der fertige Grießbrei lässt sich mit Obststückchen warm oder kalt genießen. So entsteht in 15 Minuten ein rundherum nahrhaftes Gericht.

Auch mit Nudeln lassen sich schnelle Leibspeisen zaubern. Nudeln können lange lagern und sind in großer Vielfalt zu bekommen. Mit etwas Olivenöl, Minitomaten und frischem Basilikum oder mit Olivenöl, Knoblauch und Parmesankäse wird ebenfalls in wenigen Minuten ein Mittagessen daraus.

Selbst das Auftauen oder Erwärmen von Fertigprodukten erfordert mindestens zehn Minuten Zeit. In der Regel enthalten Fertigprodukte viele Zusatzstoffe oder künstliche Aromastoffe. Außerdem geht der Bezug zu natürlichen Lebensmitteln verloren, wenn man immer zur verarbeiteten Variante greift.

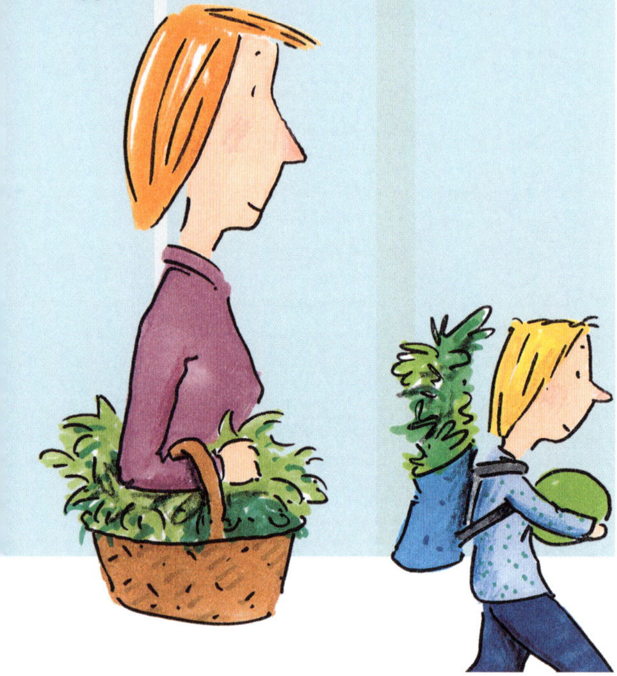

Astrid Wetzel aus Marburg zaubert ohne großen Aufwand eine gesunde Mahlzeit mit kleinen Brottaschen, auch »Pitabrot« genannt, und viel frischem Gemüse: »Das Gemüse wird klein geschnitten und in verschiedenen Schüsseln angerichtet. Dazu gibt es einen einfachen Joghurtdip und, wenn vorhanden, ein bisschen Hühnchenbruststreifen, Thunfisch oder klein gewürfelten Fetakäse. Die Kinder können sich ihre Brottasche toasten, anschließend selbst befüllen und würzen.«

Petra Kaspers aus Bornheim: »Wenn wir nicht genug Zeit für die große Küche haben, dann gibt es oft auch nur ein Stück Fisch oder Fleisch – Pute oder ähnliches – mit frischem Salat oder Gemüse.«

Planung heißt das Zauberwort

Frische Zutaten kann man nicht Wochen im Voraus einkaufen. Aber mit geschickter Planung lässt sich der Aufwand gering halten. Am Wochenende können die Familienmitglieder überlegen, was in der nächsten Woche auf den Tisch kommen soll. Welche Zutaten können vorher, welche müssen frisch eingekauft werden, an welchen Tagen wird die Zeit für ein aufwendiges Essen knapp, wer kann welche Aufgabe übernehmen? Wenn Kinder sich an der Essensplanung beteiligen dürfen, lernen sie den Wert und die Bedeutung der Speisenauswahl verstehen. Eine gründliche Planung sollte auch die Beteiligung aller Familienmitglieder berücksichtigen. Wer kann was und wie viel beitragen zu den gemeinsamen Mahlzeiten? Die Aufgaben lassen sich dann klar beschreiben und in Form eines Wochenplanes verteilen.

Die Planung der Mahlzeiten ist aus mehreren Gründen wichtig. Zum einen können sich alle Familienmitglieder darauf einstellen, dass zu einer festgelegten Zeit ein gemeinsames Essen stattfindet. Außerdem zahlt sich die Zeit, die man für die Wochenplanung benötigt, schnell wieder aus, weil man beim Einkaufen gleich alle Grundzutaten für die ganze Woche besorgen kann. So erspart man sich etliche spontane Einkäufe.

Essen in Gemeinschaft

Noch vor wenigen Jahrzehnten waren gemeinsame Mahlzeiten eine Selbstverständlichkeit. Das Essen sollte zur verabredeten Zeit fertig sein, damit es nicht verkocht war oder kalt gegessen werden musste. Mahlzeiten waren deshalb in den meisten Familien gesellige Ereignisse. Heute ermöglichen Mikrowellengeräte das Aufwärmen einzelner Portionen in nur wenigen Minuten. Schnell zubereitete Fertiggerichte tragen ebenfalls dazu bei, dass gemeinsame Mahlzeiten immer seltener werden. Jedes Familienmitglied kann essen, was es will – und vor allem auch, wann es will.

Dabei ist Essen in Gemeinschaft ein ganz anderes Erlebnis als eine einsam – vielleicht im Stehen oder gar Laufen – eingenommene Mahlzeit. Nur in der Gemeinschaft mit anderen Menschen bekommen Tischsitten eine Bedeutung, in netter Gesellschaft schmeckt das Essen besser, gemeinsame Mahlzeiten bieten Anlass zu Gesprächen über den Tag oder zum Pläneschmieden. Man nimmt sich außerdem mehr Zeit für das Essen, erlebt es als Genuss und misst ihm eine höhere Bedeutung bei, wenn der Tisch schön gedeckt ist, Kerzen brennen oder Blumen für eine angenehme Atmosphäre sorgen. So kann das Essen eine wohltuende Wirkung entfalten.

Aus dem Nähkästchen geplaudert ...

Wer Kinder hat, weiß, dass Trubel und Misstöne zum Familienalltag gehören. Stecken wir die Erwartungen auf ruhige, harmonische Familienmahlzeiten also nicht zu hoch. Kleine Misstöne werden nicht ausbleiben, aber es stellen sich auch immer wieder fröhliche, positive Erlebnisse am Familientisch ein – und davon zehren alle Familienmitglieder, während die kleinen Alltagsgefechte oft schnell vergessen sind.

Entspannt essen

In den meisten Familien ist erst am Abend Zeit für eine gemeinsame Mahlzeit. Die wichtigsten »Spielregeln« sollten die Eltern festlegen – und auch für ihre Einhaltung sorgen. Ziel der Spielregeln ist, dass jeder Einzelne essen kann, ohne in Stress zu geraten. Wenn zum Beispiel die besten Stücke des Bratens vergeben sind, bevor das letzte Familienmitglied Platz genommen hat, ist Ärger vorprogrammiert. Auch durch Zeitdruck entsteht Stress. Hier hilft wieder ein Wochenplan. Wenn nur wenig Zeit zum Kochen und Essen bleibt, kann man auch mal auf schnelle Gerichte zurückgreifen, damit das Essen nicht »verschlungen« werden muss. Manchmal kann es auch sinnvoll sein, einen »Familienrat« über die Erfahrungen mit den gemeinsamen Mahlzeiten abzuhalten: Was hat in letzter Zeit gut geklappt; was lässt sich verbessern? Kinder ab etwa fünf oder sechs Jahren sollten hier schon mitreden dürfen. So erfahren sie auch, dass die Mahlzeiten eine große Bedeutung für das Familienleben haben.

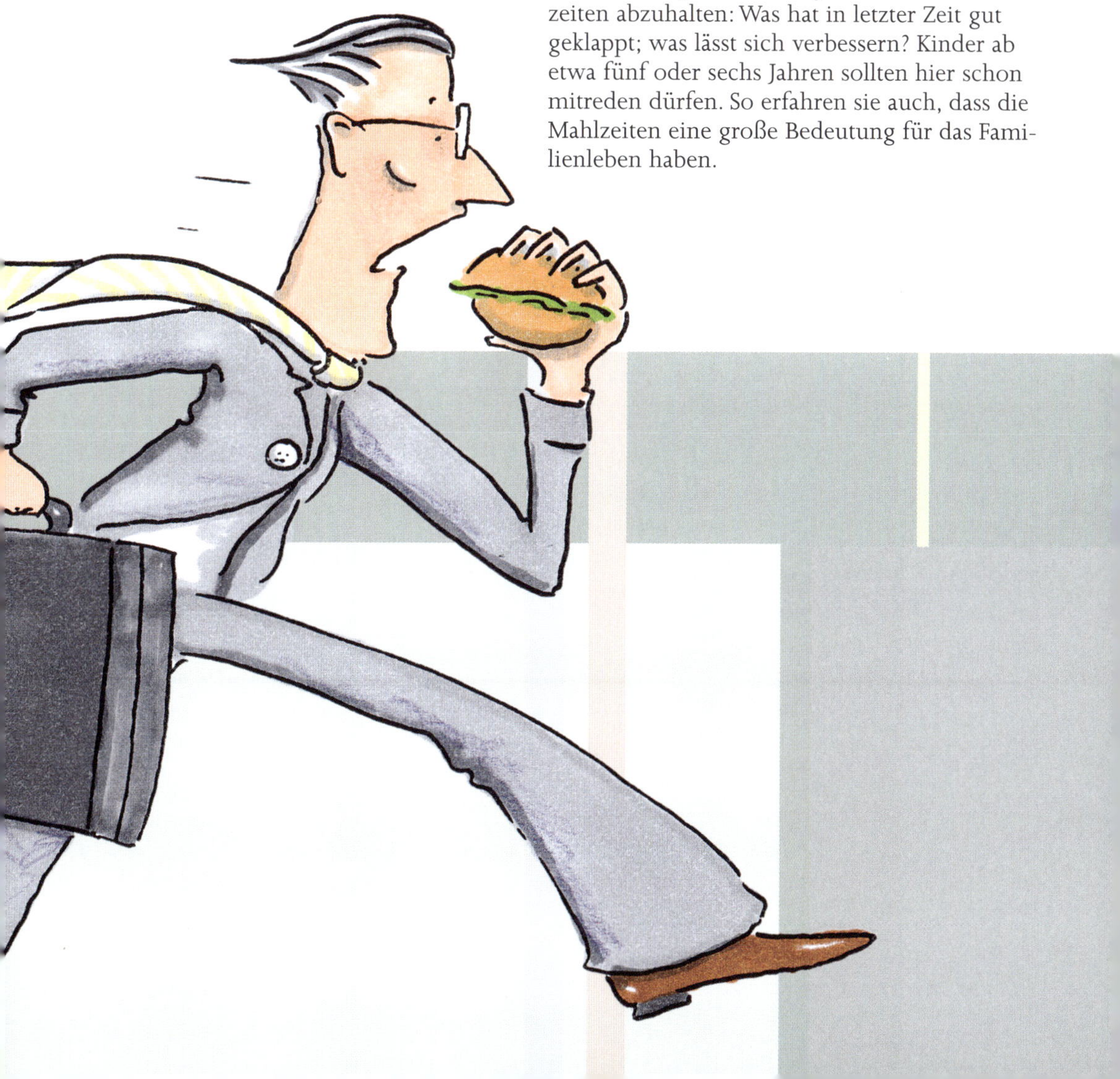

Astrid Wetzel aus Marburg: »Ruhe beim Essen ist bei uns leider Fehlanzeige. Aber Erlebnisessen gibt es bei uns ab und zu in Form eines Picknicks. Dann packe ich Gemüsesticks und eine Schüssel mit Dip ein, ein paar kleine, mundgerechte Frikadellen. Dazu eine Decke und ein paar Geschirrtücher. Dann geht es in den nah gelegenen Wald oder auf eine Wiese. Manchmal setzen wir uns auch einfach nur in den Garten unter einen Apfelbaum. Hauptsache draußen und ohne Tisch und Stühle.«

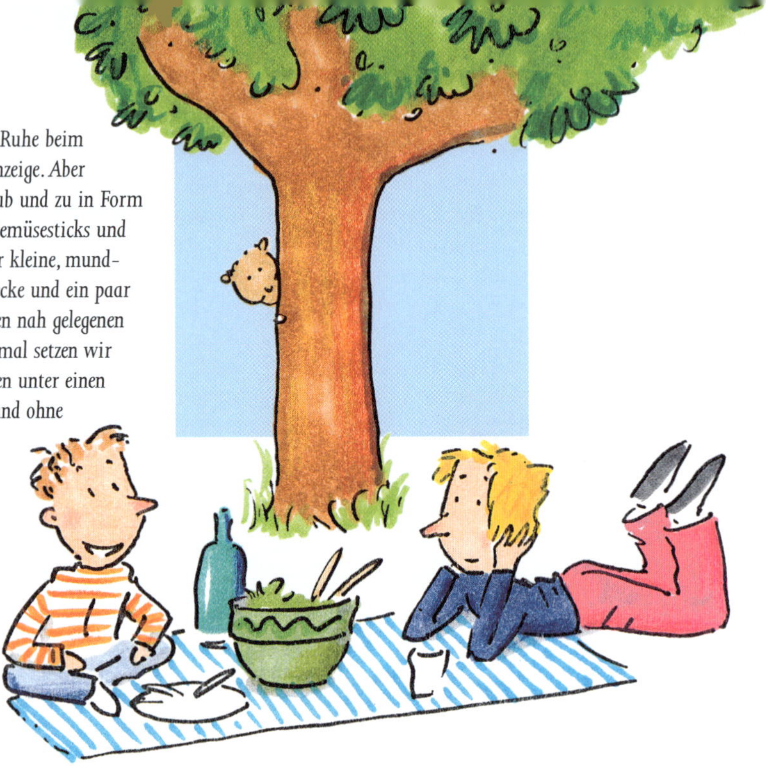

Schlechte Stimmung schlägt auf den Magen …

Besonders wichtig ist eine entspannte Atmosphäre beim Essen. Diskussionen über schlechte Schulnoten oder das drohende Zeugnis können auch dem besten Esser den Appetit verderben. Strafpredigten und heikle Themen schlagen im Wortsinn »auf den Magen«. Viele Erwachsene, die keine guten Erinnerungen an die gemeinsamen Mahlzeiten ihrer Kindheit haben, berichten von Angst vor Streit und gereizter, angespannter Atmosphäre am elterlichen Tisch. Ein guter Grund, es selbst anders zu machen!

Im Alltag Atmosphäre zaubern

Ein schön gedeckter Tisch sieht einladend aus. Er sendet eine Botschaft ohne Worte: Hier hat sich jemand Mühe gemacht, dem Essen einen schönen Rahmen zu geben. Es kommt im Alltag nicht auf große Gesten an. Niemand braucht am Familientisch, an dem auch kleine Kinder sitzen sollen, teures Glas oder Porzellan. Kleine Blümchen oder fröhliche Servietten, beim nächsten Mal eine Kerze und passende Tischsets setzen kleine, überraschende Akzente und stimmen alle Familienmitglieder auf eine gemütliche Mahlzeit ein.

Dekotipps

Selbst eine schlichte Brotmahlzeit schmeckt noch mal so gut, wenn ein paar Schnittlauchröllchen und eine Radieschenmaus daneben dekoriert sind. Für die Ohren der Maus bekommt ein Radieschen mit Wurzelfortsatz (das ist der Schwanz) kleine Einschnitte an den Stellen, die für die Ohren bestimmt sind. Außerdem wird unten am »Bauch« der Maus eine gerade Fläche geschnitten, damit die Maus nicht kullert. In die Schlitze kommen zwei kleine Radieschenscheiben – und schon wird sie zum fröhlichen Blickfang auf der Wurst- oder Käseplatte.

Frisch gepresster Saft verwandelt sich in einen exotischen »Südseetraum«, wenn man ihn in Gläsern mit Zuckerrand serviert. Dafür werden die Gläser mit dem Rand erst in Zitronensaft und dann in Zucker getaucht. Jetzt fehlen nur noch bunte Strohhalme oder kleine Sonnenschirmchen – und schon herrscht Südseestimmung am Mittagstisch.

Serviettenringe lassen sich farblich passend zu Geschirr, Tischsets oder Tischdecke aus bunten Tonpapierstreifen kleben. Wer möchte, kann noch ein Schmuckelement auf dem Ring befestigen, vielleicht Tulpenblüten, die aus einem mehrfach gefalteten Stück Tonpapier ausgeschnitten werden und dadurch alle gleich aussehen.

Kinder lieben Rituale

Kleine Kinder möchten manchmal tagelang die gleiche Geschichte hören. Dabei soll möglichst alles genau so ablaufen wie am Vortag. Auf diese Weise ist aus einer Gewohnheit ein kleines Ritual entstanden. Rituale geben Kindern die Sicherheit, die sie brauchen, weil sie ständig neue Eindrücke verarbeiten müssen. Als Eltern besinnen sich außerdem viele Erwachsene wieder auf die Feste ihrer Kindheit: »Wie war das eigentlich bei uns damals am Nikolaustag?« So kommt es, dass ausgerechnet die jüngsten Mitmenschen dazu beitragen, alte Traditionen und Rituale zu erhalten.

Traditionen mit christlichen Wurzeln

Unsere Kultur ist christlich geprägt. Schöne Bräuche rund ums Essen sind daher häufig im Zusammenhang mit kirchlichen Festen entstanden. In der Vorweihnachtszeit werden Plätzchen ausgestochen. Dabei machen schon Kleinkinder begeistert mit. Auch andere Köstlichkeiten wie Stollen oder Lebkuchen kommen nur in der Weihnachtszeit auf den Tisch. An Ostern gibt es ebenfalls viele Rituale. Lämmer aus Rührteig gehören in manchen Regionen auf den Ostertisch, außerdem Zöpfe oder Kränze aus Hefeteig und natürlich gefärbte Ostereier. Viele Familien essen am Karfreitag Fisch und kochen am Gründonnerstag eine grüne Speise.

Ein besonders wichtiges Fest im Zusammenhang mit der Esskultur ist das Erntedankfest, weil es den Wert der Speisen vor Augen führt. An Erntedank im Herbst macht man sich bewusst, dass es nicht zu allen Zeiten selbstverständlich war – und auch heute noch längst nicht an allen Orten selbstverständlich ist, jeden Tag satt zu werden.

Samstag ist, wenn Papa Brötchen holt ...

Bräuche und Rituale entstehen aber auch ganz einfach durch lieb gewordene Gewohnheiten. Darum gibt es über regionale Bräuche und Feste hinaus in jeder Familie eigene Rituale. Das können ganz einfache Dinge sein, zum Beispiel, dass Papa immer samstags Brötchen holt, während die anderen den Tisch besonders schön decken. Sonntags wird das gute Geschirr benutzt und an jedem Platz liegt eine Stoffserviette. Zum Geburtstag gibt es vielleicht immer einen ganz bestimmten Rührkuchen. Das ist den meisten Kindern wichtiger als ständig neue Attraktionen. Sie lieben feste, verlässliche Abläufe und halten gerne daran fest.

Zur Ruhe kommen

Auch das Tischgebet oder der Tischspruch sind schöne Rituale zum Innehalten und Bewusstwerden, dass ein gutes Essen nicht selbstverständlich ist. Außerdem schafft es einen Moment der Ruhe. Alle Familienmitglieder können durchatmen und innerlich am Esstisch »ankommen«. Wer auf den religiösen Inhalt verzichten möchte, kann sich stattdessen einen lustigen Spruch ausdenken, den alle vor jeder Mahlzeit gemeinsam sprechen. Beliebt ist etwa der kleine Vers: »Piep piep piep – guten Appeti-i-i-i-t!« Dabei fassen sich alle an den Händen.

Simone Hellriegel aus Tübingen: »Zu jeder Mahlzeit brennt bei uns eine Kerze auf dem Tisch. Wenn es schon dunkel ist, ist der Raum, in dem wir essen, oft nur von Kerzen erleuchtet. Manchmal lasse ich sehr leise, ruhige Musik laufen. Häufig schalte ich das Telefon aus beim Essen, damit diese Zeit nicht gestört wird.«

Bertram Maria Keller aus Marktoberdorf: »Unser Ritual ist das gemeinsame Abendessen. Abend für Abend wird der Tisch schön gedeckt und, passend zum Essen, die richtige Musik aufgelegt. Gibt es Spaghetti, läuft Eros Ramazzotti, gibt es Indische Reispfanne, läuft die Bollywood-CD. Die Kinder erkennen zum Teil bereits – bevor sie es riechen – am Sound, der schon beim Kochen läuft, was es heute eventuell geben könnte.«

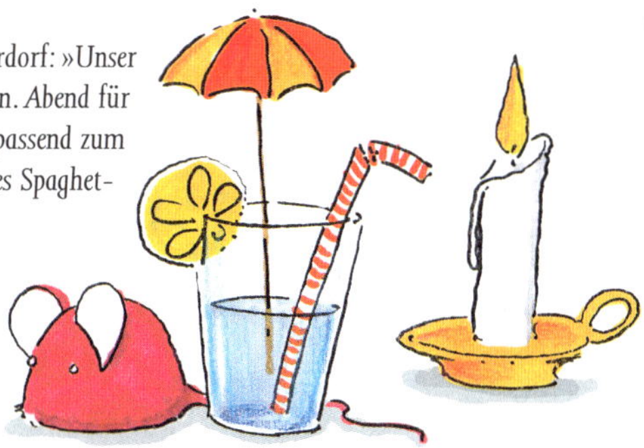

Belinda Hatton aus dem nordfriesischen Friedrich-Wilhelm-Lübke-Koog: »Zu den Mahlzeiten wird der Tisch hübsch gedeckt, gern auch mit Verzierungen wie Streuselsand, Strohhalmen oder Sonnenhüten – und alle Tischmitglieder sehen, wie liebevoll das Essen zubereitet wurde.«

Was Hänschen nicht kennt …

Das Ernährungsverhalten wird bereits in frühester Kindheit geprägt und bis zur Pubertät weiter gefestigt. Vom Säuglingsalter an eingeübte und lange praktizierte »Sünden« sind später nur mühsam zu korrigieren. Schon die Ernährung der Mutter während der Schwangerschaft und in der Stillzeit beeinflusst spätere Vorlieben des Kindes: Babys, die im Mutterleib oder über die Muttermilch verschiedene Geschmacksrichtungen mitbekommen haben, akzeptieren später eher auch neue, unbekannte Lebensmittel.

Auf das Vorbild kommt es an

»Wenn ich groß bin, will ich so sein wie Papa.« Kommt Ihnen das bekannt vor? Selbst wenn der Junior es nicht so direkt sagt, macht er es mit Taten klar. Lange bevor die angesagte Rock-Band und der bewunderte Top-Fußballer in das Leben der Kinder treten, sind die Eltern die ersten konkurrenzlosen Idole. Mama und Papa können »sooo« viel und wissen auf die meisten Fragen eine Antwort. Die machen einfach alles richtig, oder? Nur allzu gerne eifern die Kleinen den Großen nach. In den ersten sieben Lebensjahren ist das Nachahmen die wichtigste kindliche Lernmethode.

Eine Studie der französischen Universität Dijon ergab, dass Essgewohnheiten, die im Alter von zwei bis drei Jahren erworben werden, oft bis ins Erwachsenalter erhalten bleiben. Umso bedeutender ist der Einfluss, den Eltern als Vorbild und »Trainer« bereits in den ersten Lebensjahren auf ihre Sprösslinge haben. Aber auch später, wenn Werbung und Gruppenzwang im Freundeskreis verstärkt zu Fast-Food- und Soft-Drink-Konsum verleiten, werden Eltern, Großeltern oder Lehrer an der Übereinstimmung ihrer Argumente mit dem eigenen Verhalten gemessen.

Ist die Vorliebe für fetten Braten und die Abneigung gegen gesunden Rosenkohl also Schicksal? Nein, denn Erfahrungen spielen bei dem, was wir mögen und ablehnen, eine wichtige Rolle. Kids lieben nur das, was sie kennen. Was sie nie probiert haben, können sie auch nicht als Lieblingsspeise für sich entdecken. Geschmack hat sehr viel mit Gewöhnung zu tun, man kann ihn entwickeln und verfeinern. Wie stark, das hängt von der Vielfalt des Angebots ab.

Prägende Erfahrungen

Negative Erfahrungen bleiben besonders haften: Wem nach dem Verzehr von Blumenkohl schlecht wird, der rührt ihn so schnell nicht wieder an. Selbst wenn der Auslöser für die Übelkeit vielleicht ein Virus war, speichert das Gehirn die Erfahrung im Zusammenhang mit dem Gemüse ab.

Da hilft nur eins: erneut probieren und lernen, dass es auch anders geht. Denn unser Geschmack kann sich verändern und lässt sich trainieren. Auch äußere Reize wie Wärme und Kälte der Speisen beeinflussen ihn. Oft ist zur Geschmacksausbildung auch etwas Ausdauer erforderlich. Gerade Kleinkinder brauchen häufig mehrere Testläufe, bis sie etwas mögen. Deshalb lohnt es sich, zunächst ungeliebte Lebensmittel wiederholt anzubieten.

Kerstin Ott aus Bielefeld: »Kinder, die nur alleine vor ihrem Essen sitzen, haben kein Vorbild und empfinden nur wenig Lust und Spaß am Essen. Beim Frühstück, beim Mittagessen und auch noch beim Abendessen ist es das Wichtigste, gemeinsam mit den Kindern zu essen, selbst Lust am Essen zu empfinden und diese, den Kindern weiterzugeben.«

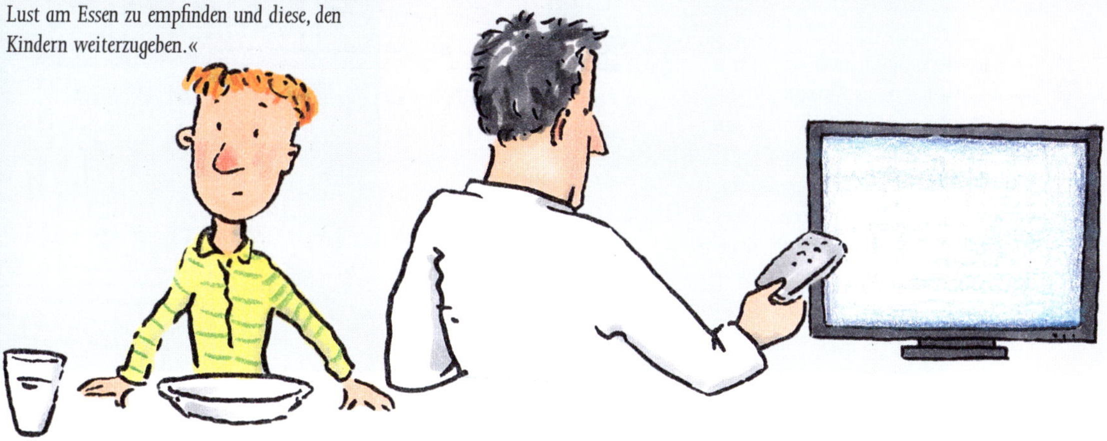

Genuss braucht Zeit

Man muss kein ausgewiesener Ernährungsexperte sein, um zu wissen: Zu viele Süßigkeiten und Fett machen dick, wer im Übermaß zum Salzstreuer greift, schadet der Gesundheit. Viele Eltern vermitteln ihren Kindern dieses und anderes wichtiges Wissen um eine gesunde Ernährung frühzeitig, doch setzen es alle selbst zu Hause um? Auch die besten Absichten scheitern häufig daran, dass man sie nicht (vor-)lebt. Couch-Potato oder fit wie ein Turnschuh – wir machen es den Kids vor …:

Morgens muss es schnell gehen: Papa und Mama trinken zum Frühstück rasch einen Kaffee im Stehen, der Nachwuchs lässt das für ihn frisch zubereitete Früchte-Müsli einfach links liegen. Nehmen Sie sich lieber etwas Zeit für den Start in den Tag. Setzen Sie sich zu den Kindern an den Tisch und nehmen Sie zumindest eine Kleinigkeit wie zum Beispiel eine Frucht oder eine Scheibe Vollkornbrot mit magerer Wurst zu sich. Wenn Sie Ihrem Kind sagen, wie wichtig das Frühstück als Energiequelle für seine Konzentrations- und Leistungsfähigkeit ist, ihm aber selbst mit Ihrem Verhalten zeigen, dass Sie die eigenen Worte nicht so ernst nehmen, stehen Sie von vornherein auf verlorenem Posten.

TIPP

Zeit ist im hektischen und schnelllebigen Alltag Luxus. Leisten Sie sich diesen Luxus, wann immer möglich – auch wenn's ums Essen geht. Denn Essen ist nicht nur Nahrungsaufnahme, sondern Genuss. Und Genuss bedeutet Freude: ein gutes Gefühl, das jeder so lange und oft wie möglich auskosten will. In der Familie kann man das bei mindestens einer gemeinsamen Mahlzeit am Tag tun. Mit dem, was man in Ruhe genießt, geht man interessierter und sorgsamer um als mit Dingen, die man auf die Schnelle mitnimmt.

Fußballnachmittag vor dem Fernseher: Dazu gehört – meist aus Gewohnheit – die Tüte Chips oder Flips. Liegt das Naschwerk schon verführerisch vor ihnen, langen die Kids gerne mit in die Tüte. Bei Obst- oder Gemüsehäppchen können alle mit gutem Gewissen doppelt und dreifach so häufig zugreifen. Nach dem Spiel auf der Mattscheibe bleibt noch genügend Energie für ein Familien-Match. Für Ihre Kids werden die leckeren Happen auf diese Weise zur selbstverständlichen Knabberei. Ein guter Schritt auf dem Weg zu den empfohlenen fünf Portionen Obst und Gemüse am Tag.

Stefanie Franke aus Ahrensbök: »Wenn die Kids abends fernsehen dürfen, stelle ich ihnen eine Schale mit klein geschnittenen Apfelstückchen (mit Kuchengabeln oder witzigen Spießen) hin, die sie dann wegessen wie Chips.«

Gertrud Mayer aus Attenhausen/Sontheim: »Möchte ich als Mutter nicht, dass meine Kinder vorm Fernseher Chips oder Ähnliches essen, kann ich das sehr gut beeinflussen, indem ich die ungesunden Sachen an einem Ort aufbewahre, wo der Weg zum Holen weiter ist. Dafür stelle ich eine Schüssel mit geschnittenem Obst oder Gemüse auf den Tisch. Hier kann man sehr gut die Bequemlichkeit der heranwachsenden Jugendlichen ausnutzen.«

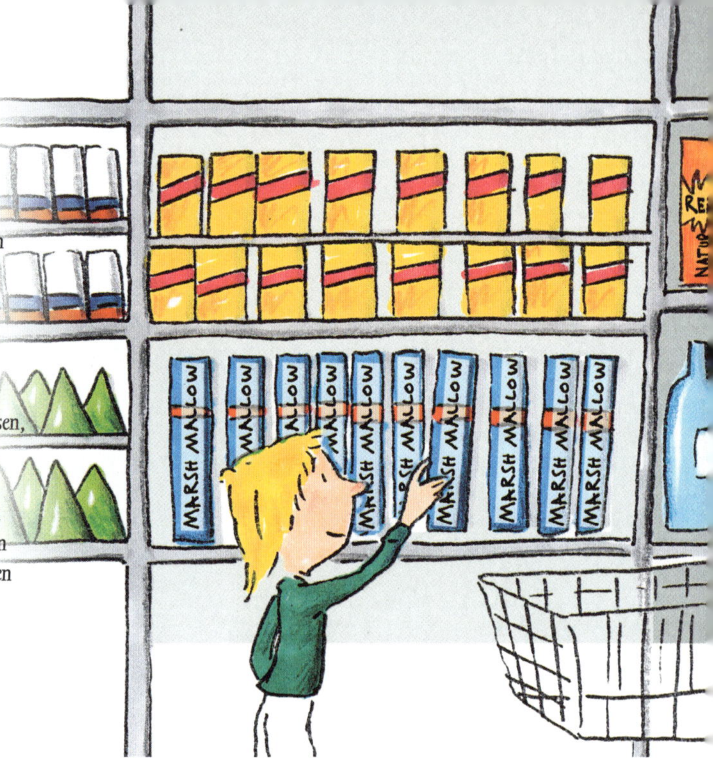

Gemeinsam planen und erleben

Je mehr man über die Herkunft und Zusammensetzung von Lebensmitteln weiß, desto bewusster geht man damit um. Erwachsene können selbst darüber entscheiden, welches oder wie viel Wissen sie sich aneignen wollen, Kinder sind weitgehend davon abhängig, was ihnen die Eltern, Großeltern, Erzieherinnen, Lehrer und andere Bezugspersonen an Informationen und Quellen bieten. Doch wie erkläre ich meinem Kind am besten Nahrung, wie wecke ich Achtsamkeit und Verständnis für die Dinge, die es isst und trinkt?

TIPP

Wenn Kinder um die Herkunft und Verarbeitung von Lebensmitteln wissen, gehen sie viel bewusster damit um. Um zu erfahren, wie aus Getreide Mehl wird, wo die frischen Eier herkommen und wie die Milch von der Kuh bis in die Frühstückstassen gelangt, muss man nicht gleich eine Woche auf dem Bauernhof verbringen – manchmal tut es schon ein Tagesausflug mit der Familie. Wer länger bleibt, darf vielleicht auch mal auf einem Traktor mitfahren oder unter Anleitung des Bauern eine Kuh melken.

Der Hinweis »Das ist aber gesund!« stößt bei Kindern meist auf taube Ohren. Gesund? Das ist für sie nicht greifbar und ungefähr so spannend wie Zähne putzen oder früh zu Bett gehen. Die Kids interessiert, was hier und jetzt passiert – und da haben Gedanken an mögliche Probleme mit Herz und Kreislauf, Stoffwechsel oder Bewegungsapparat in der Regel (noch) keinen Platz.

Beginnt der Teenager auf der Suche nach den Ursachen für überflüssige Fettpölsterchen sein Ernährungsverhalten auf den Prüfstand zu stellen, ist es für Veränderungen sicher noch nicht zu spät. Besser als die Reaktion ist jedoch Vorbeugung – und die fällt am leichtesten, wenn man die Sprösslinge von klein auf in den verantwortungsbewussten Umgang mit Nahrung einbezieht. Gemeinsam einkaufen, Ausflüge zum Bauernhof machen, Beete anlegen und kochen: All das trägt dazu bei, gesunde Ernährung im täglichen und manchmal auch außergewöhnlichen Erleben schon früh zu begreifen und zu hinterfragen.

Kinder sind neugierig. Ob Supermarkt, Wochenmarkt, Kartoffelfelder, Gärten oder die eigene Küche: Der Alltag hält Erlebniswelten bereit, in denen es immer wieder Neues, Spannendes und Wissenswertes zu entdecken gibt.

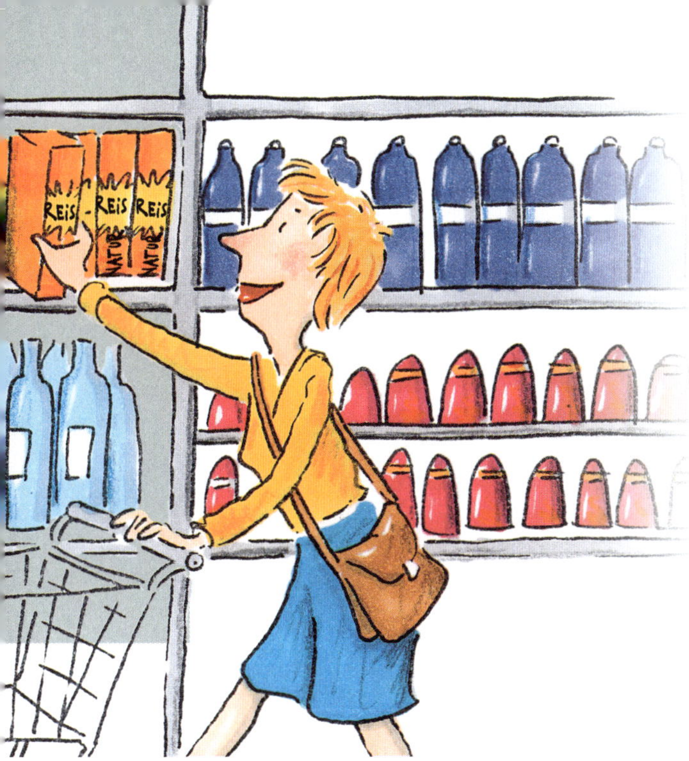

Dorothee Hennemann aus Ladenburg: »Kinder lernen das zu essen, was auch die Eltern essen. Und das fängt bekanntlich mit dem Einkaufen an. Alles, was in meinem Einkaufskorb liegt, darf meine Tochter auch essen.«

Belinda Hatton aus Friedrich-Wilhelm-Lübke-Koog: »Kinder sollten als Einkaufsquelle nicht nur die Supermärkte kennen lernen. Ein Einkauf auf dem Wochenmarkt oder im Naturkostladen bietet ein farbenprächtiges Sortiment, speziell vom Frühjahr bis zum Herbst, und verhindert, dass Kinder sich während ihres Einkaufs lieber für Pudding & Co entscheiden würden. Zudem ist die Atmosphäre dort einfach netter, privater und oft kindgerechter.«

Einkaufswelten

Die Auswahl der Lebensmittel ist die Grundlage gesunder Ernährung. Beim gemeinsamen Einkauf erfährt der Nachwuchs, warum wir uns für welche Ware entscheiden. Man kann zum Beispiel erklären, welche Zutaten man für welche Gerichte braucht oder warum man dem frischen heimischen und saisonalen Gemüse den Vorzug vor dem über mehrere Tage transportierten Gemüse aus dem Süden gibt. Kaufe ich die Äpfel im Supermarkt ein oder doch lieber direkt beim Bauern auf dem Wochenmarkt? All diese Entscheidungen prägen auch langfristig das Ernährungsverhalten der Kinder.

Verlockende Werbespots und ein üppiges Angebot stellen Eltern und Kids im Supermarkt vor einige Herausforderungen. Vor allem mit älteren Kindern lohnt sich der Blick aufs Etikett, um Werbebotschaften zu hinterfragen. Gleich, ob es sich um den Joghurt handelt, dessen fruchtiger Geschmack aus dem Labor stammt, oder um garantiert fettfreie Knabbereien, deren hoher Zuckergehalt die Kalorienzahl trotzdem in unerwünschte Höhen treibt.

TIPP

Wenn Sie Ihren Erst- oder Zweitklässler bitten, einen kleinen Einkaufszettel zu schreiben, wird er mächtig stolz sein. Das ist eine perfekte Gelegenheit, ihm – oder ihr – zu erklären, warum man die Kartoffeln für das Püree gern kaufen und die Pommes frites dieses Mal lieber doch nicht auf die Liste setzen möchte.

Das Angebot im Supermarkt ist international, das auf dem Wochenmarkt regional und saisonal. Beim Plausch mit den Erzeugern erfährt man einiges über die Herkunft von Lebensmitteln. »Warum gibt es auf dem Markt im Winter keine Erdbeeren?« »Die Milch aus der Flasche schmeckt ganz anders als die aus der Tüte.« Je umfangreicher die Erfahrungswelten der Kinder sind, desto genauer wird ihr Urteilsvermögen. Sie können jede Menge Vergleiche ziehen. Die Fragen kommen von alleine.

Susanne Particus aus München: »Da ich überwiegend Bioprodukte kaufe, kam irgendwann automatisch die Frage auf, warum zum Beispiel Oma woanders einkauft oder was der Unterschied zwischen Bioladen und Supermarkt ist.«

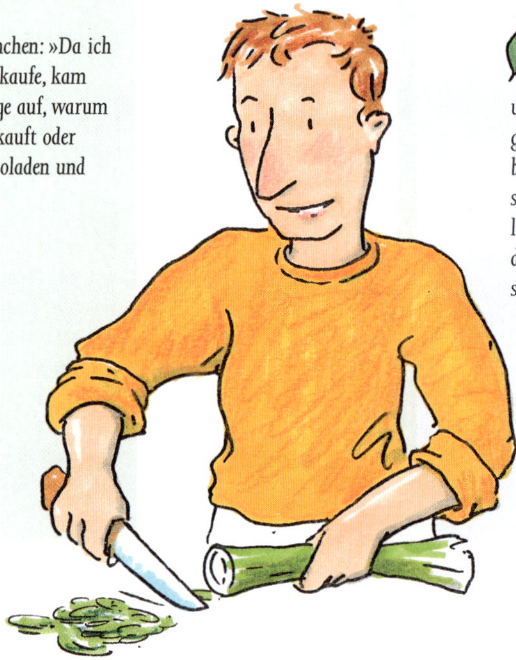

Beate Prebeck aus Osterode: »Wenn ich beobachte, wie unser siebenjähriger Sohn, dessen größtes Vorbild sein Papa ist, diesen bei der Zubereitung und dem anschließenden Verzehr seines morgendlichen Müslis kopiert, dann sagt mir das, wie wichtig die Vorbildfunktion sein muss.«

Mit Papa in der Küche

Gemeinsames Kochen macht nicht nur Spaß, sondern schärft auch die Sinne und das Interesse für das, was nachher auf den Tisch kommt. Bei Mädchen, die oft schon als Kleinkind gerne in ihrer Puppenküche werken, stößt man dabei auch heute noch leichter auf offene Ohren als bei Jungs. Papa ist Vorbild, deshalb ist es wichtig, dass er sich an der Küchenarbeit beteiligt.

Kleinere Kinder können zum Beispiel beim Teigkneten helfen, das Salatdressing mit einem Löffel in einer Schüssel rühren oder Gemüsestückchen auf den Teller legen. Die größeren Geschwister werden – abhängig von Alter und Entwicklungsstand – mit zunehmend schwierigeren Aufgaben betraut, bis hin zum ersten einfachen Gericht, das sie mit Mamas oder Papas Unterstützung zubereiten dürfen.

Ob kleine oder große Hilfe: In der Küche lernen die Kinder allein schon durchs Schauen und Probieren. Sie sehen, dass es unterschiedliche Möglichkeiten gibt, Lebensmittel zuzubereiten. Sie erfahren zum Beispiel, dass die Paprika auf der Pizza ganz anders schmeckt als roh, gedünstet oder im Salat.

Sonntags wird im Team gebrutzelt

Unter der Woche bleibt mit den Anforderungen in Beruf und Schule oft wenig Raum für gemeinsame Unternehmungen, die längerer Vorbereitung bedürfen. Der Sonntag jedoch ist ein idealer Tag, um die Familie gemeinsam an den Herd zu holen. Ein Tag im »Restaurant Familie«: Das soll allen Vergnügen bereiten und auch schmecken. Der Schlüssel zum Erfolg ist eine gute Planung, in der festgelegt wird, was gekocht wird, wer mit wem welche Einkäufe macht, wer für die Zubereitung welcher Speisen zuständig ist, in wessen Verantwortungsbereich die Tischdekoration oder das Abräumen fällt. Denn das Ganze soll nicht in Stress ausarten, die Aufgaben sollen gerecht verteilt werden.

Kinder sind mit besonderem Feuereifer bei der Sache, wenn sie ihr Lieblingsgericht auswählen dürfen. Am besten umfasst der Brutzel-Festtag Frühstück, Mittagessen und Abendessen. Die Kids halten jeden einzelnen Menü-Punkt mit fantasievollen Zeichnungen und lustigen Namen für die Gerichte auf einer Speisekarte fest. Morgenmuffel, die sonntags gerne ausschlafen, dürfen sich stattdessen auch zu einem späten Brunch treffen.

Erlebnisse, die allen Spaß machen, werden gerne wiederholt. Und aus manch schöner

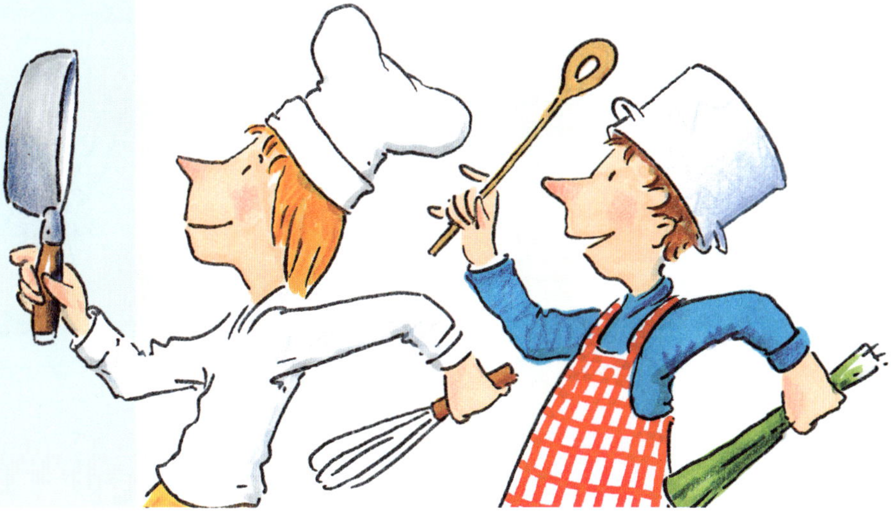

Gewohnheit entsteht ein Ritual – warum nicht auch aus dem gemeinsamen Kochtag? Kinder lieben Rituale. Sie können das Essverhalten günstig prägen.

Hungrig auf Natur

Frühling, Sommer, Herbst und Winter: Es gibt viele Möglichkeiten, Kinder erlebnisreich an Köstlichkeiten der Saison heranzuführen und mit der Herkunft von Lebensmitteln vertraut zu machen.

Herbstliche Kartoffelfeuer sind bei Kindergarten- und Schulkindern ebenso beliebt wie bei den Eltern. Lieder und Geschichten rund um die gesunde Knolle finden immer begeisterte Zuhörer.

Zur Erntezeit sieht man an vielen Straßen Wegweiser zu Feldern, die zum Erdbeeren- oder Himbeeren-Pflücken einladen. Der gemeinsame Ausflug auf die Felder macht noch mehr Vergnügen, wenn man als Belohnung für die meisten oder dicksten Früchte die Krone der Erdbeerkönigin und des Himbeerkönigs vergibt.

Wer eifrig mitgeholfen hat, darf vorschlagen, was aus der Ernte wird. Erdbeer-Milchshake, Himbeermarmelade, hausgemachtes Kirschkompott? Bei der Zubereitung der Speisen erfährt man gleich noch eine Menge über die vielfältigen Möglichkeiten der Verarbeitung und Haltbarmachung von Lebensmitteln. Hält man die Rezepte in einem kleinen Buch fest, können die Kids sie später auch mal mit Freunden ausprobieren.

Anja Hüffmeier aus Steinheim: »Lassen Sie die Kleinen mitmachen, mitprobieren, mitrühren, mitwürzen und abschmecken. So legen Sie den Grundstein für das Interesse an Lebensmitteln und am Kochen. Größere Kinder können schon viel selber. Rezepte lesen, abwiegen, kochen, braten und vor allem auch mal eigene Kreationen entwickeln. Sie können helfend im Hintergrund stehen und anschließend gemeinsam entscheiden, ob das Gericht schmeckt oder ob beim nächsten Mal andere Zutaten dazukommen.«

Nicole Süßenguth aus Bad Lobenstein: »Wir haben einen kleinen Gemüsegarten. Schon hier können meine Kinder bei der Aussaat, Pflege und Ernte mithelfen. Es war für meine Kinder immer wieder eine Freude, ausgestattet mit Hacke, Spaten und Gummistiefeln im Garten zu helfen. Noch größer war die Begeisterung, als wir in den entsprechenden Monaten gemeinsam Möhren, Gurken, Zucchini, Tomaten, Kartoffeln, Radieschen, Salat oder auch Petersilie ernten konnten und dann gemeinsam in den entsprechenden Gerichten verarbeiteten.«

Astrid Wetzel aus Marburg rät Familien ohne eigenen Garten: »Im Sommer in die Obstplantagen zum Selberpflücken gehen (es gibt oftmals extra ungespritzte Parzellen für Selbstpflücker) oder auf dem Balkon einen Versuch mit Spalierobst starten (bestimmte Obstsorten gibt es als entsprechende Kübelpflanzen). Erdbeeren und auch Gemüse wie Salat, Radieschen oder Buschbohnen lassen sich im Blumenkasten ziehen: Bei Tomaten gibt es kleine Sorten, die gut im Kübel wachsen. Wichtig ist es, große Kästen und gute Erde zu verwenden und auch das gelegentliche natürliche Düngen nicht zu vergessen, damit der Ackerbau zum Erfolgserlebnis wird.«

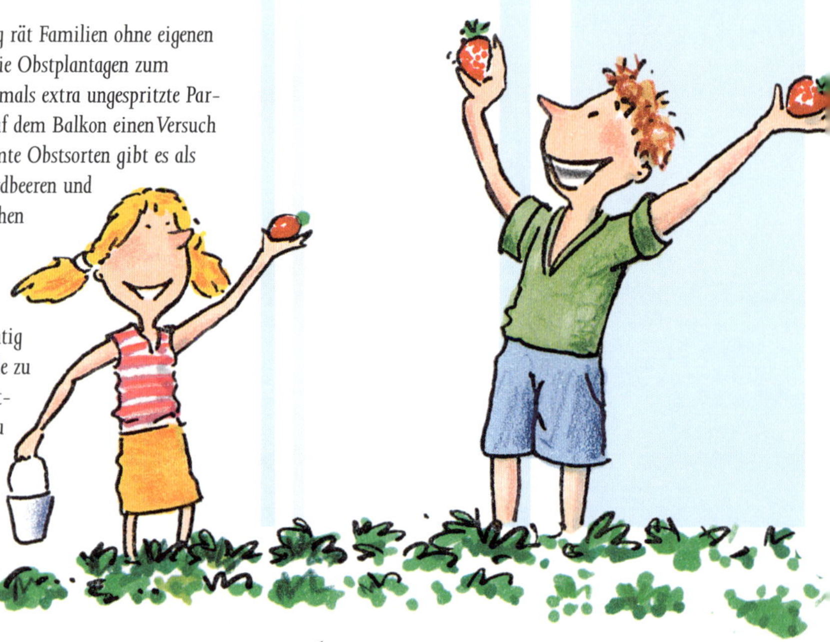

Tricksen ist erlaubt

Kinder müssen nicht alles essen, selbst wenn die ungeliebten Nahrungsmittel noch so gesund sind. Die Liebe zu dem, was heute nicht angesagt ist, kann später noch kommen. Vorausgesetzt, man wendet keinen Zwang an. Bieten Sie es einfach später noch mal an. Oft brauchen Kinder – wie auch Erwachsene – mehrere Testläufe, bis sie auf den Geschmack von Blumenkohl, Spinat, Käse oder Fisch kommen.

AHA!

Kinder sind – wörtlich genommen – Feinschmecker. Große Geschmacksextreme lehnen die Kleinsten ab. Ihr ***Geschmackssinn*** *wird mit dem Angebot, das sie bekommen, trainiert. Die Auswahl, die ihnen zur Verfügung steht, sollte reichhaltig und ausgewogen sein. Bieten Sie auch Speisen an, die sie oder Sie selbst nicht unbedingt mögen. Wie sonst sollen vor allem kleinere Kinder auf den (gesunden) Geschmack kommen? Frei nach dem Sprichwort: »Was der Bauer nicht kennt, isst er nicht.«*

Gertrud Mayer aus Attenhausen/Sontheim: »Müssen Kinder etwas mit argem Widerwillen essen, erreicht man oft nur eine lebenslange Abneigung dagegen. Hier muss man einfach den Kindern etwas Zeit geben ... Ich glaube auch nicht, dass es so gut ist, das Kind zu zwingen, seinen Teller leer zu essen. Ein Kind spürt schon, wenn es satt ist. Wenn man hier öfters den kindlichen Magen ›überdehnt‹, sind vielleicht schon die Weichen für einen ›Vielesser‹ gestellt.«

Um den wählerischen Nachwuchs trotzdem mit den erforderlichen Vitaminen und Mineralien zu versorgen, dürfen Eltern ruhig in die Trickkiste greifen:

Bieten Sie Ihren Kindern ein vielfältiges gesundes Angebot, zum Beispiel aus gleichwertigen Gemüsesorten. Der Nachwuchs darf selbst wählen, aber die Auswahlmöglichkeiten bestimmen Sie.

Es gibt verschiedene Möglichkeiten, Nahrungsmittel zuzubereiten, wer kein gekochtes Gemüse mag, steht vielleicht auf – hörbar – knackigen Salat.

Ebenso schonend wie reizvoll ist die Gemüsezubereitung, die in der Familie von Andrea Rainer aus Moosburg beliebt ist: »Gemüse wird besonders gerne aus dem Wok gegessen – der Wok-Topf steht bei uns auf dem Esstisch und jeder darf mal ›kochen‹. Die einzelnen Fleisch- und Gemüsesorten liegen im Schüsselchen bereit.«

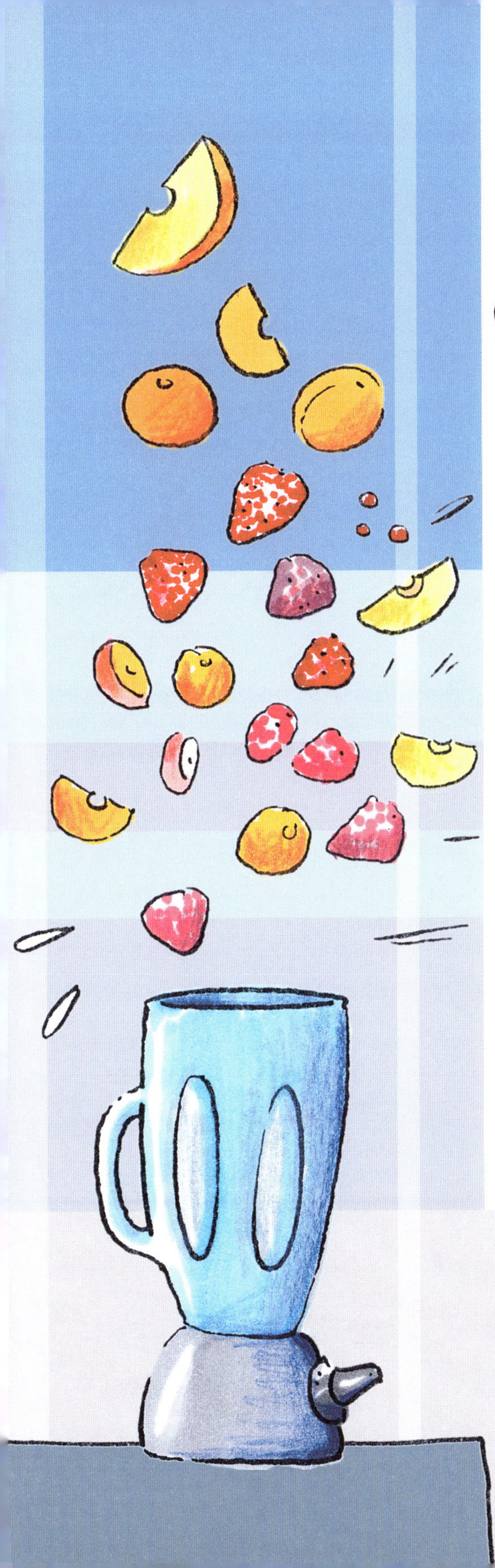

Kleine Milchverweigerer kann man häufig zu einem selbstgemixten Milchshake überreden. Ob Erdbeere, Banane oder Himbeere: Die beigefügten Früchte dürfen die Kids natürlich selbst aussuchen.

Das »Verstecken« von Gemüse, zum Beispiel in pürierten Suppen, kommt meist gut an, ohne dass die Kids es überhaupt bemerken. Maren Kayser aus Köln schneidet die gesunden Zutaten für ihre Gemüselasagne so klein, dass sie nicht mehr zu erkennen sind. Die »Kraft-Max-Suppe«, eine pürierte Kartoffelsuppe mit ganz viel Gemüse, zu der ein »Power-Saft« mit nicht weniger Früchten gereicht wird, ist in der Familie von Britta Reggelin aus Hamburg sogar so beliebt, dass das Menü oft als Geburtstagsessen gewünscht wird.

Die bunten Snacks von Elke Lederer aus Hochheim sind mittlerweile auch bei den Freunden ihrer Kids sehr gefragt: »Unsere Kinder finden Gemüse- und Obstspieße voll cool. Wenn diese mit in die Schule kommen, dann essen auch gerne Schulkameraden mit. Dazu werden verschiedene Sorten auf Schaschlikspieße gesteckt. Dabei isst das Auge mit, also viele Farben: zum Beispiel Cocktailtomaten, Karotten, Gurken, gelbe Paprika und Fenchel. Auch selbst gemachtes Eis aus tiefgefrorenen Früchten (leicht angetaut), mit Joghurt püriert, schmeckt uns nicht nur an heißen Tagen.«

Monika Taplan aus Radolfzell: »Meine neun Monate alte Tochter bekommt keine Fertigprodukte. Natürliche Lebensmittel sollen ihr Geschmacksempfinden von Anfang an prägen. Sie erhält keine gewürzten und zuckerhaltigen Gerichte. Ich passiere selbst Obst und Gemüse für sie.« Nicht nur das Auge isst mit, sondern auch die Fantasie der Kids, über die man vieles bewirken kann. Der von Angelika Goebels aus Chemnitz vorgestellte Trick wird schon von vielen Familien erfolgreich angewendet: »Wir schneiden in Äpfel, Birnen, Kohlrabis, Radieschen lustige Gesichter und legen mit Stückchen davon Gesichter und Bilder auf den Teller. Dann schmeckt es und wir lachen gemeinsam.«

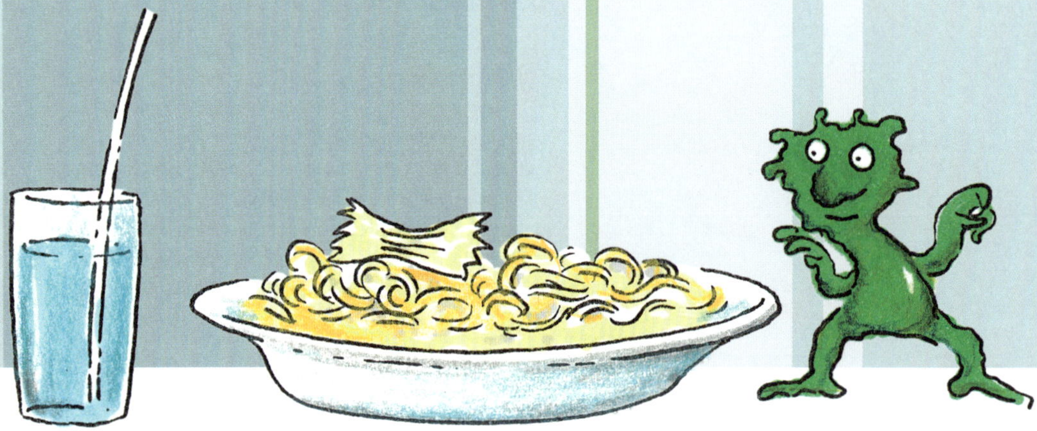

Langweilige gesunde Gerichte werden durch spannende Namen auf einmal ganz interessant, berichtet Bernadette Obster aus Aiglsbach: »Wenn man den gesunden Gerichten bei Tisch phantasievolle Namen gibt wie zum Beispiel Ronjas Räubertopf, Kapitän Blaubärs Fischeintopf, Apfelstrudel von Schneewittchen... oder Ähnliches, speziell nach den Lieblingsfiguren des eigenen Kindes, kann man ihnen ganz normale Gerichte schmackhaft machen!«

Das gilt natürlich nicht nur für das Essen: »Kleine Kinder kann man mit interessanten Namen wie zum Beispiel Königstrank, Elfenwasser oder Ähnliches für gesunde Getränke gewinnen«, weiß Ursula Himmelrath aus Winterberg.

Sylvia Lindemann aus Korschenbroich macht Nudelgerichte mit Geschichten wie »Das kleine Spinatmonster reist ins Nudelland, weil die Schleifchennudel vermisst wird« begehrenswert.

Stefanie Neumann aus Springe schlägt gerne mal bei Küchen-Profis nach: »Es gibt Kinderkochbücher mit lustigen Zeichnungen. Das begeistert und motiviert die Kinder, so was selbst mal auszuprobieren.«

Einfallsreichtum beweist Heike Schröder aus Meckenheim mit dieser Idee: »Da meine Tochter nur Äpfel vom Baum essen wollte, habe ich im Frühjahr und Herbst jeden Tag zwei Äpfel an ein Bäumchen gebunden.«

Manchmal reicht es auch schon aus, an die Vorlieben der Kleinen anzuknüpfen, wie bei Doris Gedak aus Nürnberg: »Mein Sohn liebt Autos, so werden Gurkenscheiben zu Autoreifen – das klappt meistens.«

Elke Sladek aus Wetzlar: »Eltern, die zu den Mahlzeiten ungesunde Getränke konsumieren (Cola, Limo, Fruchtsaftgetränke usw.), können schlecht ihre Kinder dazu anhalten, Fruchtsaftschorlen oder Früchtetee zu trinken. Eltern sollten ihren Kindern gesundes Trinkverhalten vorleben, nur so werden die Kinder gewünschtes Verhalten übernehmen. Eine gute Möglichkeit besteht in der Festlegung einer Regel, dass nur an Samstagen, Sonntagen und Geburtstagen zu den Hauptmahlzeiten Limo und Ähnliches getrunken werden darf.«

Ab und zu darf's auch süß und fettig sein

Komplettverzicht auf Schokolade, Kekse, Cola, Pommes & Co? Auf diese Weise treiben Eltern ihre Kinder spätestens mit dem ersten Taschengeld an die nächsten Süßwarenregale oder in den Imbiss, um das Versäumte nachzuholen. Die in ihren Augen uncoolen Erwachsenen verlieren damit eher an Einfluss, als an Überzeugungskraft zu gewinnen. Das muss nicht sein. Streichen Sie Tabus, denn wer sich ansonsten ausgewogen ernährt, darf auch hin und wieder mal »sündigen«. Auf das richtige Maß kommt es an.

Gemeinsam vereinbarte Regeln sind besser als Verbote, die zum Übertreten reizen. Denkbar ist zum Beispiel ein rationierter Wochenvorrat in einer Schublade oder Dose, über den das Kind frei verfügen kann. Ist bereits nach zwei Tagen kein Naschwerk mehr da, gibt es keinen Nachschub. Damit weist man dem Nachwuchs – ähnlich wie beim Taschengeld – eigene Verantwortung zu.

Es kommt jedoch nicht alleine auf die Menge an Süßigkeiten an, sondern auch auf den Fett- und Zuckergehalt, wenn es darum geht, Speckröllchen vorzubeugen. Werfen Sie einen Blick auf die Verpackungsangaben. Zu den weniger fett- oder zuckerreichen Knabbereien gehören zum Beispiel Salzstangen oder ungesüßtes Popcorn. Eine gute Alternative ist selbst hergestelltes Naschwerk, denn hier kann man Zucker- und Fettgehalt selbst bestimmen. Zum Beispiel bei Müsli-Riegeln, Vollkorn-Gebäck oder getrockneten Früchtechips.

Mit der Do-it-yourself-Methode wird auch kalorienreiches Fastfood wie der Hamburger mit Pommes frites zum fettärmeren »Slowfood«. Beim Belag spart man zum Beispiel an Fleisch, Ketchup und Mayonnaise, geht dafür großzügiger mit grünem Salat, Gurken und Zwiebeln um. Die Pommes frites werden statt in der Friteuse im Backofen zubereitet.

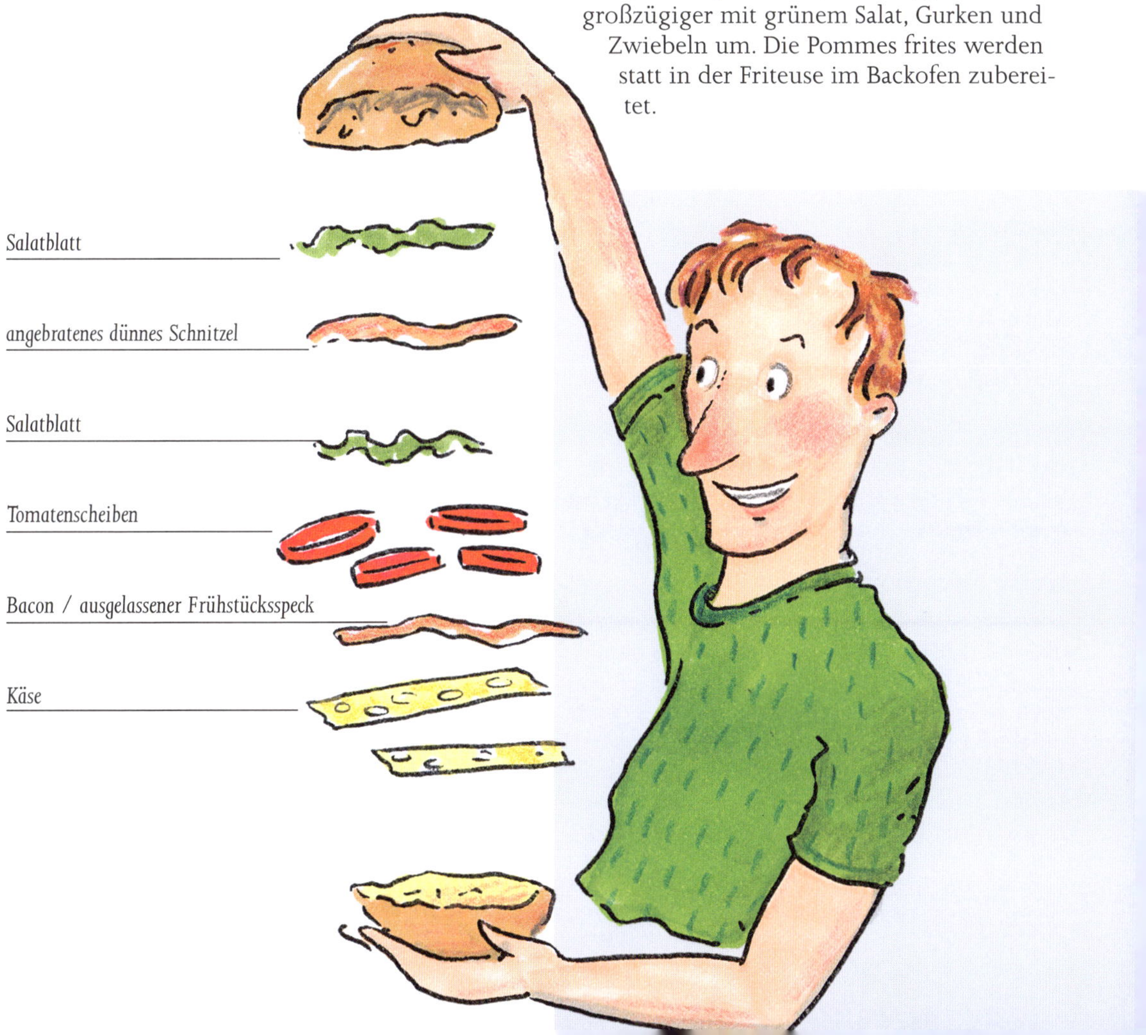

BIONADE

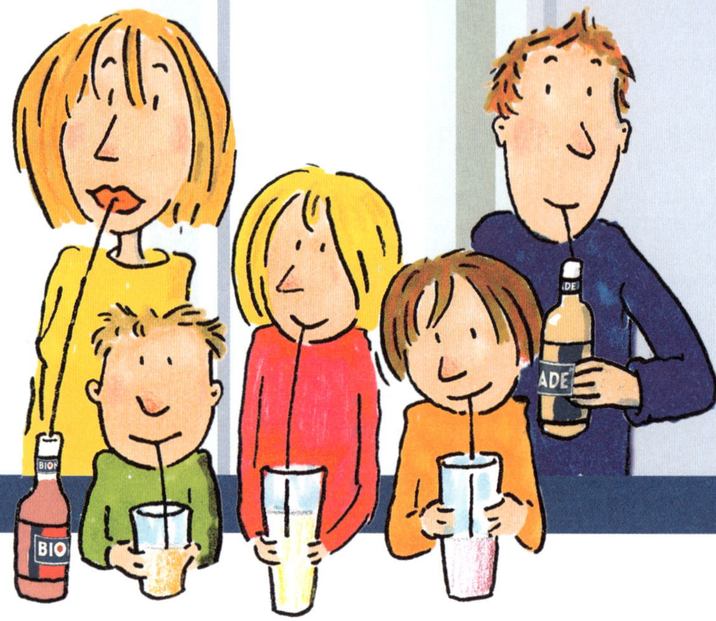

Trinken ist Leben

Getränke sind ein wesentlicher Bestandteil unserer Ernährung. Im Vergleich zu den »festen« Nahrungsmitteln brauchen wir sogar ausgesprochen viel Flüssigkeit. Es lohnt sich also, darüber nachzudenken, wie viel und auch was wir trinken.

Kinder brauchen am Tag 1 bis 1½ Liter Flüssigkeit, so viel, wie ungefähr in 7 Gläser passt. An heißen Tagen, wenn Kinder viel schwitzen, Sport treiben oder Fieber haben, sollten es ein paar Gläser mehr sein. Gerade Kinder »vergessen« beim Spielen oft zu trinken. Sie sind so abgelenkt, dass sie noch nicht einmal das Warnsignal »Durst« wahrnehmen. Es ist also wichtig, Kinder von klein auf an regelmäßiges Trinken zu gewöhnen.

Wofür müssen wir trinken?

Erwachsene können in extremen Situationen über 60 Tage ohne Nahrung überleben, ohne Flüssigkeit nur drei Tage – Kinder je nach Alter noch weniger. Der menschliche Körper braucht für alle Stoffwechselvorgänge Flüssigkeit. Unsere Leistungsfähigkeit lässt bei Wassermangel sofort nach. Das Blut wird dickflüssiger und die Muskeln werden schlechter mit Nährstoffen und Sauerstoff versorgt. Das wirkt sich auch auf die Leistung des Gehirns und die Konzentrationsfähigkeit aus. Der Körper ist schon bei geringem Flüssigkeitsmangel nicht mehr voll leistungsfähig.

Trinken – aber was?

Angesichts der Flüssigkeitsmenge, die wir Menschen jeden Tag trinken müssen, ist das »Was« eine entscheidende Frage. Das ideale Getränk sollte den Durst löschen, schmecken und dabei nicht zu viel Zucker enthalten. Weitere Pluspunkte: wenn es aus ökologischen Rohstoffen besteht und biologisch hergestellt ist.

Bewegung macht Spaß – und Durst

Ob Surfen oder Rodeln, ob Fußball oder Skifahren – sich zu bewegen macht Spaß! Bei sportlichen Aktivitäten verliert der Körper Flüssigkeit. In den Bergen verliert man sogar Flüssigkeit beim Atmen.

Wenn Kinder dann zu wenig trinken, werden sie unaufmerksam und die Unfallgefahr steigt. Deshalb sollten beim Sport immer wieder Trinkpausen eingelegt werden. Das gilt auch für den Wintersport.

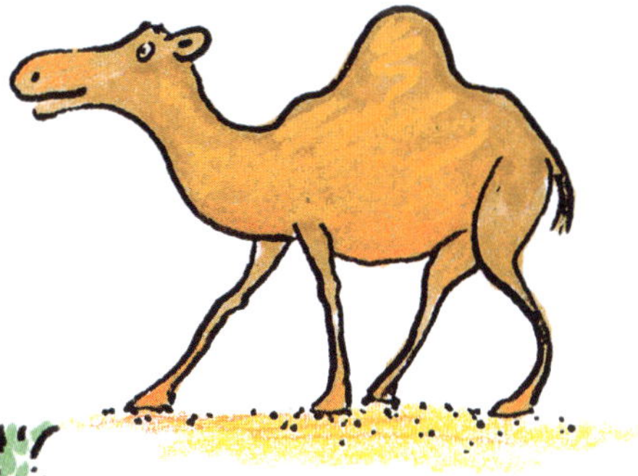

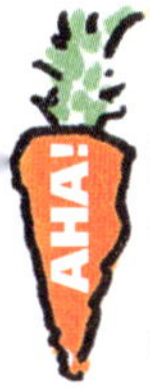

Das Kamel – ein Wasserspeicher

Kamele sind Wiederkäuer und können bis zu 1000 Kilogramm wiegen. In ihren Höckern speichern sie bis zu 200 Kilogramm Fett und Bindegewebe. Mit Hilfe von Sauerstoff kann das Fett in einem komplizierten Prozess in Wasser umgewandelt werden. Kamele halten es so bis zu 3½ Wochen ohne Wasser aus! Dann füllen sie ihre Speicher in kürzester Zeit wieder auf und trinken bis zu 120 Liter auf einmal.

Es gibt kein anderes Säugetier auf der Welt, das so gut mit Wassermangel fertig wird. Das Kamel kann fast ein Drittel seines Körpergewichts an Flüssigkeit verlieren, ohne müde zu werden. Das ist beeindruckend. Aber man muss dafür geschaffen sein. Das Kamel ist es. Wir Menschen nicht. Weder können wir »auf Vorrat« trinken, noch können wir tagelang ohne Wasser überleben. Wir sind eben keine Kamele.

Hüpfen, toben, rennen – das geht am besten, wenn der Bauch nicht zu voll ist …

Känguru hüpf!

Ein Känguru fiel dauernd hin,
sein Beutel war zu voll.
Es waren Süßigkeiten drin,
denn die fand es ganz toll.
Nur hüpfen konnte es nicht mehr,
das arme Känguru,
und außerdem – man glaubt es kaum:
Der Beutel ging nicht zu!
Da dachte sich das Känguru:
»Nein, nein, das darf nicht sein!«
Es leerte seinen Beutel aus
und hüpfte fröhlich heim.

Von ***Karin Schäufler****, Diplom-Sozialpädagogin, freie Texterin und Autorin, Frankfurt am Main*

Macht es wie das Känguru und mutet eurem Bauch nicht zu viel zu. Zum Trinken eignen sich am besten Durstlöscher, die wenig Zucker enthalten, wie Fruchtsaftschorlen oder BIONADE. Zwischendurch darf es ruhig auch Wasser sein. Dann fällt euch diese lustige Turnübung bestimmt nicht schwer:

TIPP: Känguru-Lauf

Wie das Känguru in unserem Gedicht hüpft ihr mit Freunden, Geschwistern oder Eltern im Kreis durch den Garten oder ein großes Zimmer. Geht dafür tief in die Hocke, so tief ihr könnt. Dann springt ihr hoch hinaus – so hoch es geht. Kommt ihr dabei auch vorwärts wie das Känguru? Und könnt ihr auch im Kreis herum hüpfen?

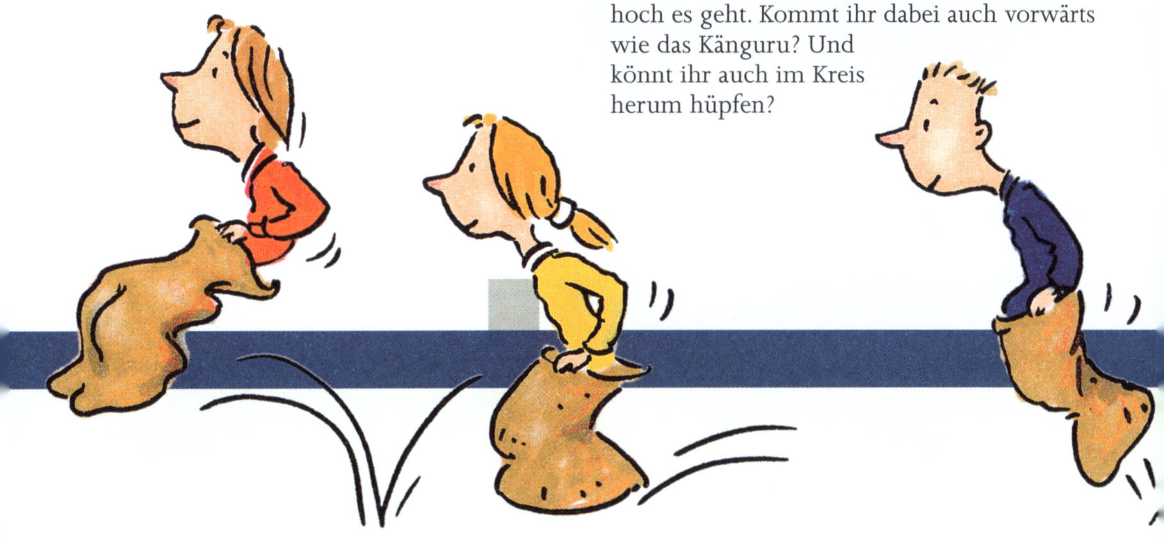

BIONADE®

Von Zufällen und Einfällen

Die Menschen stellen seit vielen tausend Jahren Lebensmittel biologisch her. Die Tricks dazu haben sie oft durch Zufall entdeckt. Bei der Herstellung von Brot und anderen Teigwaren werden zum Beispiel Hefen eingesetzt. Das sind besondere Mikroorganismen, die dafür sorgen, dass das Brot locker und bekömmlich wird.

Ein anderes Beispiel sind Milchprodukte. Milch ist gesund, aber leider nicht lange haltbar. Als es den Menschen gelang, biologische Stoffe – sogenannte Enzyme – für sich arbeiten zu lassen und die Milch in Käse zu verwandeln, war ein Problem gelöst. Der haltbare Käse konnte auf längere Wanderungen mitgenommen werden und bot alle guten Inhaltsstoffe der Milch.

Auch Getränke werden schon seit Jahrtausenden biologisch erzeugt: Bier und Wein zum Beispiel. Der Nachteil: Bei ihrer Herstellung entsteht Alkohol – sie sind für Kinder also ungeeignet.

Deshalb überlegte ein Braumeister einer Bierbrauerei, wie man ein biologisches Getränk für Kinder und Jugendliche herstellen kann, das aus natürlichen Rohstoffen besteht, gesund ist und alkoholfrei obendrein. Wenn Zucker im Spiel ist, entsteht aber bei vielen biologischen Prozessen Alkohol. Und etwas Zucker sollte das Getränk des Geschmacks wegen schon haben. Da kam er auf den Trick der Bienen.

Der Trick der Bienen

Immer, wenn Zucker in der Natur vorkommt, wandeln Hefepilze den Zucker bald in Alkohol um. Eine Ausnahme ist der Honig. Die Bienen kennen offenbar einen Trick, der es ihnen möglich macht, ein zuckerhaltiges Naturprodukt herzustellen – ohne dass dabei Alkohol entsteht. Ihre »Wunderwaffe« heißt »Glucoseoxidase«, ein Enzym, das die Bienen in ihrem Magen selbst produzieren und aus dem sie Gluconsäure herstellen. Damit verhindern sie, dass es zu einer alkoholischen Gärung kommt.

Mit diesem Trick gelang die Herstellung eines neuartigen, biologischen Getränkes, das hauptsächlich aus Wasser und Gerstenmalz besteht. Gluconsäurebakterien wandeln den Zucker in wertvolle Gluconsäure um und lassen Zucker süßer schmecken. Auf diese Weise benötigt man für die Herstellung nur wenig Zucker, etwa 4–5 %.

Das Ergebnis ist BIONADE, das weniger Zucker enthält als eine Fruchtsaftschorle und auf biologischem Weg ohne chemische Zusätze hergestellt wird. Der Geschmack wird mit natürlichen Fruchtsäften, natürlichen Fruchtaromen oder Kräuteressenzen erreicht. Zur biologischen Herstellung gehören außerdem die lebenswichtigen Mineralien Kalzium und Magnesium, die hinzugefügt werden. Kalzium ist wichtig für den Aufbau der Knochen, Magnesium ist wichtig für die Muskel- und Denkarbeit – also für gute Leistungen in der Schule, beim Sport und im Alltag.

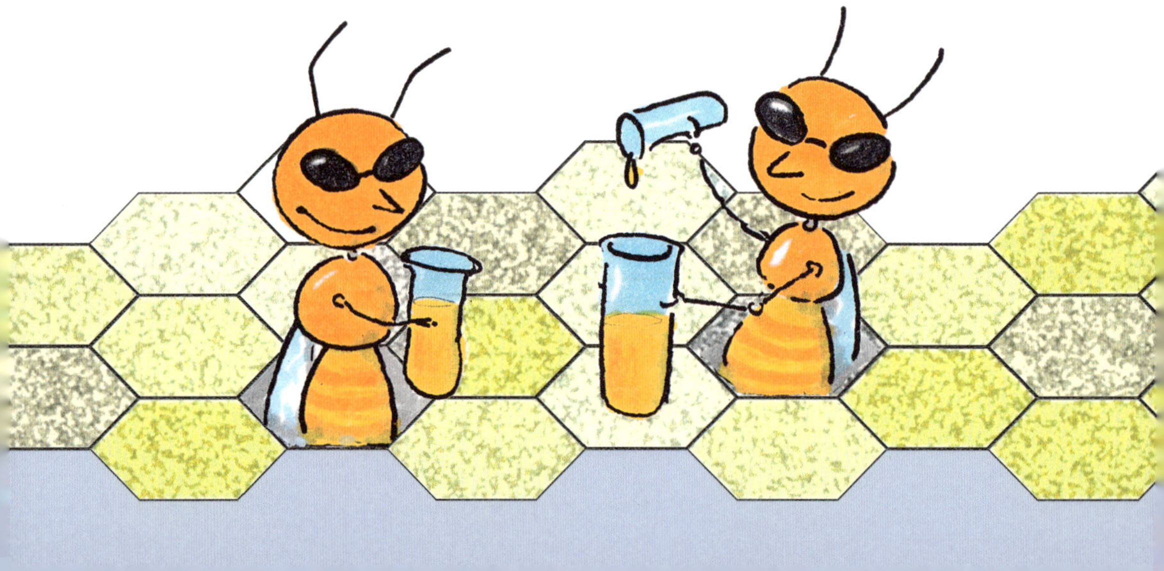

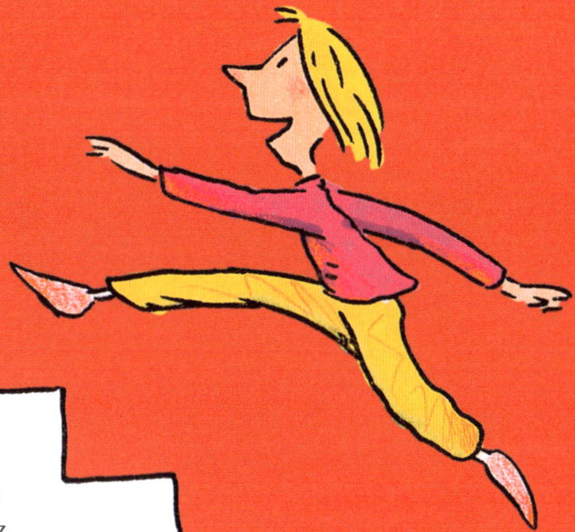

BIONADE – Förderer der Deutschen Schulsportstiftung

Zu einem gesunden Leben gehört neben dem ausreichenden Trinken und der natürlichen Ernährung auch die Bewegung. Das trifft für alle Menschen zu, für Kinder aber ganz besonders. Kleine Kinder lernen über körperliche Erfahrungen, sie erschließen sich ihre Umwelt durch das Klettern auf Baumstämme, das Balancieren über Steine oder das Springen von Mauern. Auch Schulkinder brauchen genügend Bewegung, um gesund und fit zu bleiben – und gut zu lernen. Mit ein paar Ideen ist es ganz einfach, den Alltag aller Familienmitglieder »bewegter« zu gestalten.

So kommt Bewegung in den Tagesablauf:

Treppensteigen ist lästig. Wo immer es geht, verzichten wir darauf, nehmen wenn möglich lieber die Rolltreppe oder einen Aufzug. Dabei ist Treppensteigen ein erstklassiges Konditionstraining, bei dem auch noch viele Muskeln zum Einsatz kommen. Darum erklären wir es einfach zum Sportprogramm und machen ein Spiel daraus. Wer ist heute »am höchsten« geklettert? Wer ist zuerst im 5. Stock angekommen?

Mit Mama oder Papa im Auto zur Schule oder zur Freundin zu fahren, ist bequem. Aber wieder haben wir eine Chance verpasst, unser »Bewegungskonto« aufzufüllen. Das nächste Mal nehmen wir das Fahrrad oder laufen zu Fuß!

Computer oder Fernseher sind ja so verlockend … Aber vor dem Bildschirm zu sitzen, hat nicht allzu viel mit Bewegung zu tun. Eine Stunde Austoben am Nachmittag gehört ab sofort zum Programm. Am besten geht das mit anderen Kindern auf einem Spielplatz oder auch beim außerunterrichtlichen Schulsport. Bei schlechtem Wetter bleibt Sport im Verein oder mit anderen Kindern in einem Spielkeller oder dem Kinderzimmer.

Vielleicht lassen sich die Kids sogar davon begeistern, dass es zum Geburtstag nicht immer das neuste elektronische Spielzeug sein muss: Eine Turnmatte für das Kinderzimmer, ein Springseil oder eine Sprossenwand sind auch tolle Geschenke. Nachbarn, die sich über lärmende Kinder beschweren, kann man zum Kaffee einladen und feste Zeiten für Tobespiele verabreden.

Sicher fällt Ihnen im Familienkreis noch viel mehr dazu ein, wie sich der Alltag »bewegter« gestalten lässt…

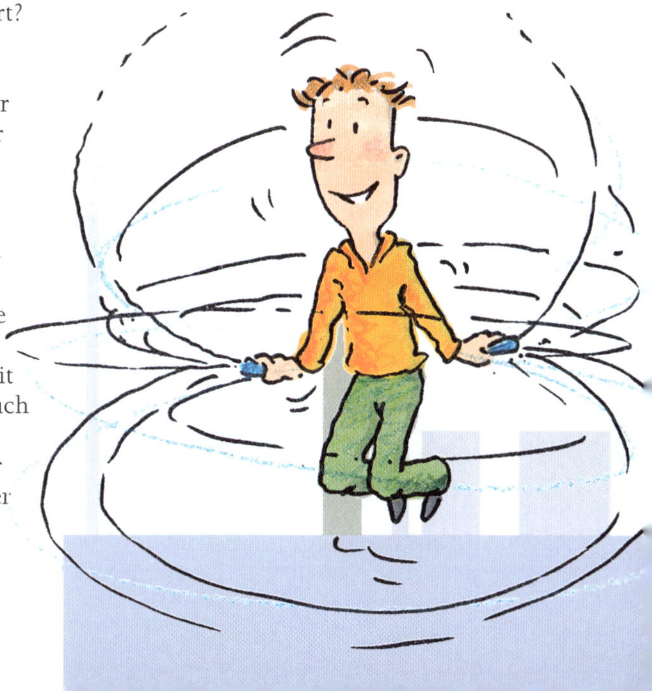

Kleine Reise durch Zeit und Raum

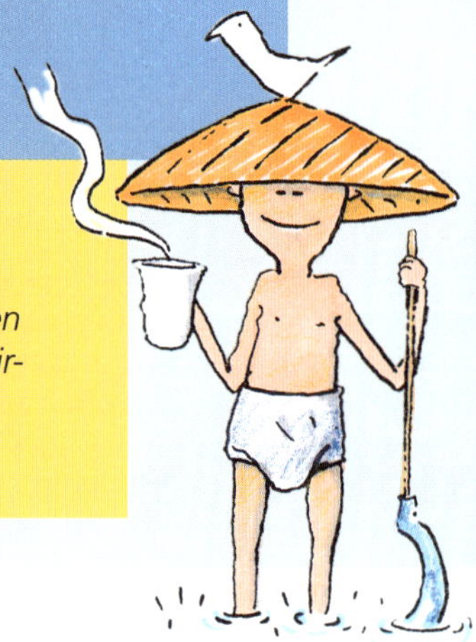

Der Zusammenhang zwischen gesunder Ernährung und körperlichem und geistigem Wohlergehen ist den Menschen seit Langem bekannt. Das Wissen, welche Pflanzen essbar sind und wie bestimmte Wurzeln oder Kräuter wirken, wurde jahrtausendelang von einer Generation zur nächsten weitergegeben.

Auf die Idee, Pflanzen als Heilmittel zu verwenden, waren schon Ägypter und Babylonier gekommen. Im Lauf der Geschichte wandelte sich oft auch die Vorstellung von der Wirkungsweise einzelner Pflanzen. Krankheiten erklärten sich die Menschen lange Zeit mit Übergriffen von bösen Wesen wie Dämonen. Das Brauen von Heiltränken aus Kräutern und Pflanzen war deshalb oft den Priestern, Dorfältesten und Weisen vorbehalten.

Die in der Antike lebenden Ärzte Hippokrates und Galen stellten die Medizin auf neue Grundlagen. Sie setzten zum Beispiel besondere Diäten als Heilmittel ein. Die Vorstellungen vom Zusammenhang zwischen Gesundheit und Ernährung wirkten im europäischen Kulturraum weiter und beeinflussten im 12. Jahrhundert auch die Heilkunde der gelehrten Äbtissin Hildegard von Bingen. Sie verfolgte einen ganzheitlichen Ansatz: Ihrer Anschauung zufolge entstehen Krankheiten dann, wenn der Mensch nicht mit Gott und der Welt im Einklang ist. Aber auch schlechte, ungesunde Ernährungsgewohnheiten führen nach Hildegards Ansicht zu Krankheiten. Umgekehrt trägt die richtige Ernährung, die aus maßvoller, ausgewogener Kost mit vielen Kräutern und Gewürzen bestehen sollte, zur Gesundung bei. Ihre Ernährungslehre kann als Kur bei verschiedenen Krankheiten angewandt oder zu einer dauerhaften Lebenseinstellung werden.

Im 19. Jahrhundert hat Pfarrer Sebastian Kneipp einen neuen, ganzheitlichen Ansatz der Naturmedizin begründet, bei der die Ernährung ebenfalls eine zentrale Rolle spielt. Eine vielseitige Vollwertkost ist neben den Wasseranwendungen, der Bewegungstherapie, dem Einsatz von Heilpflanzen und einer geordneten Lebensführung eine der fünf Säulen seiner Lehre.

Im 20. Jahrhundert standen in der westlichen Welt die biologischen Ursachen von Krankheiten im Vordergrund. Der ganzheitliche Ansatz gewinnt erst in den letzten Jahrzehnten wieder deutlich an Boden – und damit auch das Bewusstsein vom Wert guter Ernährung.

Für die Menschen in anderen Kulturkreisen ist der Zusammenhang zwischen Gesundheit und Ernährung selbstverständlich. Die Ernährungslehren der traditionellen chinesischen Medizin und des indischen Ayurveda werden seit mehreren tausend Jahren angewendet. Im ganzheitlichen Ansatz dieser beiden Lehren findet sich eine überraschende Übereinstimmung mit den Erkenntnissen der mittelalterlichen Äbtissin Hildegard von Bingen und des Pfarrers Sebastian Kneipp.

Die Beschäftigung mit den alten Lehren der traditionellen chinesischen Medizin und des Ayurveda kann dazu beitragen, unsere Ernährung wieder mit neuen Augen zu betrachten.

Essen, um gesund zu bleiben

*von **Dr. Liqin Herkula**, praktizierende TCM-Ärztin, Qi Gong- und Thai Chi-Lehrerin, Dortmund*

Seit 3.000 Jahren praktizieren die Chinesen die Traditionelle Chinesische Medizin (TCM). Die TCM basiert auf den Energien Yin und Yang und den fünf Elementen. Sie sieht Körper, Geist, Ernährung, Bewegung und Lebensstil als Einheit. Sie können nicht voneinander getrennt werden. Die chinesische Medizin geht davon aus, dass Krankheiten durch Disharmonien im Körper entstehen. Ausgewogene Ernährung als ein wichtiger Bestandteil der TCM reguliert die Energie im Körper, gleicht Disharmonien aus und wirkt somit Krankheiten entgegen.

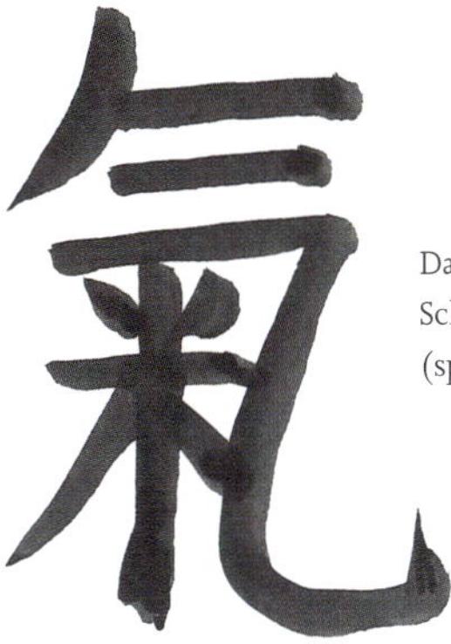

Das chinesische Schriftzeichen Qi (sprich: Tschi)

Das Qi

Qi bedeutet Energie oder Lebenskraft. Betrachtet man das chinesische Schriftzeichen, so besteht es aus »Ernährung« – der Energie Yin – und »Luft atmen« – der Energie Yang. Das Qi im Körper ist schwer in Worte zu fassen und kann nur ansatzweise beschrieben werden: Wir leben und haben Lebensenergie, weil wir essen und atmen, weil wir Yin und Yang in uns vereint haben. Verbringen wir viel Zeit in der Natur, atmen richtig, ernähren uns regelmäßig und ausgewogen, bewegen uns ausreichend und haben genügend Schlaf, dann hat unser Körper genügend Qi, um ausgeglichen und harmonisch zu sein. Das sind Voraussetzungen, um sich physisch gesund und wohl zu fühlen, eine positive Ausstrahlung zu haben, intuitiv zu sein und sich entfalten zu können.

Energien Yin und Yang

Yin und Yang sind die bekanntesten, aber auch die kompliziertesten Begriffe der östlichen Philosophie. Viele Menschen haben zwar eine Ahnung, was Yin und Yang bedeuten könnten, verwechseln diese aber leicht. Einer der möglichen Gründe ist, dass Yin und Yang nicht klar voneinander zu trennen sind. Sie fließen ständig und wandeln sich ineinander um. Sie sind immer im Übergang begriffen. Es gehört viel Erfahrung dazu, die Energien Yin und Yang zu unterscheiden.

Um die Philosophie der TCM und die damit verbundenen Essgewohnheiten zu erahnen, ist es wichtig, ein Gefühl für die Energien Yin und Yang zu bekommen. Was machen Yin und Yang aus? Welchen Einfluss haben beide Energien auf das physische und psychische Wohlbefinden und die Gesundheit?

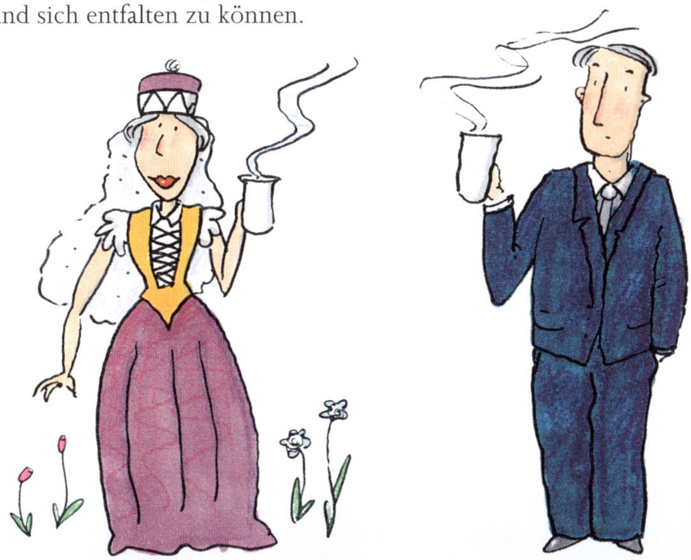

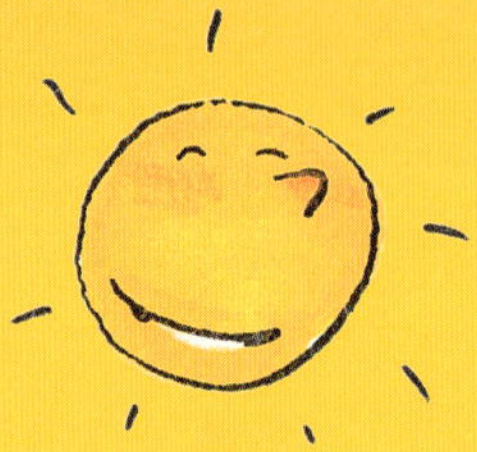

Yang: Himmel, Männlichkeit, Feuer, Tag, Sonne, Helligkeit, Wärme, Aktivität, Trockenheit, außen, Bewegung, aufwärts

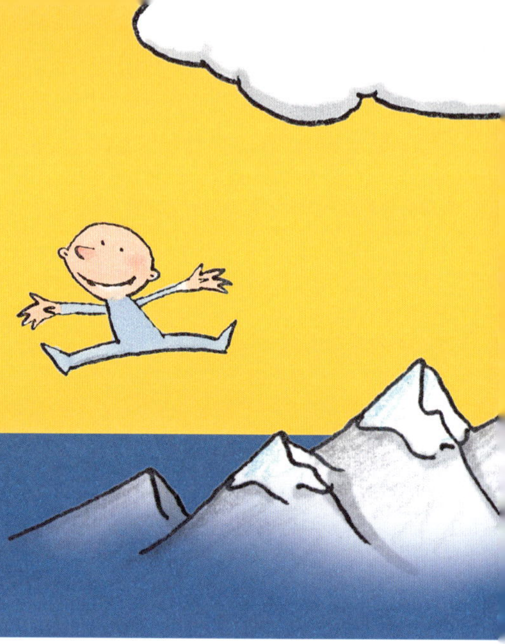

Yin: Erde, Weiblichkeit, Wasser, Nacht, Mond, Schatten, Kälte, Ruhe, Feuchtigkeit, innen, Passivität, abwärts

Yin und Yang in der Ernährung

Eine alte chinesische Weisheit sagt, dass die Menschen zwischen dem Himmel – dem Yang – und der Erde – dem Yin – leben. Sie bekommen Luft (Energie Yang) durch das Atmen und Nahrung (Energie Yin) durch die Erde. Nahrungsmittel wiederum sind auch yin- und yang-betont. So wie auch Yin und Yang im Gleichgewicht stehen und nicht isoliert voneinander existieren können, so sollte auch Ernährung im Gleichgewicht stehen. In Zeiten von Krankheiten kann es sinnvoll sein, dem Körper nur die Energie zuzuführen, die das Gleichgewicht im Körper wiederherstellt oder eine Energieblockade auflöst.

Nach dem Genuss von Yang-Lebensmitteln fühlt man sich satt und gewärmt. Hingegen fühlt man sich bei Yin-Lebensmitteln leicht und erfrischt. Kochen, Dünsten und Dämpfen verstärken die Energien Yin und Yang. Man spricht auch davon, dass das Feuer das Yang verstärkt und das Wasser das Yin. Grundsätzlich gelten folgende Prinzipien beim Essen:

- ★ Das Essen ist leicht verdaulich und weich. Pflanzliche Nahrung nimmt einen größeren Stellenwert in der Ernährung ein als tierische. Leichte und weiche Nahrung nährt unseren Körper. Schwere und harte Nahrung belastet die Verdauungsorgane.
- ★ Das Essen ist ausgewogen. Der Anteil an Getreide ist am höchsten, dann kommen Gemüse und Hülsenfrüchte. Fleisch sollte nur wenig gegessen werden. Nahrungsmittel haben ihre eigene Wirkung auf den Körper. Deshalb ist es ratsam, die Auswahl der Lebensmittel täglich zu wechseln. Als Grundregel gilt, drei Gemüsesorten in einer grünen, hellen beziehungsweise roten Farbe täglich zu sich zu nehmen. Grün wie Spinat reinigt den Darm und fördert die Blutzirkulation. Hell wie Rettich reinigt die Lunge und ist gut für die Haut. Rot wie rote Paprika ist gut für das Blut und enthält Eisen und Zink.
- ★ Frühstück und Mittagessen sind reichlich, das Abendessen weniger reichhaltig. Tagsüber verbraucht der Körper viel Energie, um aktiv zu sein. Am Abend und in der Nacht kommt der Körper zur Ruhe. Wenn am Abend viel gegessen wird, wird der Körper überlastet und die Organe können schlimmstenfalls geschädigt werden. Aus chinesischer Sicht hat der Körper am Abend wenig Yang-Energie, die Verdauungsorgane haben wenig Kraft, das Essen zu verdauen. Das Essen bleibt nachts unverdaut im Körper und verursacht Übergewicht.

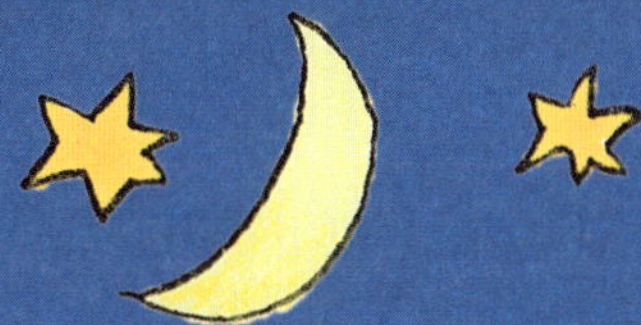

Energie Yang

- ★ Hält die Normaltemperatur des Körpers, führt Wärme zu, bringt ihn zum Schwitzen
- ★ Sorgt für Bewegung und Funktionalität – Blut und Körpersäfte müssen fließen
- ★ Sorgt für Aktivität, Aufregung und Sexualität
- ★ Bringt Freude, Begeisterung, Hoffnung

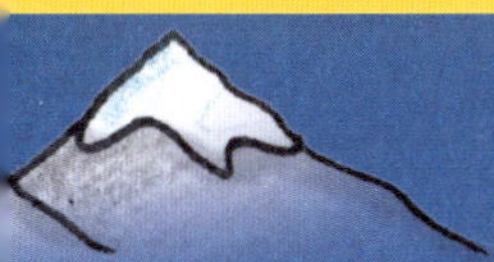

Energie Yin

- ★ Kühlt den Körper ab, verursacht Frieren
- ★ Ist gleichzusetzen mit Materie oder Ruhe, also mit Zellen des Körpers – Haut, Gewebe, Muskeln, Knochen, Nerven, Blut, Körpersäfte
- ★ Beruhigt den Körper und die Nerven, sorgt für Passivität
- ★ Bringt Angst, Panik und Tränen

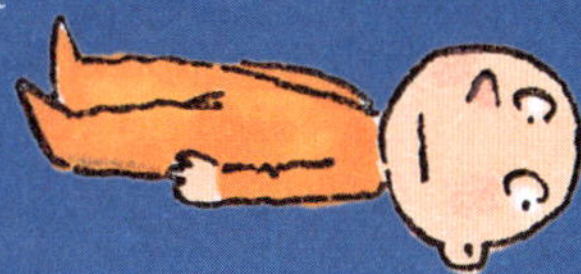

- ★ Die Portionen pro Mahlzeit sind klein. Das Sättigungsgefühl ist nur gering. Kleine Portionen pro Mahlzeit überlasten nicht das Verdauungssystem. Außerdem gelangt Blut in das Gehirn. Man fühlt sich fit, wach und konzentriert.
- ★ Das Essen ist warm. Die Verdauungsorgane können das Essen verarbeiten, wenn es Körpertemperatur hat. Ist das Essen warm, muss es nicht erst durch den Körper erwärmt werden, um es zu verdauen. Es ist weniger Energie für die Verdauung erforderlich.

Farbe, Geschmack und Beschaffenheit

Die Nahrungsmittel lassen sich in Yin und Yang einordnen:

- ★ Lebensmittel mit Yin-Energie wachsen meistens unter der Erde und im Wasser. Das trifft zu auf Gemüse, Reis, pflanzenfressende Fische und Obst mit wenig Süße und viel Saft. Yin-Lebensmittel sind weich und kühlend.
- ★ Yang-Lebensmittel brauchen Sonne und Luft, sind salzig oder scharf, haben einen relativ hohen Fettanteil. Sie sind fest und wärmend. Tiere, Raubfische, Obst mit viel Fruchtzucker und Süßigkeiten sind yang-betont.
- ★ Dazwischen stehen Lebensmittel, die ausgewogen sind, die also Yin und Yang sowie neutrale Energie enthalten. Grün und Gelb sind Farben, die für ein Gleichgewicht der beiden Energien sorgen.

Die fünf Elemente

Holz, Feuer, Erde, Metall und Wasser sind die fünf Elemente. Sie stellen ein System dar, bedingen sich gegenseitig, sind voneinander abhängig und wirken aufeinander. Die fünf Elemente erklären alle geistigen, emotionalen und körperlichen Phänomene.

In einer ausgewogenen Ernährung ergänzen sich alle Elemente innerhalb einer Mahlzeit harmonisch. Die fünf Elemente drücken sich durch fünf Geschmacksrichtungen und Farben aus: sauer, bitter, süß, scharf und salzig sowie Weiß/hell, Grün, Gelb, Schwarz und Rot. Jeder Geschmack und jede Farbe werden bestimmten Organen zugeordnet.

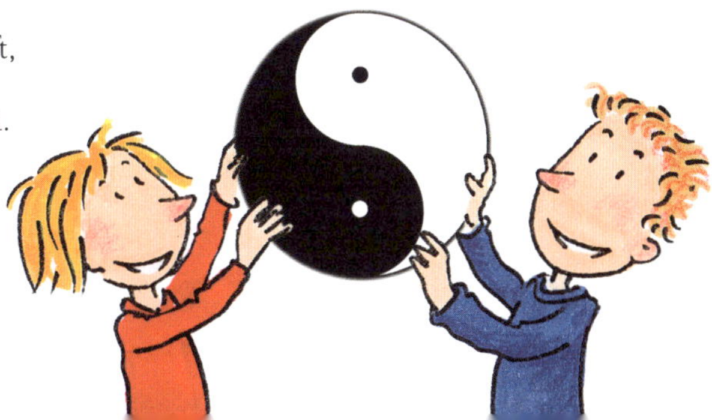

Gesundheit und Nahrung

Farbe, Geschmack und Herkunft der Nahrung beeinflussen unser Wohlbefinden und entscheiden darüber, ob wir uns physisch und psychisch ausgeglichen und gesund fühlen. Das scheint kompliziert, ist aber durch eine ausgewogene und regelmäßige Ernährung leicht zu gewährleisten. Für die Zubereitung heißt das, dass am besten drei unterschiedlich farbige Lebensmittel und abwechselnde Geschmacksrichtungen verwendet werden. Wird das beachtet, werden alle Organe und das Gewebe gestärkt. Sie haben genügend Energie, gleichbleibend zu funktionieren.

Wird über längere Zeit einseitig und unregelmäßig gegessen, geraten Yin und Yang aus dem Gleichgewicht. Die Organe können in ihrer Funktion blockiert werden. Man fühlt sich unausgeglichen und emotional instabil. Ausgleichen kann man diesen Zustand, indem das dem Gefühl zugeordnete Organ entsprechend mit den passenden Lebensmitteln gestärkt wird. Fühlt man sich beispielsweise traurig und grübelt viel, dann sind Lunge, Dickdarm, Magen, Milz, Bauchspeicheldrüse zu stärken: Gelbe und hell/weiße sowie scharfe und süße Lebensmittel können dann hilfreich kompensieren. Ist man schnell gereizt, unruhig und weint schnell, deutet das auf einen Yin-Mangel hin. Viel Gemüse oder Tofuprodukte gleichen das Defizit aus. Ist man hingegen antriebsarm, träge und lustlos, dann ist die Energie Yang blockiert. Warmes Essen mit Fleisch oder scharfen Gewürzen können die Energie Yang wieder stärken.

Die Lebensmittel lassen sich bestimmten ***Farben*** *und* ***Geschmacksrichtungen*** *zuordnen.*

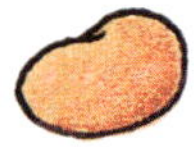

Gelb: *Getreide, Couscous, Kartoffeln*

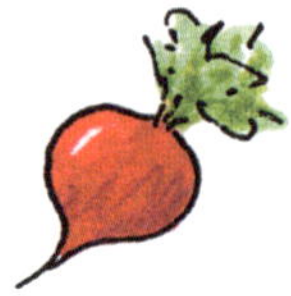

Rot: *rote Bohnen, rote Bete, rote Paprika, alle rote Beeren, Linsen*

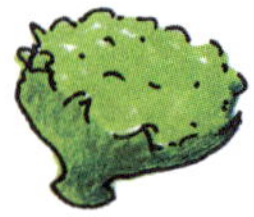

Grün: *Spinat, Sellerie, Salat, Stielmus, Brokkoli*

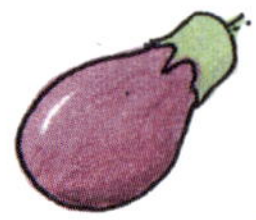

Schwarz: *Auberginen, schwarzer Sesam, schwarze Bohnen*

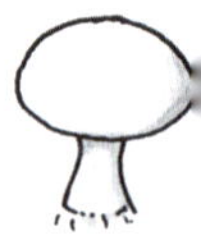

Hell/Weiß: *Tofu, Spargel, Champignons, Rettich*

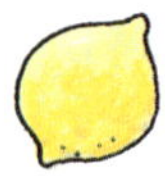

Sauer: *Essig, Zitronen*

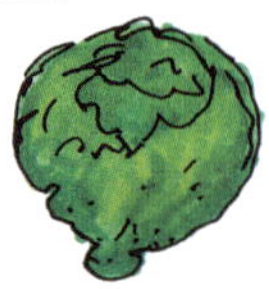

Bitter: *grünes Gemüse*

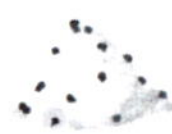

Salzig: *Salz*

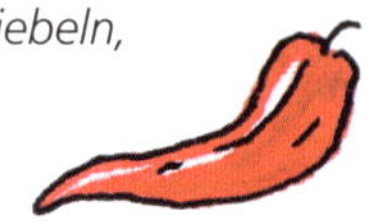

Scharf: *Knoblauch, Zwiebeln, Chili, Ingwer*

Süß: *Zucker*

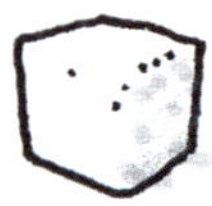

Farbe	Geschmack	Fünf Elemente	Energie
hell / weiß	scharf	Metall	Yang (verteilt, bewegt)
gelb	süß	Erde	Yang (wärmend, entspannend
grün	bitter	Feuer	Yin (kühlend)
rot	sauer	Holz	Yin (kühlend, zieht zusammen
schwarz	salzig	Wasser	Yin (kühlend, hält fest)

Der Stellenwert der Ernährung in Indien

*von **Dr. Asha Thomas-Knoell**, indische Ayurveda-Ärztin und Yoga-Therapeutin, und **Gernot Knoell**, freier Journalist mit Arbeitsschwerpunkt Indien*

Werfen wir einmal einen Blick über den geographischen Tellerrand. Dass sich das lohnt, wissen wir, seit wir gelernt haben, nach Süden auf die mediterrane Küche zu schauen. Bei einer Vierteldrehung nach links gerät im Osten eine uralte Kultur ins Blickfeld, die wegen ihrer delikaten, aber vor allem gesunden Küche weltberühmt ist: Indien. Die indische Ernährungslehre ist ein wesentlicher Bestandteil jener Jahrtausende alten »Lehre vom gesunden Leben«, die wir »Ayurveda« nennen. Sie blickt auf einen 5000 Jahre alten Erfahrungsschatz zurück. Eine Schlüsselrolle nimmt dabei die Ernährungslehre ein. Bei jeder Diagnosefindung und jedem Therapieansatz schenkt der Arzt den Ernährungsgewohnheiten seines Patienten große Aufmerksamkeit: Eine falsche Ernährung führt zwangsläufig früher oder später zur Entstehung von Krankheiten.

Doch was ist »richtige« oder »falsche« Ernährung?

Eine für alle Menschen gleichermaßen richtige oder falsche Ernährung – von ein paar grundsätzlichen Regeln abgesehen – gibt es nicht. Der Grund dafür ist einfach: Die Menschen sind unterschiedlich in ihrer genetischen Veranlagung, in ihrem Stoffwechsel, in ihren organischen Stärken und Schwächen, in ihrer Anfälligkeit für bestimmte Krankheiten, kurz: in ihrer gesamtpersönlichen Verfassung.

Diese individuelle Unterschiedlichkeit berücksichtigt Ayurveda bei seinen krankheitsvorbeugenden Bemühungen. Grundlage sind drei Bioenergien Vata, Pitta, Kapha, sogenannte »Doshas«. Sie steuern alle Körperfunktionen und sind bei jedem Menschen in einem für ihn typischen Mischverhältnis wirksam. Vom Zeitpunkt der Zeugung an sind sie in einem für dieses Individuum charakteristischen Dominanzverhältnis festgelegt und prägen den individuellen Typ.

Was sind Doshas?

Wörtlich bedeutet dieser Begriff aus dem Sanskrit, der uralten Sprache Indiens »das, was schnell aus dem Gleichgewicht gerät« und dann unsere Befindlichkeit stört. Neben den drei Bioenergien, den Hauptdoshas Vata, Pitta und Kapha gibt es noch die »Mental-Doshas«: Das sind die beiden psychosomatisch gefährlichen Faktoren Rajas (Passion) und Tamas (Passivität) sowie der psychophysiologische Faktor Sattva mit seinen ausschließlich positiven Auswirkungen auf unser seelisch-körperliches Befinden. Sattva sollte deshalb unsere gesamte Lebens- und Ernährungsweise bestimmen, da es keine Krankheit gibt, die nicht durch Unwissenheit oder Unachtsamkeit von einem der fünf anderen Doshas – Vata, Pitta, Kapha, Rajas oder vor allem Tamas – verursacht wurde.

Sattva, Tamas und Rajas lassen sich als drei menschliche Impulse verstehen, die wir entwickeln können, die aber auch von außen auf uns

Organe, Gewebe	Gefühle
Lunge, Dickdarm, Nase, Haut/Haare	Kummer / Trauer
Magen, Milz, Bauchspeicheldrüse, Mund, Muskeln	Nachdenken / Grübeln
Herz, Dünndarm, Zunge, Gefäße	Freude
Leber, Gallenblase, Augen, Sehnen, Blut	Ärger, Zorn
Nieren, Blase, Ohren, Knochen	Angst

»Sattvische« Nahrung, hat »Bio«-Qualität. Dazu zählen vor allem Gemüse, Obst und Getreideprodukte aus kontrolliert biologischem Anbau.

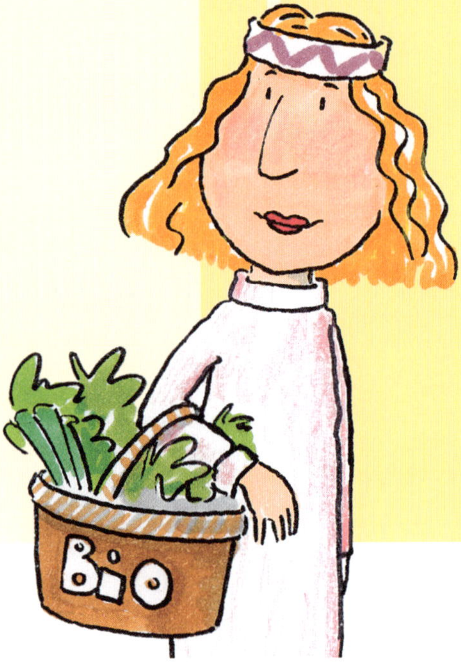

»Rajasische« Nahrung gilt in Maßen wegen ihrer anregenden Wirkung als wünschenswert, in der Übertreibung aber als gefährlich. Dazu zählen unter anderem scharfe Gewürze, Knoblauch, alkoholische Getränke, Kaffee und Tee.

einwirken. Sattvisch ist alles, was uns gesünder und glücklicher macht und uns in unserem geistig-seelischen Wachstum fördert.

Als tamasisch gelten dagegen alle Impulse, die einen geistig-seelischen Vergiftungseffekt auslösen, wie etwa negative Gefühle, Stress im privaten oder beruflichen Umfeld, ungesunde Ernährung und Lebensweise, Konfrontation mit Gewalt, Entzug von Liebe und Zuwendung, Lärm, Lethargie. Das neutrale Rajas ist unser Impuls zum Handeln, zum Aktivwerden, den wir je nach unseren Entscheidungen sattvisch oder tamasisch einsetzen können.

Somit erkennen wir in einem glücklichen, ausgeglichenen Menschen eine sattvische Persönlichkeit, in einem unangenehmen Zeitgenossen die tamasische und in einem quirligen Hans-Dampf in allen Gassen die rajasische Persönlichkeitsstruktur.

Der Ayurveda geht davon aus, dass Krankheiten dann entstehen, wenn das für jeden einzelnen Menschen typische Dosha-Gleichgewicht gestört wird. Eine solche Störung kann durch Einflüsse von außen verursacht werden, auch durch eine falsche Ernährung. Das heißt also: Die für einen Menschen »richtige« Ernährung ist immer auf seinen individuellen Typ abgestimmt und »falsch« ernährt sich, wer sich nicht an die für ihn typgerechte Ernährung hält, dadurch sein Dosha-Gleichgewicht durcheinander bringt und so seine Krankheiten selbst provoziert. Übrigens trägt man auch im Westen dieser Erkenntnis zunehmend Rechnung: Gen-checks sollen helfen, Eigentümlichkeiten des individuellen Stoffwechsels aufzuspüren, um eine darauf ausgerichtete personalisierte Ernährungsempfehlung geben zu können.

Die ayurvedische Bewertung

Bei der Beurteilung eines Nahrungsmittels spielen die im Westen vorrangigen Maßstäbe wie Kalorienwert, Mineralstoffgehalt, Proteine, Kohlenhydrate, Fettstoffe und Vitamine eine untergeordnete Rolle. Das ayurvedische Klassifizierungssystem, nach dem Nahrungsmittel geordnet und auf ihre Nützlichkeit für unsere Gesundheit hin beurteilt werden, folgt einem anderen Verständnis: Es ordnet unsere Nahrung vorrangig nach den sechs verschiedenen Geschmacksrichtungen: süß, sauer, salzig, scharf, bitter und zusammenziehend. Aus der genauen Kenntnis darüber, wie die einzelnen Geschmacksqualitäten und andere Eigenschaften auf die Doshas einwirken, entwickelte der Ayurveda mit seiner Ernährungslehre ein faszinierendes Instrumentarium, um mit jeweils individualbezogenen Ernährungsempfehlungen Krankheiten vorzubeugen bzw. die Nahrung als potente Medizin zu nutzen.

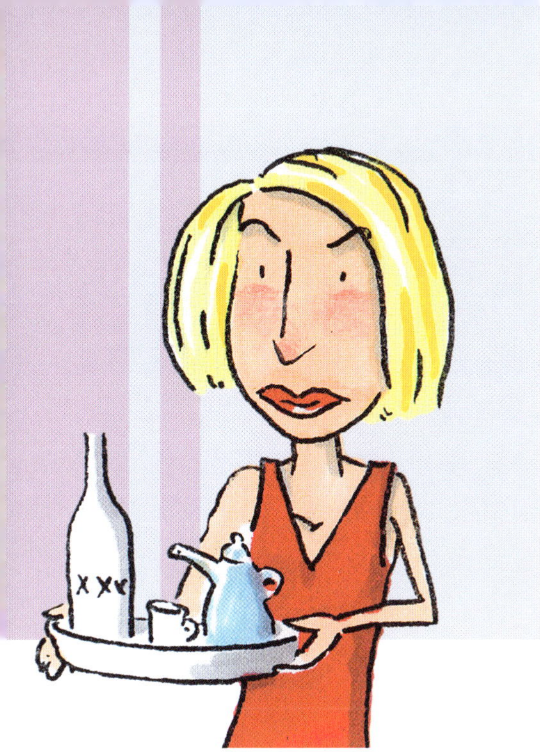

Die ayurvedische Ernährungslehre unterscheidet zum einen »sattvische« Nahrung, die aufgrund ihrer »Bio«-Qualität – frei von Schadstoffbelastung, frisch und nahrhaft – keine krankheitserregenden Auswirkungen hat. Dazu zählen vor allem Gemüse, Obst und Getreideprodukte aus kontrolliert biologischem Anbau. Die laktovegetarische Ernährung entspricht am ehesten den Kriterien des sattvischen Prinzips. Interessanterweise stimmen die Ergebnisse wissenschaftlicher Langzeitstudien mit den Erkenntnissen des Ayurveda insofern überein, als sie beim Lakto-Vegetarier den durchschnittlich idealen Blutdruck feststellen, signifikant weniger Herz-Kreislauf-Erkrankungen und die längste Lebenserwartung.

Der »rajasischen« Nahrung sagt man eine leidenschaftliche Qualität nach, die in Maßen wegen ihrer anregenden Wirkung als wünschenswert, in der Übertreibung aber als gefährlich zu gelten hat. Hierzu zählen unter anderem scharfe Gewürze, Knoblauch, alkoholische Getränke, Kaffee und Tee. »Tamasische« Nahrungsmittel sollte man völlig meiden. Nach der ayurvedischen Ernährungslehre erzeugen sie Eigenschaften wie etwa Trägheit, verzögertes Denkvermögen, auch Geiz, Gier, Gehässigkeit und Aggressivität. Zu den Feinden unserer Gesundheit gehören unter anderem denaturierte bzw. mit künstlichen Zusatz- und Konservierungsstoffen belastete Lebensmittel, Konserven, Fertiggerichte, gesättigte Fette und gehärtete Öle, Fastfood und Fleisch.

Die Art der Zubereitung

Ein weiterer wesentlicher Aspekt ist die Art der Nahrungszubereitung. Generell empfiehlt die indische Ernährungslehre gekochte – aber nicht zerkochte – Speisen. Sie fördern die Produktion von Verdauungsenzymen, werden also besser und schneller verdaut. Verpönt sind allerdings aufgewärmtes Essen und solches aus der Mikrowelle. Eine Schlüsselrolle kommt den Gewürzen zu, die in ihrer Vielzahl und ihren Kombinationsmöglichkeiten nicht nur der Geschmacksvariation dienen: Durch richtiges Würzen lassen sich unerwünschte Wirkungen bestimmter Speisen neutralisieren oder gar umkehren. Mehr noch: Durch Gewürze kann die Küche zur Apotheke werden. So zeigen bei Reizhusten ein paar schwarze, zerkaute Pfefferkörner sofortige Wirkung.

»Tamasische« Nahrungsmittel erzeugen Eigenschaften wie Trägheit, Gehässigkeit und Aggressivität. Lebensmittel wie Konserven, Fertiggerichte, gesättigte Fette und gehärtete Öle, Fastfood und Fleisch sollte man daher meiden.

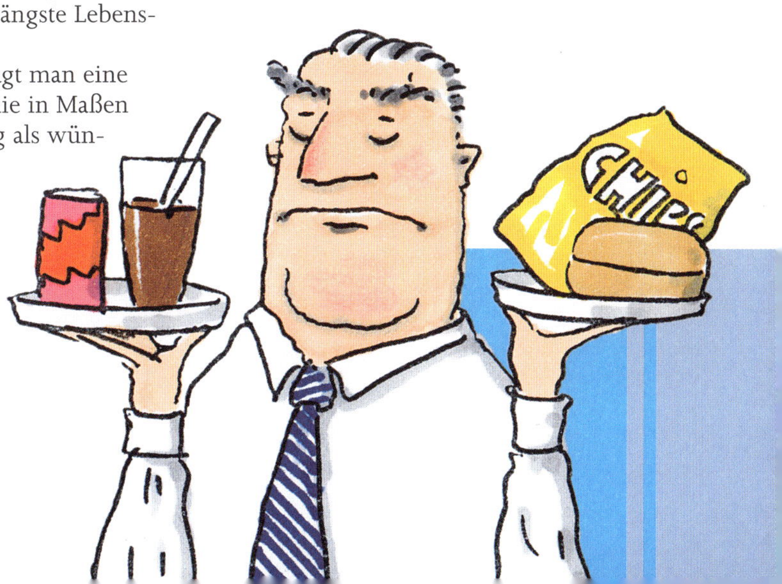

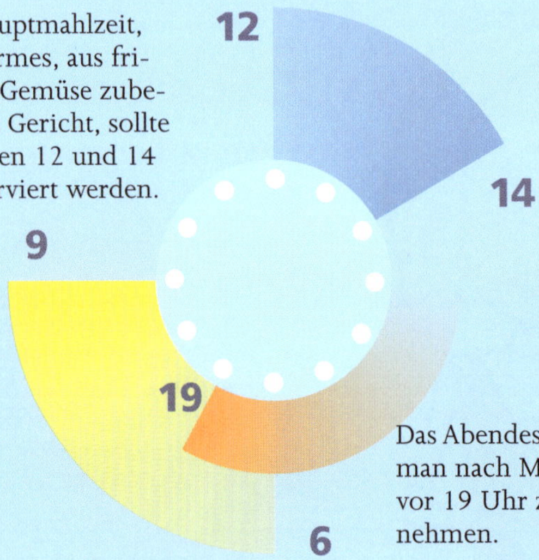

Bei Übelkeit als Reisekrankheit beruhigen ein paar kleine Stücke frischen Ingwers mit Kardamom zerkaut den Magen. Die verschleimende Wirkung von Milch lässt sich durch Zusatz von Ingwer oder Kardamom vermeiden. Den Blähungseffekt von Hülsenfrüchten kann man mit Knoblauch, Ingwer, Pfeffer und Steinsalz verhindern.

Bei der Frage nach der richtigen Quantität unserer jeweiligen Mahlzeiten gilt das Prinzip »So viel wie nötig (um den Hunger zu stillen), so wenig wie möglich«. Die angemessene Menge der Nahrungsaufnahme ist allerdings auch typabhängig: Die kleinste Portion sollte sich der Kapha-Typ auf den Teller laden, der Pitta- und vor allem der Vata-Typ dürfen da schon etwas kräftiger zulangen. In jedem Fall aber sollte etwa ein Drittel des Magens frei bleiben. Untrügliche Symptome für eine falsch bemessene Quantität sind Müdigkeit, Völlegefühl oder gar Herzschmerzen nach dem Essen.

Wichtig ist auch die Frage, wann und wie wir essen. Wer ein qualitativ noch so hochwertiges und für seinen Biotyp optimales Essen ständig zur falschen Zeit, in Eile und unregelmäßig zu sich nimmt, ruiniert nach den Erkenntnissen des Ayurveda seine Gesundheit genau so, als wenn er sich »tamasisch«, also extrem minderwertig ernährt. Die Hauptmahlzeit, ein warmes, aus frischem Gemüse zubereitetes Gericht, sollte zwischen 12 und 14 Uhr serviert werden, weil dann die menschliche Verdauungskraft am stärksten ist. Ein leichtes, warmes und anregendes Frühstück ist am bekömmlichsten zwischen 6 und 9 Uhr und das Abendessen sollte man nach Möglichkeit vor 19 Uhr zu sich nehmen.

Bei der Abfolge der Gerichte innerhalb einer Mahlzeit stellt der Ayurveda unseren Menüplan auf den Kopf: Als Vorspeise wird Süßes serviert, saure und salzige Speisen in der Mitte und zum Schluss, sozusagen als Nachtisch, etwas Würziges oder eine andere Geschmacksrichtung. Eine weitere Ernährungsregel: Als Hauptnahrung sollten wir nach Möglichkeit nur Lebensmittel aus dem eigenen geografischen Lebensraum wählen und warten, bis sie hier natürlich reifen.

Achtsamkeit und Atmosphäre

Die indisch-ayurvedische Ernährungslehre geht noch einen Schritt weiter: Selbst wenn ein Mensch all die bislang genannten Regeln für eine gesunde Ernährung beachtet, wird er dennoch zum Eigenverursacher diverser Erkrankungen, wenn es ihm nicht gelingt, seine Mahlzeiten in angenehmer und ruhiger Atmosphäre ohne Ablenkung durch Fernsehen oder Zeitungslektüre zu genießen. Wer sich mit Wut, Ärger, Sorgen oder Ängsten zu Tisch setzt, beim

Essen Streitgespräche führt, fügt sich erheblichen Schaden zu. Hier fordert der Ayurveda das yogische Prinzip der Achtsamkeit, also die Fähigkeit, seine Konzentration bewusst zu steuern, Negativgedanken abzuschalten.

Als Jahrtausende altes Kulturgut von Generation zu Generation weitergereicht, wird das kollektive Wissen von der gesundheitsfördernden Zubereitung der Nahrungsmittel, von ihrer verträglichen Kombination, von ihrem Einfluss auf Körper und Seele, von den unterschiedlich wirksamen Qualitäten der Kräuter und Gewürze und deren heilenden Eigenschaften in den meisten Küchen Indiens fast intuitiv angewandt, auch wenn man sich der komplizierten Kausalzusammenhänge gar nicht bewusst ist. Der Blick über unseren Tellerrand zeigt: Die Ernährungslehre des Ayurveda ist ein bedenkenswertes Konzept, das jedem von uns helfen kann, sich typgerecht gesund zu ernähren.

Die Konstitutions- oder Typenlehre des Ayurveda erklärt, warum wir Menschen so unterschiedlich gestrickt sind, warum wir auf alles, was uns begegnet, so unterschiedlich reagieren: auf das Klima, auf Stress, Ärger, Lärm, Medikamente oder unsere Ernährung. Seinen Konstitutionstyp zu ermitteln und seine Ernährung danach auszurichten, ist nicht ganz einfach. Eine Schwierigkeit ergibt sich allein daraus, dass wir fast alle mit einer erheblichen Differenz zwischen unserer typspezifischen Natur einerseits und unserem aktuellen, davon abweichenden Zustand leben. Es bedarf eines erfahrenen Ayurveda-Arztes, die beiden voneinander zu trennen, um dann genaue Empfehlungen für einen typgerechten Lebensstil einschließlich der Ernährung geben zu können.

Eine Frage des Typs

Der **VATA**-Typ hat einen leichten, schlanken Körperbau, trockene Haut, kalte Hände und Füße. Er mag weder Kälte noch Wind, neigt zur Rastlosigkeit und Unsicherheit, verfügt aber über ein hohes Maß an geistiger Flexibilität. Eine typgerechte Ernährung beinhaltet beispielsweise Eintöpfe, Suppen, Reis, Nudeln, Brot und meidet Rohkost.

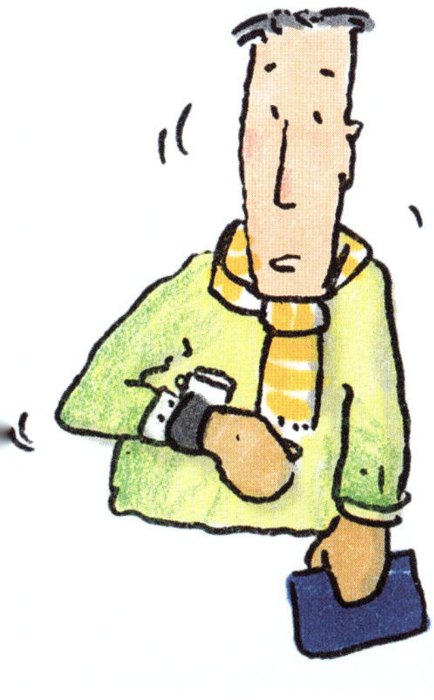
Äh ... habe noch einen Termin ...

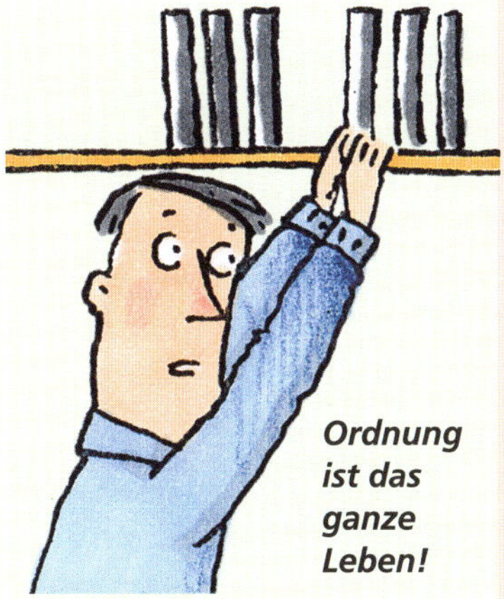
Ordnung ist das ganze Leben!

Der **PITTA**-Typ wirkt etwas kräftiger als der Vatatyp. Er hat eine eher fettige Haut, neigt zu starkem Schwitzen und zu Perfektionismus. Er verfügt über einen ausgeprägten Ordnungssinn, großes Organisationstalent und mag weder heißes Klima noch harte körperliche Arbeit. Der ayurvedischen Ernährunglehre zufolge sollte er ölige Speisen und starke Gewürze meiden, den Salzkonsum reduzieren und bei warmem Wetter kühlende Speisen – zum Beispiel Salate – und Getränke bevorzugen.

Der **KAPHA**-Typ ist leicht erkennbar an einem starken, zur Korpulenz neigenden Körperbau. Er verfügt über eine beachtliche Vitalität, ein enormes Durchhaltevermögen und ein gutes Langzeitgedächtnis. In seiner Gelassenheit ist er nur schwer aus der Ruhe zu bringen. Eine für ihn geeignete Ernährung meidet Milchprodukte, fette Speisen und Eisgekühltes; empfehlenswert sind stattdessen Obst, Gemüse, Salate und während der kalten Jahreszeit warme und scharfe Nahrung.

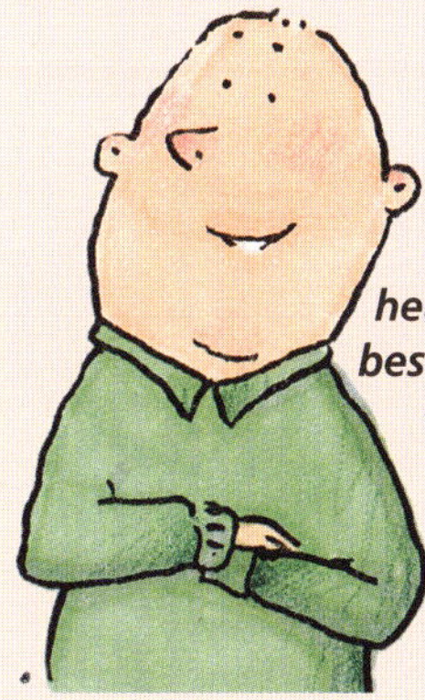
Was du heute kannst besorgen, das verschiebe ruhig auf morgen!

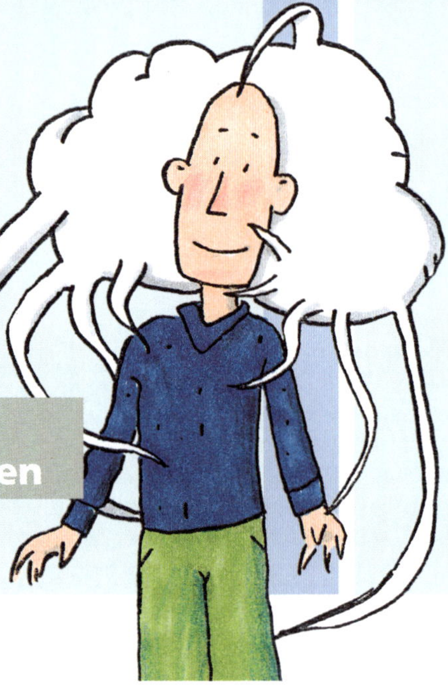

Auf den eigenen Körper hören

Die Signale verstehen

Unser Körper spricht mit uns – mal leise, mal laut, mal direkt, mal auf Umwegen. Wichtig für das eigene Wohlbefinden ist: Wir müssen die Signale, die er uns sendet, nicht nur ernst nehmen, sondern auch richtig einordnen. Sicher, Botschaften wie »Ich habe Hunger«, »Ich bin durstig«, »Dieses Essen liegt mir wie ein Stein im Magen« oder »Ich bin satt« sind eindeutig auf unser Ernährungsverhalten bezogen. Doch so einfach macht es uns die innere Stimme nicht immer. Bei mehrdeutigen Symptomen wie Müdigkeit, Erschöpfung, Infektanfälligkeit, Konzentrationsschwäche, Kopfschmerzen oder Hautausschlägen ist Ursachenforschung angesagt. Dass das »Was«, das »Wie« und das »Wie viel« der Ernährung für solche Beschwerden verantwortlich sein kann, ist für viele Menschen oft eine überraschende Erkenntnis.

***Achtsamkeit** spielt in chinesischen und indischen Gesundheitslehren schon seit Jahrtausenden eine wichtige Rolle. Wer bewusst in sich hineinhört, lernt durch die Reaktionen des Körpers, was ihm gut tut und was nicht. Das gilt auch für die Ernährung und ihre Auswirkungen auf das ganz persönliche (Wohl-)Befinden.*

Ob direkt oder indirekt: Damit wir uns sprichwörtlich wohl in unserer Haut fühlen, dürfen wir die Zeichen unseres Körpers nicht übersehen. Je früher wir sie beachten, desto besser. Dazu einige wichtige Hinweise:

- ★ Längst überholte, aber in vielen Familien noch immer verbreitete Erziehungsideale sorgen bis heute dafür, dass natürliche Schutzmechanismen unseres Körpers schon in der Kindheit lahmgelegt werden. Ein Beispiel ist das Gebot: »Iss deinen Teller leer!« Wer damit regelmäßig das eigene Sättigungsgefühl ignoriert, schafft die Basis für späteres Übergewicht und möglicherweise daraus resultierende körperliche und seelische Leiden.
- ★ Essen ist für Gesundheit und Wohlergehen sehr wichtig, deshalb sollte es nicht zur Nebensache werden. Wer zum Beispiel seine Mahlzeiten vor dem Fernseher einnimmt, wird mit Sinnesreizen von der Mattscheibe überflutet, überhört dabei aber leicht die Stimme seines Körpers. Wenn's spannend wird, werden die Bissen schnell heruntergeschlungen. Wirklich genießen lässt sich das Essen auf diese Weise nicht. Und ob wir satt sind oder Appetit haben, spielt vor allem beim Naschen eine eher untergeordnete Rolle.

- Kinder lernen vor allem über Erfahrungen. Das gilt auch fürs Essen und Trinken. Wenn die Kids nur Pommes mit Mayo kennen, können sie nicht wissen, wie viel besser ihnen Folienkartoffeln mit Joghurt-Dips bekommen und auch schmecken. Wer zum Nachtisch nur Sahne-Puddings zur Auswahl hat, weiß nicht, wie lecker ein bunter Obstsalat ist. Wenn Sie Ihren Kindern die Gelegenheit geben, Dinge, die ihnen gut tun, immer wieder auszuprobieren, helfen Sie ihnen dabei, die Reaktionen ihres Körpers »hautnah« zu verstehen.
- Allgemeine Kenntnisse zu Energielieferanten, Vitaminräubern & Co sind Voraussetzung für eine ausgewogene, nährstoffreiche und kalorienbewusste Ernährung, reichen aber nicht aus, um ein gutes Gefühl für den eigenen Körper und damit verbundene positive Ernährungsgewohnheiten zu entwickeln. Dazu gehört, dass das Wissen auch angewandt wird. Das ist nicht nur bei Unwohlsein oder Krankheiten von Bedeutung, sondern unter anderem auch beim Vorbeugen und Regulieren von Gewichtsproblemen.

Von guten Futterverwertern und schweren Knochen

Abweichungen vom Normalgewicht rangieren in der Liste der Körpersignale, die uns dazu bewegen, unser Ernährungsverhalten auf den Prüfstand zu stellen, auf Platz 1. Was »normal« ist, lässt sich bei Kindern jedoch schwieriger bestimmen als bei Erwachsenen. So ist es durchaus nicht ungewöhnlich, wenn der Nachwuchs vor sogenannten Streckphasen, beispielsweise mit circa 12 Jahren, vorübergehend pummelig wird oder – nachdem er einen »Schuss« in die Höhe gemacht hat – ziemlich dünn aussieht. Denn das Wachstum in die Höhe und in die Breite verläuft bis zur Pubertät nicht immer parallel. Bei länger anhaltenden, im Vergleich zu ähnlich großen Altersgenossen auffälligen Gewichtsveränderungen sollte man sich ärztlich beraten lassen.

Viele ernährungsbewusste Eltern wissen aus Erfahrung: Es ist nicht immer leicht, gegen kalorienreiche Verführer wie Chips, Cheeseburger und Ketchup anzukämpfen. Besonders schwierig wird es, wenn Mama und Papa längerfristig beobachten: Ihr Kind isst in Maßen und erlaubt sich nur hin und wieder eine süße »Sünde« – trotzdem bringt es sichtbar mehr Pfunde auf die Waage als der Freund, der bei fettigen Knabbereien nur allzu oft nicht widerstehen kann.

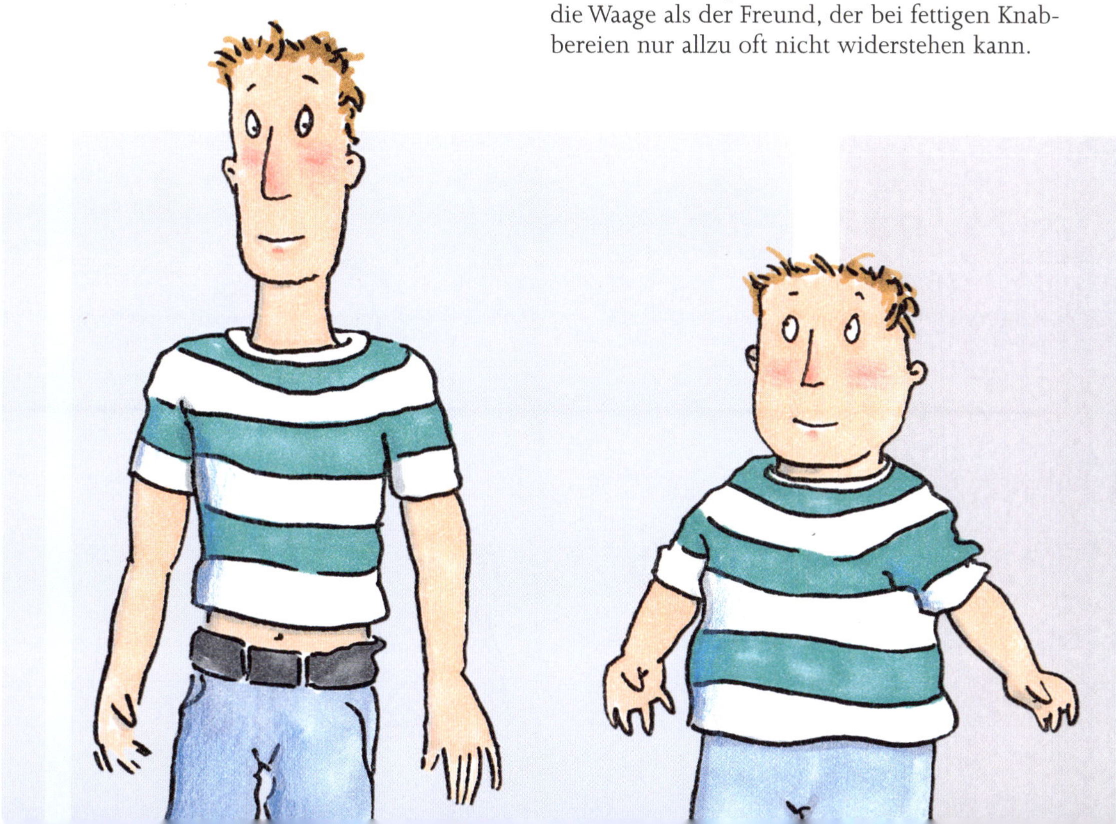

Was tun, wenn der frustrierte Kleine meint: »Egal, was ich esse, ich werde ja sowieso dick!«?

Der Volksmund spricht unter anderem von »schweren Knochen« und »guten Futterverwertern«, wenn es darum geht, das Zuviel auf der Waage zu erklären. Die »schweren Knochen« sollten Eltern schnell als untaugliche Argumentationshilfe abhaken: Das Knochengerüst macht im Schnitt nur etwa 12 Prozent vom Gesamtgewicht eines Menschen aus. Mögliche Schwankungen sind eher geringfügig: Sie betragen höchstens ein Fünftel des »normalen« Knochengewichts. Selbst bei einem Gesamtgewicht von 70 Kilo bringen dickere Knochen in der Regel damit nicht mal ein Plus von zwei Kilo auf die Waage.

Der Spruch von den »guten Futterverwertern« hingegen hält auch dem strengen Blick der Ernährungswissenschaft stand. Unterschiede, wie unser Körper mit der Energie (Kalorien), die wir ihm zuführen, umgeht, sind offensichtlich in unserem Erbmaterial festgelegt. Das haben Familien- und Zwillingsstudien bestätigt. Während der »schlechte Futterverwerter« Kalorien, die über seinen Energiebedarf hinausgehen, verbrennt und als Wärme abgibt, speichert der »gute Futterverwerter« sie als Fettreserven.

In der Vergangenheit war der »Energie-Sparer«, dessen Körper biologisch noch auf alte Zeiten programmiert ist, eindeutig im Vorteil. Denn unsere Vorfahren zehrten bei Hungersnot von diesen angelegten Reserven. Heute, in Zeiten, in denen uns ein reiches Nahrungsangebot zur Verfügung steht, sind gut gefüllte Fettdepots nicht nur überflüssig, sondern auch lästig: Nicht verbrauchte Energie wird über kurz oder lang in Speckröllchen umgewandelt.

Ihr Kind ist ein »guter Futterverwerter«? Kein Grund zur Panik: Denn es sind die Anlagen, die wir in die Wiege gelegt bekommen, nicht aber das Übergewicht oder das Schlanksein selbst. Mit ausreichend Bewegung und Lebensmitteln, die eine hohe Nährstoffdichte haben – wenig Kalorien, dafür reichlich Vitamine und Mineralstoffe –, kann man meist gegensteuern.

Und der »schlechte Futterverwerter«: Darf er ohne Konsequenzen ungezügelt schlemmen? Nein, denn auch für ihn gilt: Nimmt er dauerhaft mehr Kalorien zu sich, als sein Körper verwerten kann, wird er dicker. Die Wahrscheinlichkeit steigt mit zunehmendem (Erwachsenen-)Alter, weil der Körper dann weniger Energie verbraucht. Auch für den »schlechten Futterverwerter« spielt eine ausgewogene, vollwertige, fett- und zuckerarme Ernährung von Anfang an eine wichtige Rolle. Denn nur so kommt man an die Nährstoffe, die für starke Knochen, gesunde Zähne, reibungslos funktionierende Organe, ein gutes Immunsystem und für Leistungsfähigkeit unerlässlich sind.

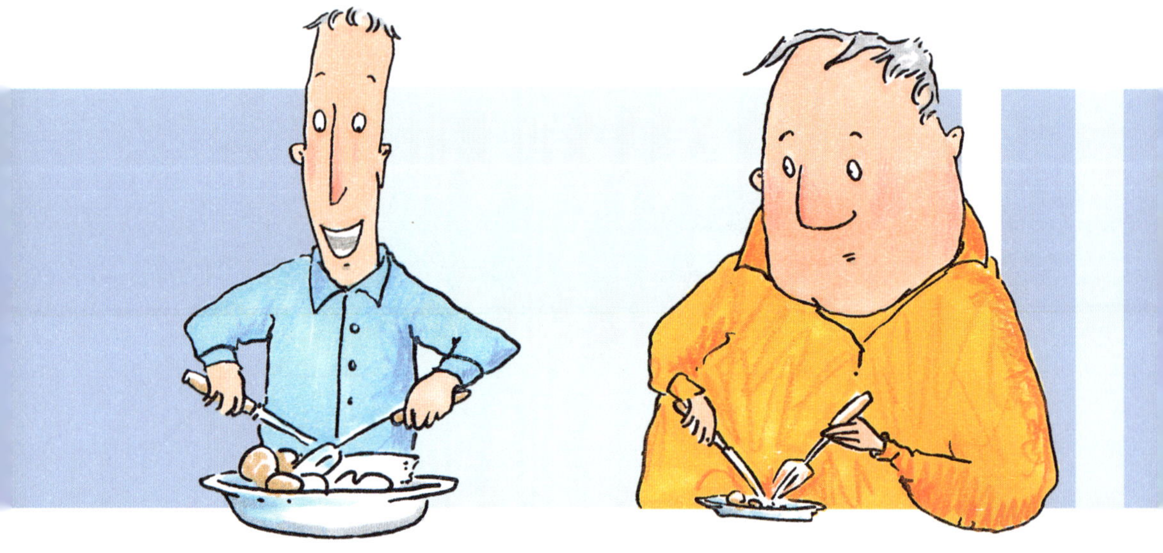

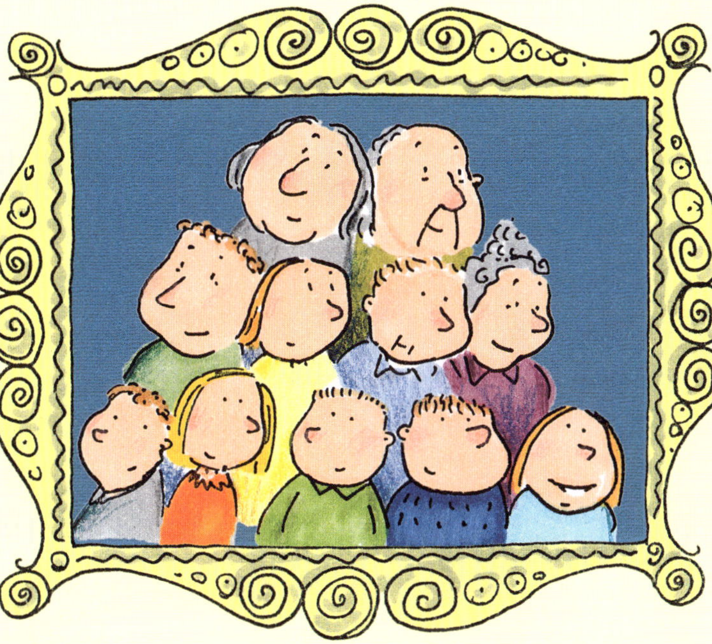

Dickes Erbe?

Wenn Menschen leicht dick werden oder dünn bleiben, hat das nicht immer nur mit ihrem Essverhalten zu tun. Die moderne Wissenschaft geht davon aus, dass die Erbanlagen nicht nur die Körperform – Apfel oder Birne – bestimmen, sondern auch erheblichen Einfluss auf die Regulierung des Körpergewichts haben. Die Schätzungen reichen von 30–80 %.

Weltweit laufen Forschungen, um den genetischen Ursachen von starkem Übergewicht (Adipositas) auf die Spur zu kommen. Einige Gene, die an der Steuerung des Hunger- und Sättigungsgefühls sowie dem Stoffwechsel und Energieverbrauch des Körpers beteiligt sind, wurden bereits identifiziert. Wissenschaftler der Universitäten Marburg und Duisburg-Essen haben zum Beispiel Veränderungen des Melanocortin-4-Rezeptor-Gens (MC4R) untersucht. Dieses Gen liefert den Bauplan für einen »Empfänger« von Botenstoffen, mit deren Hilfe die Signale »Hunger«, »Appetit« und »Sättigung« ans Gehirn weitergeleitet werden. Bei einem Gen-Defekt können die Betroffenen unter anderem einen ungebremsten Appetit entwickeln. 2–3 % der extrem Übergewichtigen weisen derartige Erbgutveränderungen auf.

Im Jahr 2006 wurde in internationalen Studien eine neue, für den Fettstoffwechsel bedeutsame Genvariante erforscht. Die repräsentative Bevölkerungsstichprobe eines Teams des Münchner GSF-Forschungszentrums für Umwelt und Gesundheit im Raum Augsburg ergab: Personen mit dieser Erbgutveränderung waren zu 30 % häufiger übergewichtig als andere Beteiligte. Familienuntersuchungen an der Universität Duisburg-Essen belegten zudem, dass übergewichtige Kinder das »Fettleibigkeitsgen« gehäuft von den Eltern geerbt hatten.

Dennoch, eines geht klar aus den Ergebnissen von Untersuchungen hervor: Nur in ganz seltenen Fällen ist ein einziges krankes Gen an der Entstehung von Übergewicht »schuld«. Die Forscher vermuten, dass normalerweise mehrere Faktoren ineinander greifen: Dazu zählt das Zusammenwirken verschiedener Erbanlagen ebenso wie ein Lebensstil mit wenig körperlicher Aktivität und kalorienreicher Ernährung.

Noch bleibt viel zu tun, um die komplexen genetischen Prozesse, die Einfluss auf die individuelle Nahrungsverwertung und unser Essverhalten haben, hinreichend zu entschlüsseln. Die Art und Weise, wie wir uns ernähren und körperlich aktiv sind, liegt jedoch schon heute in unserer Hand. Auch wenn es nicht gerecht ist – manche Menschen haben eine Veranlagung zum Dickwerden geerbt. Im Kampf gegen die Pfunde werden ihnen verstärkt Disziplin und Anstrengung abverlangt.

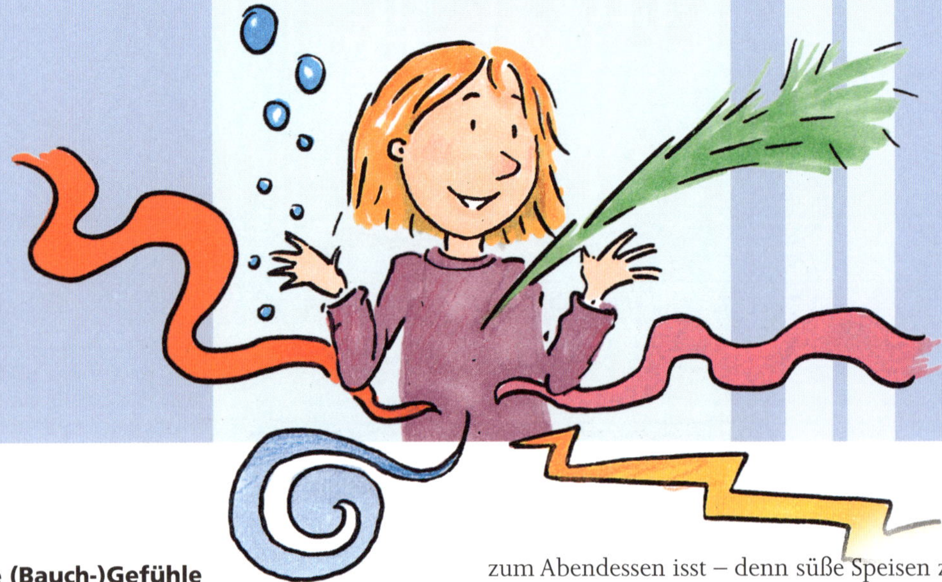

Gute (Bauch-)Gefühle

Erwachsene trauen sich durchaus zu, wichtige Signale des eigenen Körpers richtig zu deuten. Wie aber sieht das mit Kindern aus? Wissen die Kleinen wirklich schon, was gut für sie ist? Die Antwort ist »Jein«. Wenn es um (Bauch-)Gefühle geht, haben Kinder ebenso wie Erwachsene ein untrügliches Gespür dafür, was sie brauchen. Hunger, Sättigung und Durst: All das können sie richtig »erfühlen«. Wenn es jedoch darum geht, womit die Grundbedürfnisse Essen und Trinken am besten befriedigt werden, dann sind das Wissen, die Erfahrung und das Vorbild der Eltern gefragt.

Beobachtet man eine stillende Mutter, fällt auf, dass sie sich vollkommen auf das Bauchgefühl ihres Säuglings verlässt. Hört das Baby zum Beispiel auf zu saugen, akzeptiert sie das Signal »satt«. Möchten hingegen ältere Geschwister das vorgesehene Mahl nicht völlig aufessen, akzeptieren Mama und Papa den natürlichen Widerstand oft nicht. Hier ist mehr Vertrauen gefragt. Denn Eltern, die ihr Kind gut kennen, können die Situation ganz entspannt sehen: Anna isst ihre Suppe nicht ... – na, dann heute mal eben nicht. Was das Kind beim Mittagessen auslässt, holt es später – vielleicht schon beim Abendessen – nach. Dann empfiehlt sich jedoch ein besonders genauer Blick darauf, was Anna zum Abendessen isst – denn süße Speisen zum Beispiel sind kein angemessener Ersatz für mittags verschmähtes Gemüse.

Kinder müssen den Teller nicht leer essen. Heute weiß man: Wer weiter isst, ohne Hunger zu haben, bringt sein Sättigungsgefühl – und damit ein natürliches Instrument zur Gewichtsregulierung – aus dem Takt. Haben Sie Verständnis dafür, wenn der Hunger nicht immer gleich groß ist, das geht uns Erwachsenen doch genauso, oder? Wichtig ist, dass ausgefallene Mahlzeiten – ebenso wie durch bestimmte Vorlieben und Abneigungen immer wieder gleich zusammengestellte Menüs – nicht zum Dauerzustand werden.

Kleiner, aber wirkungsvoller Tipp in Sachen Körpersprache: Nehmen Sie sich gemeinsam mit Ihren Kindern die nötige Zeit zum Essen. Wer gründlich kaut und die Bissen nicht hinunterschlingt, gibt seinem Körper die Chance, rechtzeitig zu melden, wenn er genug hat. Denn der Weg vom Mund bis zur Botschaft ans Gehirn dauert schon seine Zeit: Etwa 15 bis 20 Minuten vergehen, bis Kontrollstationen – sogenannte Rezeptoren – in Magen, Leber und Darm über das Blut und die Nervenbahnen die Information weiterleiten, dass genügend Nährstoffe aufgenommen wurden. Schnellesser haben zu diesem Zeitpunkt längst mehr zu sich genommen, als ihr Körper tatsächlich braucht.

Besonders bei jüngeren Kindern sind die Augen oft größer als der Hunger. Bieten Sie Ihren Sprösslingen lieber kleinere Portionen mit möglichem Nachschlag an. Das erleichtert es dem Nachwuchs, auf sein natürliches »Satt-Gefühl« zu hören und das gemeinsame Essen ohne Frust zu beenden: Die Kleinen haben dann das Erfolgserlebnis, »ihre Ration« geschafft zu haben, und den Eltern bleibt der Ärger erspart, mit den Kids wortreich über das Stochern und Manschen im übriggebliebenen Essen zu diskutieren.

Ein Sprichwort sagt: »Der Körper holt sich schon, was er braucht«. Appetit oder Heißhunger auf bestimmte Speisen können Hinweise darauf geben, was ihm gerade an Nährstoffen fehlt. Bei großem Verlangen nach Erdbeeren besteht möglicherweise ein erhöhter Bedarf an Vitamin C, Kalziummangel kann sich zum Beispiel durch übermäßigen Appetit auf Milchprodukte bemerkbar machen. Diese Nährstoffe stecken natürlich auch in anderen Lebensmitteln. Eltern beeinflussen mit dem ausgewogenen Angebot, das sie ihren Kindern machen, inwieweit der Körper der Kleinen sich auch tatsächlich holen kann, was er braucht.

***Gefühle** sind zuverlässige Freunde. Sie lügen nicht. Gefühle machen mit den eigenen Bedürfnissen, Wünschen und Grenzen vertraut. Deshalb ist es klug, auf sie zu hören. Das gilt nicht nur für klassische Emotionen wie Liebe, Wut, Ärger und Begeisterung. Auch Durst, Hunger, Appetit und Sättigung sind Gefühle, die zeigen: »Hier fehlt etwas« oder »Es ist genug«.*

Gesunde Grenzen setzen

Das Frühstück ist ein wichtiges Beispiel dafür, dass Kinder nicht immer intuitiv wissen, was gut für sie ist. Hier sollten Sie – ohne Zwang – alle Tricks und Überredungskünste ausschöpfen, um kleine Essensverweigerer doch noch zu bekehren. Und vor allem selbst Vorbild sein. Denn die erste Mahlzeit des Tages gilt für Heranwachsende nach wie vor als die wichtigste. Sie macht müde Sprösslinge munter und füllt ihre über Nacht geleerten Energietanks auf – im Idealfall mit rund 30 % des gesamten Tagesbedarfs.

Ein Mix aus Obst, Vollkorn- und Milchprodukten liefert gute Voraussetzungen, in Schule und Kindergarten geistig wie körperlich mithalten zu können.

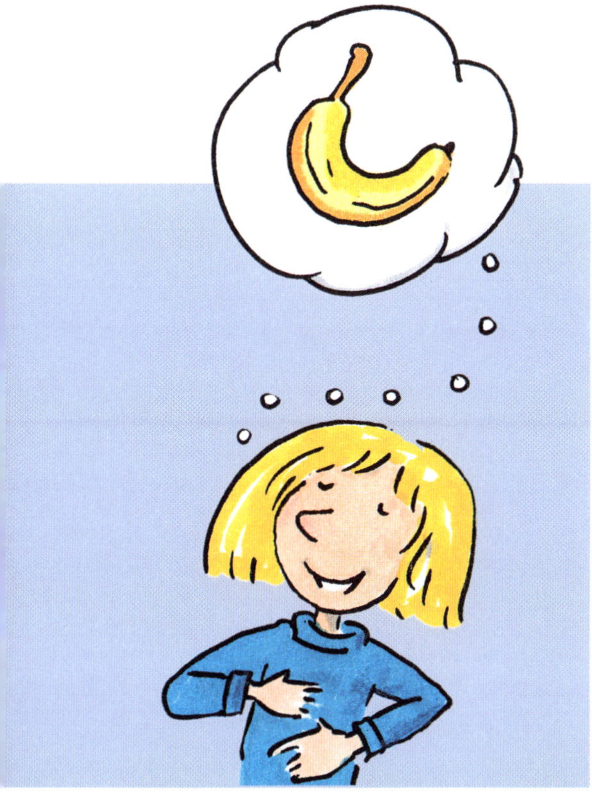

Thomas Höfte aus Lingen empfiehlt: »Lebensmittel in ›Starkmacher‹ und ›Schwachmacher‹ einordnen. Diese Begriffe sind für Kinder viel greifbarer als Begriffe wie ›Gesund‹ und ›Das hat viele Vitamine‹.«

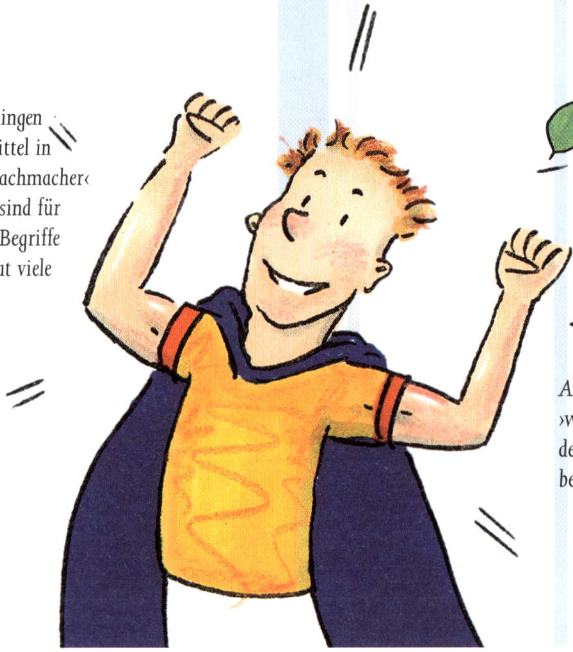

Ruth Podes aus Rottenburg: »Vollkornnudeln und Vollkornreis sind besonders wertvoll, sollten aber behutsam eingeführt werden, zunächst halb und halb gemischt mit ›weißen Nudeln‹ oder geschältem Reis, so gewöhnt sich der Gaumen langsam an ihren Geschmack. Allmählich kann die Menge der ›weißen‹ Nudeln dann reduziert werden, ohne dass die Familie das Essen bestreikt.«

Dafür gibt es mehr als einen Grund: Vollkorn-Brötchen und -Brote enthalten neben Kohlenhydraten einen hohen Anteil an Nähr- und verdauungsfördernden Ballaststoffen. Energie und Sättigungsgefühl bleiben über einen längeren Zeitraum erhalten. Äpfel, Bananen, Kiwi und Co sorgen nicht nur für die beliebte – kalorienarme – Süße, sondern auch für reichlich Vitamine und Mineralstoffe. Das in Milchprodukten wie Joghurt und Käse enthaltene Eiweiß und Kalzium versorgt Knochen und Zähne mit dem, was sie für ein gesundes Wachstum brauchen. Kalorienreiche Weißmehlprodukte wie helle Brötchen und der beispielsweise in süßen Teilchen oder Schnitten enthaltene Zucker geben dem Körper zwar einen schnellen Energieschub – aber der hält nicht lange an.

Der Pausensnack ergänzt das erste Frühstück. Konnte Ihr Sprössling sich frühmorgens nicht zu mehr als einem Glas Milch oder Kakao und wenigstens etwas Obst überwinden, sollte das vollwertige Zweitfrühstück entsprechend größer ausfallen.

Vielleicht haben Sie es schon einmal selbst bemerkt: Ohne Frühstück reagiert der Körper häufig mit einem »Hilferuf«. Heißhunger am späten Vormittag signalisiert: »Ich brauche rasch Energie.« Gerne gibt man dieser Forderung mit Süßigkeiten, Knabbereien oder einer viel zu üppigen Mahlzeit nach. Die auf diese Weise gewonnene Energie übersteigt den momentanen Bedarf. Die zusätzlichen Pfunde schleppt man ohne Umstellung der ungesunden Ernährungsgewohnheit gewiss länger mit sich herum.

Es muss nicht an mangelndem Hungergefühl liegen, wenn der Nachwuchs das Essen verweigert. Manchmal mag er das, was auf den Tisch kommt, einfach nicht. Dennoch: Verschmähtes Essen durch Süßigkeiten und Knabbereien zu kompensieren, sollte absolut tabu sein. Wer ständig nascht, »verlernt« den natürlichen Hunger, bringt sich damit um wichtige Nährstoffe und erhöht sein Risiko, dick zu werden. Bieten Sie gesunde Alternativen an, zum Beispiel in Form von (anderen) Gemüsesorten und frischem Obst.

Alarmzeichen Durst

Wenn Ihr Sprössling nicht krank ist, genügend schläft, ausgewogen isst und trotzdem schnell müde und unkonzentriert wirkt, kann es auch daran liegen, dass er nicht genug trinkt. Unser Körper, der etwa zu 70 % aus Wasser besteht, scheidet beim Schwitzen, Atmen, Verdauen und über den Urin viel Flüssigkeit aus. Bei einer Unterversorgung mit Wasser verdickt das Blut und versorgt den Organismus langsamer mit Sauerstoff und wichtigen Nährstoffen. Bei Kindern macht sich das schneller bemerkbar als bei Erwachsenen. Bieten Sie regelmäßig Trinknachschub an und erinnern Sie die Kids daran, auf ihr Durstempfinden zu hören. Auch wenn sie gerade ins Spiel vertieft sind. Durst ist ein wichtiges Alarmsignal für einen unausgeglichenen Wasserhaushalt. Am gesündesten löscht man ihn mit Leitungs- oder Mineralwasser, ungesüßten Kräuter- und Früchtetees und Fruchtsaftschorlen. Zuckerhaltige Soft-Drinks gelten als Süßigkeit und sollten deshalb eine Ausnahme bleiben.

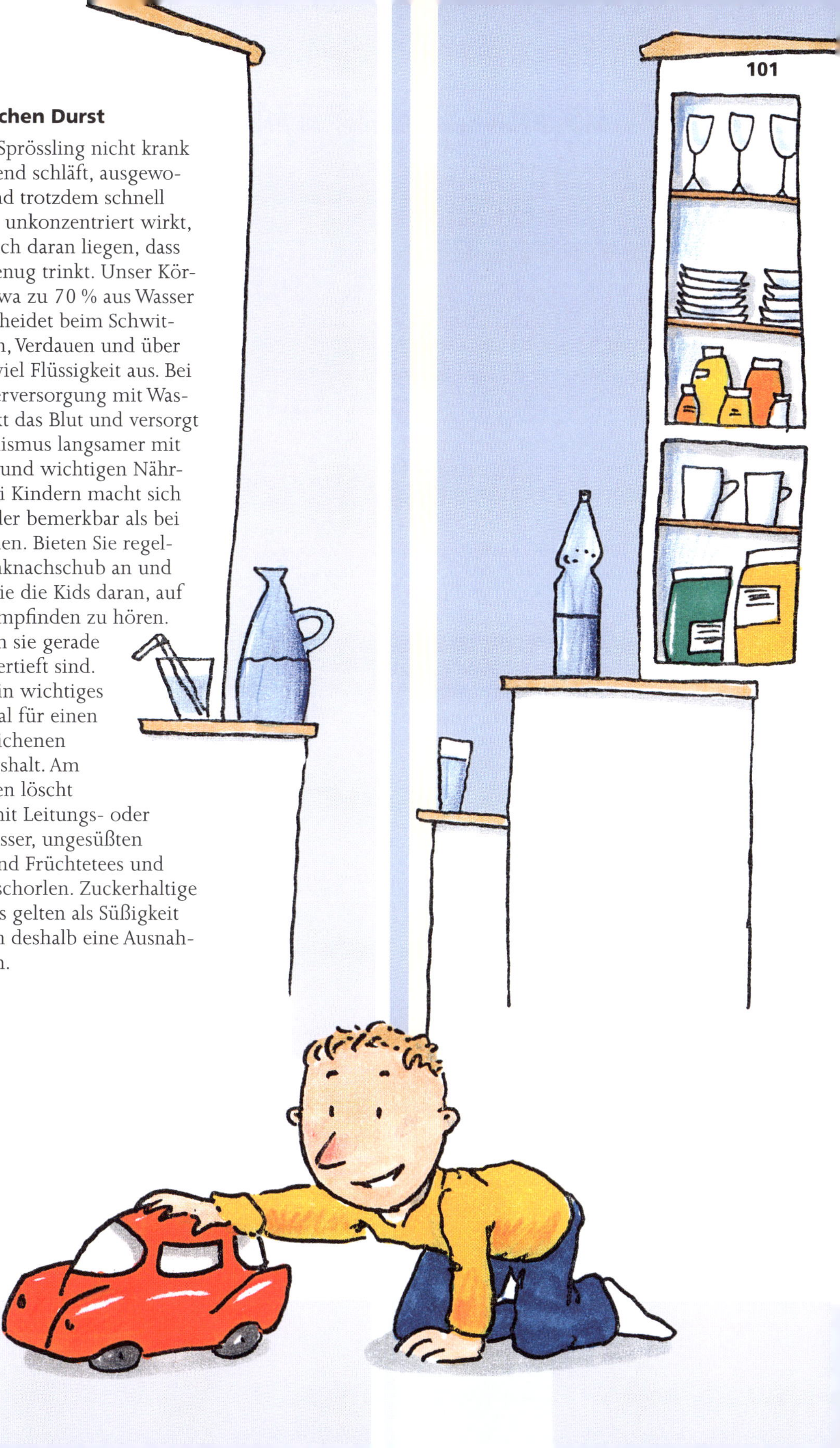

Tipps für Kids:

Dein Körper spricht mit dir!

Unsere Heizung läuft nicht ohne Öl oder Gas, das Auto nicht ohne Benzin, der Fernseher nicht ohne Strom: Viele Dinge, die dir täglich begegnen, müssen erst Energie tanken, um zu funktionieren. Nur die Gegenstände? Nein! Auch Pflanzen, Tiere und Menschen könnten ohne die Kraftstoffe, die sie zu sich nehmen, nicht leben. Wichtig ist, dass es die richtigen sind. Schau dir zum Beispiel deinen Wellensittich an, er frisst ganz anderes Futter als die Katze deines Freundes. Bekommt er das nicht, wird er krank. So geht es uns auch: Um gesund und fit zu bleiben, müssen wir das essen und trinken, was unser Körper braucht. Tun wir das nicht, macht er sich früher oder später bemerkbar. Hör gut zu, denn dein Körper »spricht« mit dir!

Am deutlichsten ist seine »Stimme« zu hören, wenn ihm etwas fehlt, zu viel wird oder nicht bekommt. Das kennst du sicher:

★ Hast du Hunger, knurrt dein Magen.

★ Wenn du Stress mit der besten Freundin hast, verspürst du häufig keinen Appetit.

★ Isst du etwas Verdorbenes oder kämpft dein Körper in Magen und Darm gegen Krankheitserreger an, erbrichst du manchmal und hast Durchfall.

★ Wenn du krank bist und vielleicht auch Fieber hast, dann ist dein Körper sehr damit beschäftigt, wieder gesund zu werden. Er braucht seine Kraft, die Bakterien oder Viren abzutöten. Du merkst das daran, dass du kaum Hunger hast oder dass du deine Lieblingsspeise nicht magst. Sobald dein Körper wieder fit ist, kommt auch der Appetit wieder.

★ Zahnschmerzen können ein Alarmzeichen dafür sein, dass zu viele süße Naschereien und Getränke deine Zähne weich und löchrig machen. Besonders, wenn du sie nach dem Essen nicht putzt.

★ Bist du satt, hast du nicht mal mehr Lust, von deinem Lieblingseis zu probieren. Tust du es doch, wird dir leicht schlecht.

Es kann also richtig klug sein, auf seinen Körper zu hören. Zugegeben, manchmal kommt die innere Stimme auch ungelegen. Wenn sie dir zum Beispiel mitten im spannenden Spiel mit immer trockener werdenden Kehle sagt: »Ich habe Durst.« Aber ist dir schon mal aufgefallen, dass du viel leichter müde wirst und nicht mehr 100 %ig bei der Sache bist, wenn du sie überhörst? Schau dir nur mal eine Pflanze an, die durstig ist – ihr ergeht es nicht anders: Wenn sie kein Wasser bekommt, beginnen ihre Blüten schnell zu welken und die Pflanze lässt den Kopf hängen.

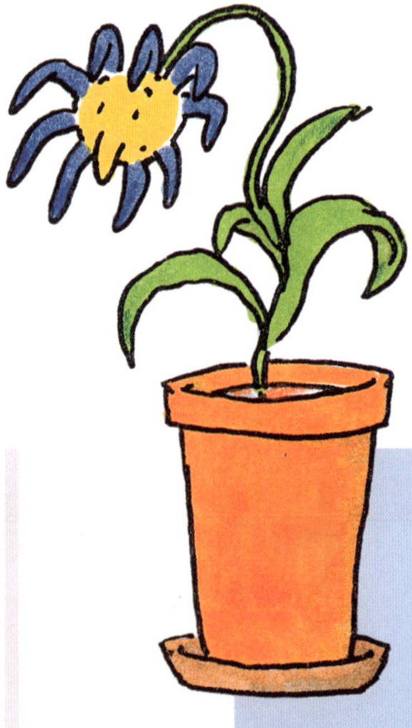

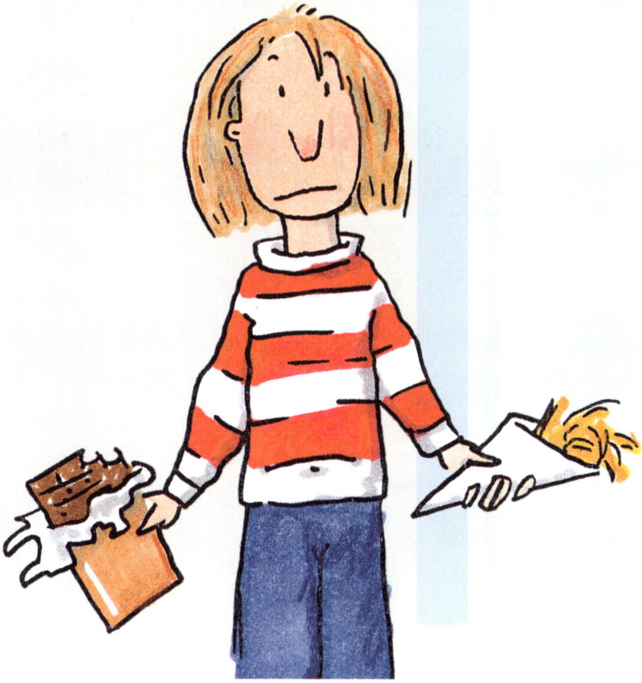

Wenn der Motor stottert

Ein Auto, das allein mit Benzin, Super oder Diesel fährt, gibt es nicht. Soll der Motor rund laufen, braucht er Kühlwasser, damit er nicht zu heiß wird, und Öl, damit die verschiedenen Bestandteile der Maschine wie geschmiert zusammenarbeiten. Sonst geht er kaputt. Unser Körper ist keine Maschine, aber auch in ihm müssen viele Rädchen richtig ineinander greifen, damit wir atmen, wachsen, laufen, denken, sehen – kurz – leben können. Auch er braucht dazu verschiedene Kraftstoffe, die helfen, die richtige Temperatur zu halten, in Fahrt zu kommen, wieder abzuschalten und keinen Rost anzusetzen. Isst du über längere Zeit immer das Gleiche, ist das ungefähr so, als würde ein Auto nur mit Benzin aufgefüllt und ein Haus ohne den Mörtel gebaut, der es zusammenhält. Und so wie ein Motor ins Stottern gerät, wenn das Öl zu zäh ist, gibt uns auch der eigene Körper Warnzeichen, wenn die nötige Mischung aus Wasser, Energie und Wirkstoffen – die er über die Nahrung erhält – nicht stimmt.

Hier zwei Beispiele:

- ★ Naschst du pausenlos Schokolade, kriegst du Bauchweh und fühlst dich eher schlapp.
- ★ Isst du nur noch Pommes frites von der Imbissbude, hast du das Gefühl, dir läge ein Stein im Magen.

Der Grund: Das, was du gegessen hast, besteht aus viel Zucker beziehungsweise Fett. Die liefern deinem Körper zwar reichlich Energie (Kalorien), aber viel mehr, als er im Moment gebrauchen kann. Außerdem bekommt er relativ wenig Vitamine und Mineralstoffe. Die Kalorien, die er nicht verbrauchen kann, machen dick, weil der Körper sie speichert – in Form von Fett. Bessere Energielieferanten sind Kartoffeln in Form von Ofen- oder Pellkartoffeln, außerdem Getreideprodukte wie Reis, Nudeln und Brot – vor allem in der Vollkornversion. Sie liefern zusätzlich viele Vitamine und Mineralstoffe. Im Kombi-Pack mit Milchprodukten, Obst und Gemüse sorgen sie dafür, dass dein Körper an allen »Baustellen« mit den Stoffen aus deiner Nahrung versorgt wird, die er braucht.

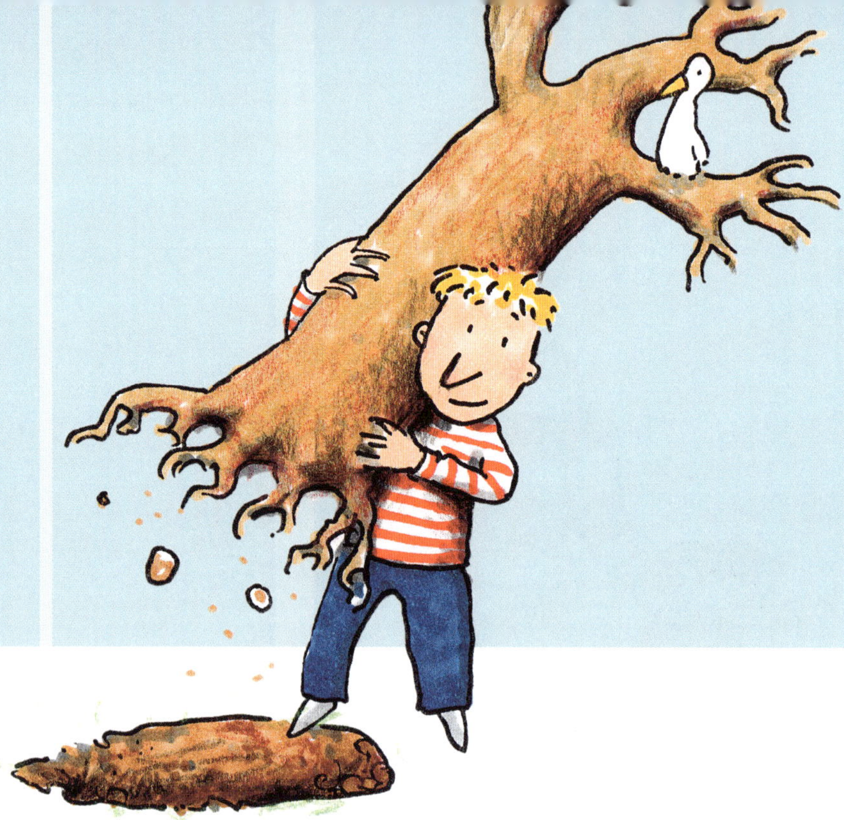

Power-Signale

Dein Körper meldet sich nicht nur bei dir, wenn es ihm schlecht geht, er zeigt dir auch, wenn er sich wohlfühlt. Diese Zeichen sind allerdings nicht ganz so leicht zu erkennen:

- Vielleicht ist dir das selbst schon mal passiert: Über den Streit mit der besten Freundin hast du dich mit reichlich Schokolade hinweggetröstet. Danach ging's dir wirklich besser. Das liegt – unter anderem – daran, dass die Inhaltsstoffe der Schokolade die Bildung des Glückshormons Serotonin anregen. Zu viel Schokolade macht durch reichlich Zucker und Fett aber auch dick. Versuch's doch einfach mal mit Bananen oder mit deiner Lieblingsmusik. Beides fördert die Serotonin-Produktion und sorgt für ein länger anhaltendes Wohlgefühl.
- Wenn du nach der großen Pause und einem gesunden, ausgewogenen Frühstück plötzlich wieder das Gefühl hast, du könntest Bäume ausreißen, ist das ein eindeutiges Power-Signal. Kannst du dich dann nach zwei anstrengenden Mathestunden noch locker auf vier weitere Unterrichtsstunden konzentrieren, zeigt das, dass du deine geleerten Energiespeicher richtig aufgetankt hast. Denn Frühstück ist nicht gleich Frühstück. Süße Snacks und zuckerhaltige Getränke liefern dir zwar rasch Energie, aber die wird genauso schnell ab- wie aufgebaut. Wenn du es richtig machen willst, aber nicht weißt wie, schau dir die lustige Ernährungspyramide auf Seite 49 an. Sie zeigt, was man reichlich, in Maßen und nur selten essen sollte, um fit zu sein und gesund zu bleiben.
- In der Trainingspause sind die neuen Sammelkarten, die du mit deinen Freunden tauschen kannst, manchmal so interessant, dass du vergisst, die Flüssigkeit, die du gerade ausgeschwitzt hast, wieder aufzutanken. Mach's dir trotzdem zur Gewohnheit, zuerst deinen Durst zu stillen, und du wirst sehen, dass du nicht nur beim Sammeln, sondern auch im Fußball oder Tennis mit der Energie, die du dadurch gewinnst, die besten Karten hast. Denn dein Körper braucht ausreichend Flüssigkeit, um die Transportwege, auf denen alle wichtigen Stoffe im Körper verteilt werden, geschmeidig und schnell zu halten. Am besten mit Durstlöschern wie Mineral- und Leitungswasser, ungesüßten Kräuter- und Früchtetees oder frischen Fruchtsaftschorlen.

★ Wenn du glänzendes Haar und gute Zähne hast, mit denen du kräftig zubeißen kannst, dann kommt das nicht allein von dem tollen Shampoo, das du benutzt, und der Zahnpasta, mit der du deine Zähne sicherlich nach jedem Essen putzt. Eine große Rolle spielen auch die in deinem Essen enthaltenen Vitamine und Mineralstoffe, die dem Körper von innen Kraft geben, Haut, Haare, Nägel, Zähne und Knochen stark und gesund wachsen zu lassen.

Fallen dir noch mehr Zeichen ein, die dir dein Körper gibt? Achte mal darauf, denn nicht alle Menschen reagieren auf jedes Essen und Getränk gleich. Das hat – unter anderem – etwas mit unseren ererbten Anlagen, Vorlieben, Abneigungen und auch mit Allergien zu tun. Wenn du deinem Körper gut zuhörst und erkennst, was dir bekommt oder was du nicht verträgst, kannst du zwar nicht jedes, aber so manches Bauch- und Zahnweh von vornherein vermeiden.

TIPPS

Grün, Gelb oder Rot?

Gas geben, aufpassen, bremsen: Das richtige Maß ist bei der Auswahl von Lebensmitteln für Kinder das A und O. Wichtige Anhaltspunkte dazu geben die Empfehlungen des Dortmunder Forschungsinstuts für Kinderernährung (FKE). Danach darf man bei pflanzlichen Lebensmitteln, Wasser und kalorienarmen Getränken reichlich, bei tierischen Nahrungsmitteln wie zum Beispiel Fleisch, Milch und Fisch mäßig und bei stark fett- und zuckerhaltigen Lebensmitteln nur sparsam zugreifen. Das lässt sich – insbesondere auch für kleinere Kinder – gut in Form einer Ernährungsampel veranschaulichen. Nutzen kann man sie nicht nur in größeren Gruppen wie zum Beispiel in Kindergarten und Schule, sondern auch zu Hause, wo man das passende Modell gemeinsam mit den Kids malen oder basteln kann.

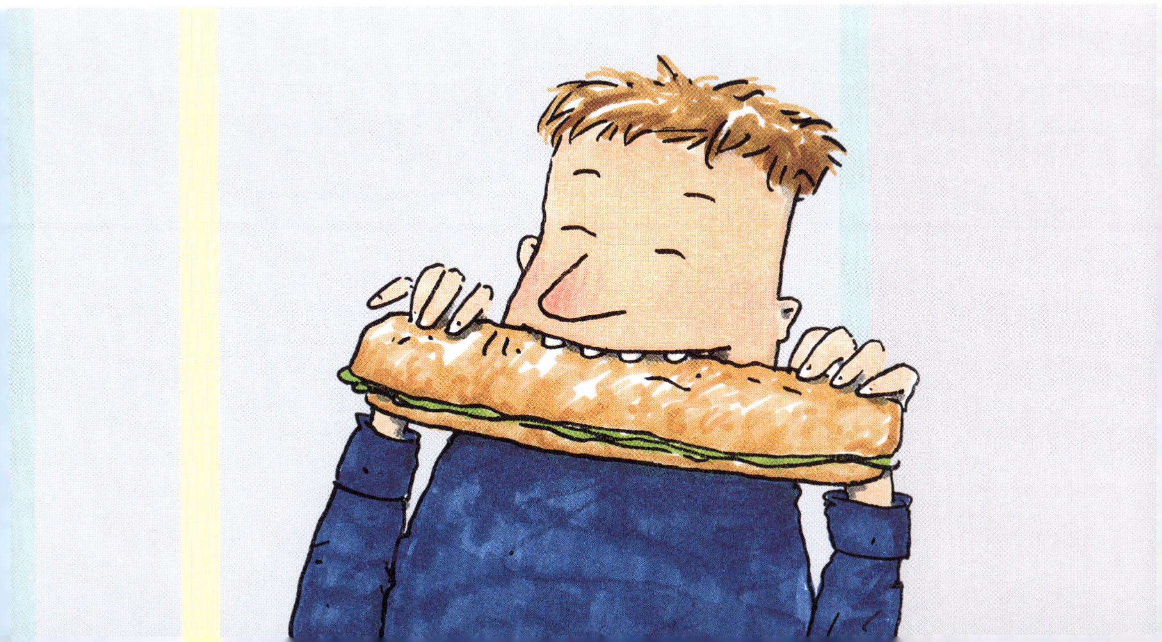

Kleiner Signal-Check für die Familie

Von Vitaminräubern, Energieraketen und Zahnkillern

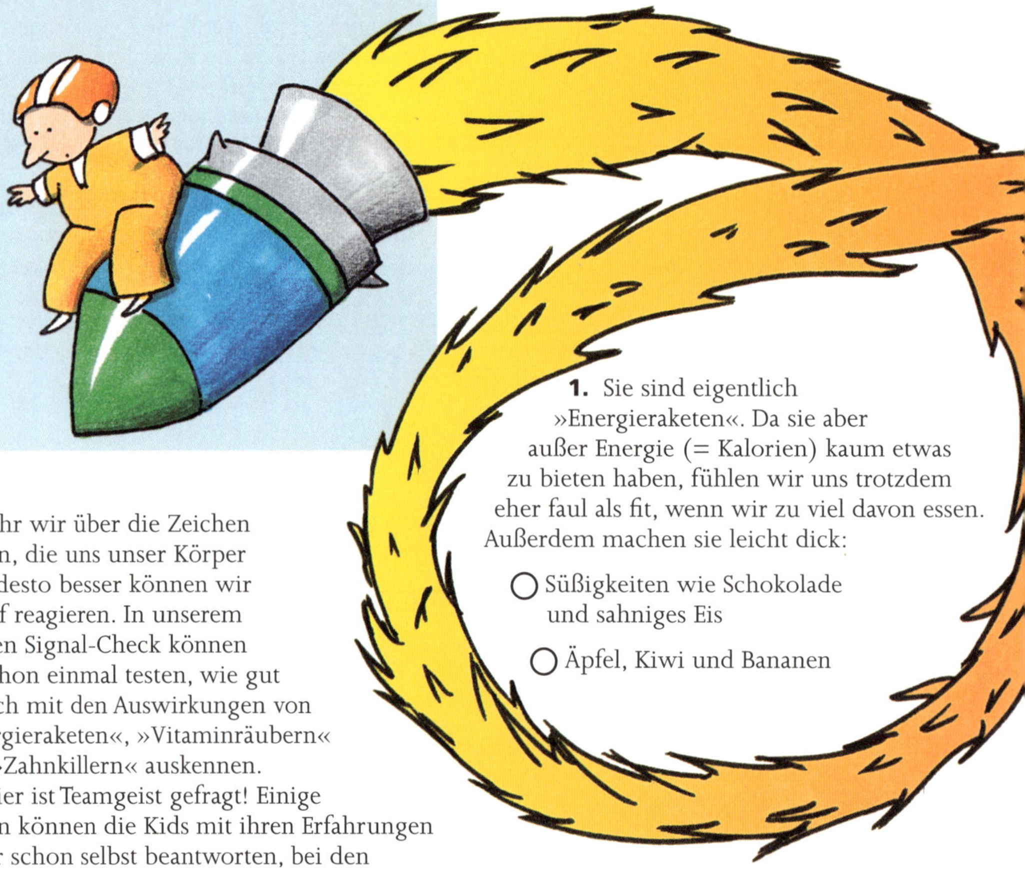

Je mehr wir über die Zeichen wissen, die uns unser Körper gibt, desto besser können wir darauf reagieren. In unserem kleinen Signal-Check können Sie schon einmal testen, wie gut Sie sich mit den Auswirkungen von »Energieraketen«, »Vitaminräubern« und »Zahnkillern« auskennen.

Hier ist Teamgeist gefragt! Einige Fragen können die Kids mit ihren Erfahrungen sicher schon selbst beantworten, bei den schwierigeren dürfen Mama und Papa helfen oder auch alleine punkten. Vielleicht bilden Sie ja ein »Mama – Sohn«- und »Papa – Tochter«-Team. Wer weiß am Ende mehr?

Bevor es losgeht, noch zwei Tipps:

Sie sind sich nicht sicher, ob Sie die richtige Antwort gefunden haben? Macht nichts. Schauen Sie einfach noch einmal in diesem Ratgeber nach. Denn dort werden – fast – alle Fragen in dem einen oder anderen Kapitel behandelt. Die Auflösungen stehen auf Seite 111.

Bei den Antworten ist nicht immer nur eine Antwort möglich.

Und jetzt viel Glück!

1. Sie sind eigentlich »Energieraketen«. Da sie aber außer Energie (= Kalorien) kaum etwas zu bieten haben, fühlen wir uns trotzdem eher faul als fit, wenn wir zu viel davon essen. Außerdem machen sie leicht dick:

- ◯ Süßigkeiten wie Schokolade und sahniges Eis
- ◯ Äpfel, Kiwi und Bananen

2. Diese lebenswichtigen Nährstoffe sind richtige Muntermacher, obwohl sie selbst keine Energie liefern. Ganz viele davon stecken in frischem Obst und Gemüse:

- ◯ Kohlenhydrate
- ◯ Vitamine
- ◯ Eiweiß
- ◯ Fett

3. Die meisten »Fitmacher« gelten als kalorienarm. Gibt es auch »fette Früchte«?

- ◯ Nein, Obst und Gemüse sind immer kalorienarm.
- ◯ Selten, aber es gibt sie.

4. Unser Körper lechzt nach einem Energieschub. Eines der Körpersignale dafür ist:

- ◯ Seitenstechen
- ◯ Heißhunger
- ◯ Gänsehaut

5. Vitaminräuber sind – im weitesten Sinn – Substanzen, Situationen oder Gewohnheiten, die dazu beitragen, dass der Körper mit weniger gesunden Vitalstoffen versorgt wird. Auf welche(s) der drei folgenden Beispiele trifft das zu?

- ◯ Zucker
- ◯ permanenter Stress
- ◯ einseitig fette und/oder süße Ernährung

6. Im Sommer schwitzen wir viel. Logisch, dass wir bei Hitze Durst haben und ständig Flüssigkeit auftanken müssen. Im Winter ist Frieren statt Schwitzen angesagt. Heißt das, wir kommen dann mit weniger Getränken und flüssiger Nahrung aus?

- ◯ Nein. Der Flüssigkeitshaushalt unseres Körpers muss unabhängig von den Außentemperaturen ausgeglichen sein. Trocknet die Haut im Sommer übers Schwitzen aus, ergeht es ihr im Winter bei der trockenen Heizungsluft nicht viel besser.
- ◯ Ja, wer weniger Wasser ausschwitzt, muss auch weniger auffüllen.

7. Speziell für Kinder: Auch Zahnschmerzen sind ein körperliches Alarmzeichen. Ein Kontrollbesuch beim Zahnarzt ist jetzt angesagt. Entdeckt er Löcher, könnte es daran liegen, dass du:

- ◯ deine Zähne nicht oft genug oder ausreichend gründlich putzt.
- ◯ zu viele Süßigkeiten naschst.
- ◯ zu häufig süße Limonaden, Cola oder Fruchtsäfte trinkst.

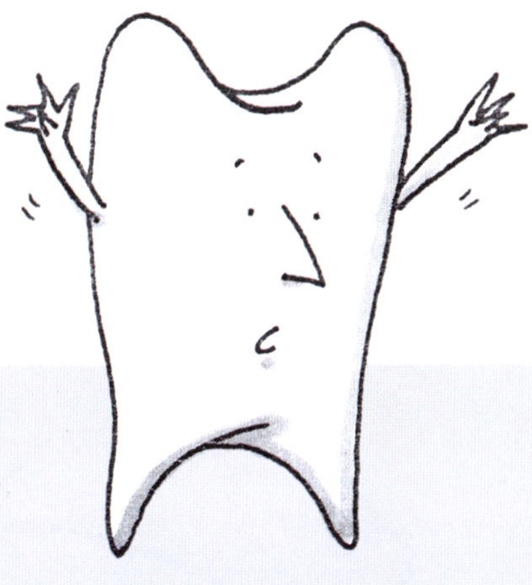

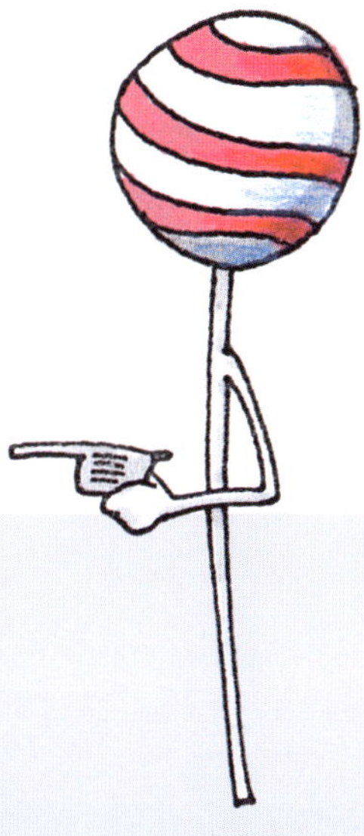

Dagmar Kayser aus Sonthofen: »Kinder sind sehr wissbegierig, also die Kids nicht nur mit einem ›Karotten sind gesund!‹ abspeisen, sondern gemeinsam informieren: Was steckt denn da so alles drin? Was braucht unser Körper und wie funktioniert er eigentlich?«

Abenteuer Essen

Kinder sind kleine Abenteurer. Früh gehen sie auf Entdeckungsreise, um ihre Umgebung mit allen Sinnen zu erkunden und zu begreifen. Dabei stellen die Kids weniger Ansprüche als Erwachsene. Abenteuer, das ist für Kinder nicht nur Urlaub im Erlebniscamp oder eine Fahrt auf dem Piratenschiff. Außergewöhnliches, das Spaß macht, reizt zum Ausprobieren, zum Nach- und Mitmachen. Diese kindliche Entdeckungslust können Eltern nutzen, wenn es ums Essen geht.

Mit Tipps und Tricks kommen auch hartnäckige Gemüse-Verweigerer leichter auf den (gesunden) Geschmack: Immer nur Schnitzel mit Pommes – das ist auf Dauer auch für Kids aus der »Gesundes-Essen-ist-blöd-Fraktion« langweilig. Ein Blick in die Welt des Geschmacks lohnt sich, denn sie ist – auch für sich alleine betrachtet – ziemlich spannend. Und: Eltern können auf die Ausbildung des Geschmackssinns ihrer Sprösslinge Einfluss nehmen …

Futter für die Sinne

Nina freut sich: »Super, heute gibt's Spinat.« Ihr großer Bruder Tim schiebt den Teller schon beiseite, wenn er das grüne Blattgemüse aus der Ferne sieht. Warum eigentlich?

Beim Essen und Trinken lassen wir uns leiten von dem, was wir schmecken, ebenso wie von unseren persönlichen Vorlieben und Abneigungen. Sie sind nicht nur vom Geschmackssinn geprägt, sondern auch von Düften und Gerüchen, Farben, Formen und Geräuschen. Das Gehirn setzt alle Sinnesreize und die Erfahrungen, die wir damit verbinden, zu einem »Geschmacksbild« zusammen.

Der Geschmackssinn – ein faszinierendes Organ

Machen Sie mal die Probe aufs Exempel und fragen Sie Ihre Familie oder Freunde, wo der Geschmackssinn sitzt. Im Mund? Stimmt, aber das ist nur die halbe Wahrheit. Denn genau genommen »schmecken« wir auch mit der Nase. Über die Zunge, die mit Tausenden von sensiblen Geschmacksknospen ausgestattet ist, nehmen wir lediglich Geschmacksrichtungen wahr. Die Zuordnung von Aromen, die zum Beispiel die Erdbeere von der Himbeere unterscheiden, findet über die Nase statt. Das heißt im Klartext: Wer ausgewogen schmecken will, braucht auch den richtigen Riecher. Ein starker Schnupfen genügt, und schon schmeckt alles nur noch fade.

*Die **Rezeptoren** für die sechs Geschmacksrichtungen süß, salzig, sauer, bitter, fett und umami (fleischig) verteilen sich gleichmäßig über den Randbereich der Zunge.*

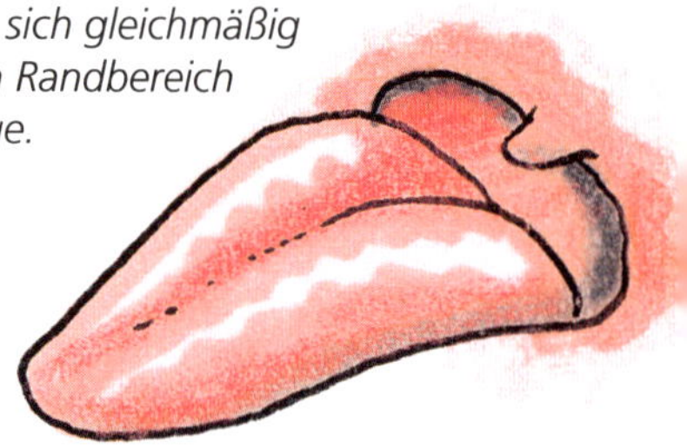

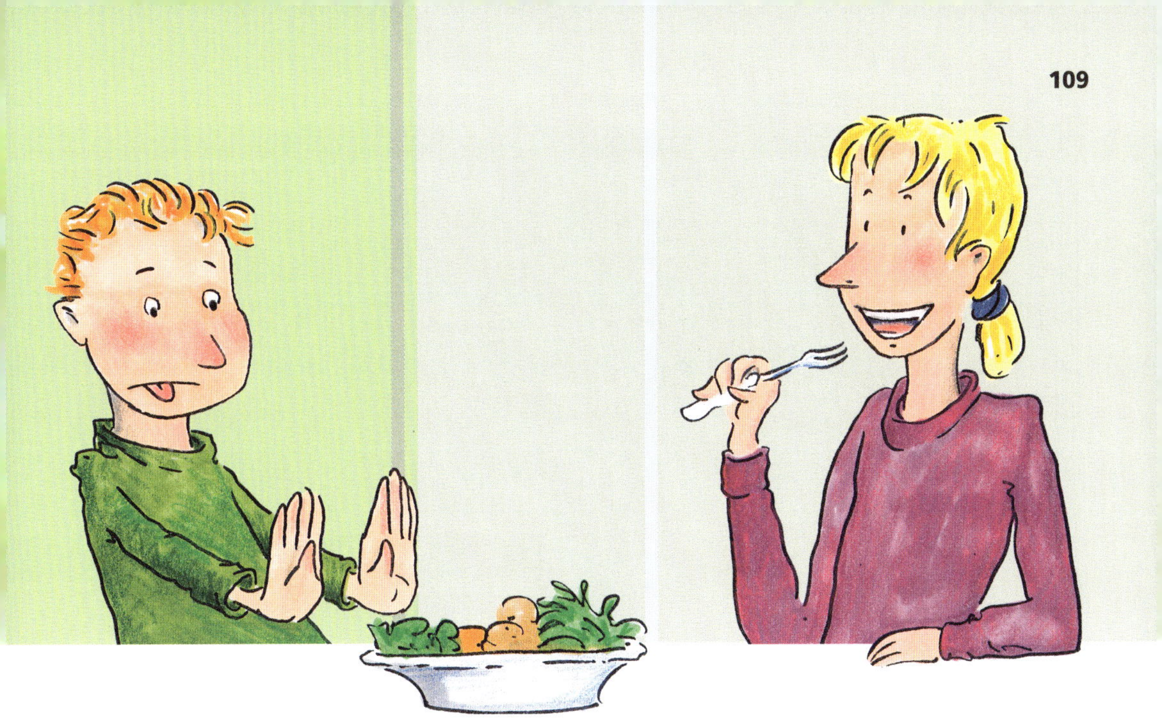

Der Zungen-TÜV

Die Zunge ist eine natürliche Qualitätskontrolle für unsere Nahrung. Mit ihr können wir – so die Erkenntnisse neuerer Studien – sechs Geschmacksrichtungen unterscheiden: süß, salzig, sauer, bitter, fett und »umami« (japanisch für »wohlschmeckend«). »Umami« beschreibt den Eigengeschmack des Glutamats, das als natürlicher Stoff in eiweißreicher Nahrung enthalten ist, von der Lebensmittelindustrie aber auch als Geschmacksverstärker eingesetzt wird.

Die unterschiedlichen Geschmacksnoten geben uns wichtige Informationen darüber, was an Gesundem und an Gefahren in Lebensmitteln steckt. Süßes und Fettes enthält viel Energie (Kalorien), Saures könnte verdorben sein (beispielsweise Milch) und Salziges liefert Mineralstoffe, die uns unter anderem nach dem Schwitzen fehlen. Für unsere Vorfahren waren solche Merkmale überlebenswichtig. Vor allem, wenn sie Bitteres schmeckten. Denn das deutete auf giftige Inhaltsstoffe hin, die Pflanzen zum Selbstschutz produzieren. Die Erfahrungen unserer Urahnen haben eine Abneigung gegen Bitterstoffe und eine Vorliebe für Süßes hervorgebracht, was offenbar bis heute über die Erbanlagen weitergegeben und durch frühkindliche Eindrücke verstärkt wird.

Kleine Feinschmecker

Schmecken wir Süßes wirklich nur auf der Zungenspitze und Bitteres lediglich am Zungengrund? Solche Annahmen gelten als überholt. Wissenschaftler gehen heute davon aus, dass wir entlang dem Zungenrand alle Geschmacksrichtungen – mehr oder minder stark – wahrnehmen können. Säuglinge und Kleinkinder haben doppelt so viele Geschmacksknospen auf der Zunge, im Rachen und auf der Wangenschleimhaut wie Erwachsene. Deshalb sagt man ihnen einen »feinen Gaumen« nach. Sie schmecken – vor allem Neues – intensiver als Erwachsene. Mit zunehmendem Alter geht das Geschmacksempfinden zurück.

Dafür, wie stark oder schwach wir etwas schmecken, sind aber nicht nur die Lebensjahre, sondern auch die Gene verantwortlich. Rund 50 % aller Menschen sind »Normalschmecker«. Die anderen 50 % sind je zur Hälfte »Superschmecker« beziehungsweise »Nichtschmecker«. Wenn Tim Spinat ablehnt, könnte es daran liegen, dass er als sogenannter »Superschmecker« besonders stark auf die darin enthaltenen Bitterstoffe reagiert. Nina hingegen nimmt als »Nichtschmeckerin« Geschmacksreize weniger stark wahr und akzeptiert sie deshalb leichter.

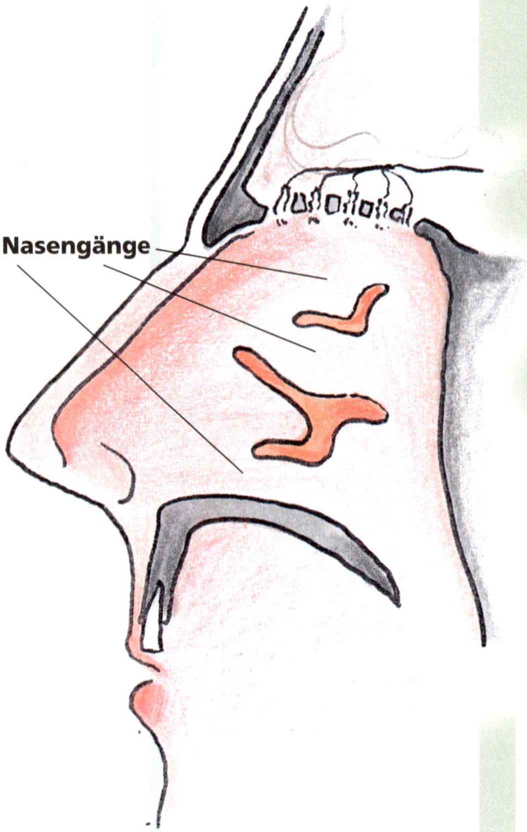

TIPP

Haben Sie in Ihrer Umgebung einen Klostergarten? Dort findet man oft wahre Schätze an Kräutersammlungen, die Mönche und Nonnen mit über Jahrhunderte gewachsener Erfahrung zusammengestellt haben. Erkundigen Sie sich am besten im Internet, wo und wann solche Gärten für Besucher geöffnet sind.

Liebe geht durch die Nase

»Mmh, lecker!« Wenn wir das sagen, denken wir nicht in erster Linie an die Geschmacksnoten süß, sauer, salzig, bitter, fett oder »umami«. Kathi mag das Fruchteis nicht nur, weil es süß ist, sondern weil es so schön nach Melone – und nicht nach Apfel – riecht. Wenn wir vom Schmecken reden, meinen wir eigentlich zu etwa 80 % das Riechen. Die Liebe zum Essen geht eindeutig über die Nase.

Bis zu 10.000 Duftstoffe kann der menschliche Geruchssinn wahrnehmen. Die Anlage zur »Supernase« wird vererbt; die dazu gehörenden Fähigkeiten lassen sich aber auch aktiv trainieren. Wer zum Beispiel öfter an Blumen, Obst, Getreide, Gemüse oder Kräutern schnuppert, verfeinert sein Näschen und damit auch den Geschmack.

Für die Geruchs- und Geschmacksfähigkeit gilt: Zu viele künstliche Stoffe wie zum Beispiel im Labor hergestellte Aromen und Geschmacksverstärker, die in Fertigprodukten enthalten sind, können die Sinne gegenüber natürlichen Reizen abstumpfen lassen. Denn Kunstaromen riechen und schmecken meist intensiver.

Millionen von Riechzellen in den oberen Nasenhöhlen leiten die Geruchsreize, die von außen oder über den Rachen aufgenommen werden, ins Gehirn weiter. Dort landen sie zuerst im Gefühlszentrum, dem limbischen System, das die Geruchsstoffe mit früheren Erfahrungen in Verbindung bringt und emotional bewertet.

Für den einen ist der Duft von Paella mit der Sehnsucht nach dem tollen Spanienurlaub verknüpft, den anderen erinnert er vielleicht an die verdorbenen Muscheln, die ausnahmsweise im Gericht enthalten waren. Jeder bringt seine eigenen Gefühle und Erfahrungen ein. Auch kulturelle Einflüsse spielen eine Rolle. Läuft vielen Insulanern schon beim Aroma von frischem Fisch das Wasser im Mund zusammen, hält so mancher seeferne Festlandbewohner den Geruch für gewöhnungsbedürftig.

Kräuter – Training für die Sinne

Fleisch, Fisch, Salat oder Gemüse: Auf vielen Esstischen – ob im Restaurant oder zu Hause – gehören Salz- und Pfefferstreuer zur Tischdekoration. Da würzt man gelegentlich automatisch nach, obwohl überhaupt kein Bedarf besteht.

Wer mit aromatischen Kräutern und Gewürzen kocht, greift weniger zu Salz. Das liegt an der feinen Würze, die Basilikum, Koriander, Minze & Co den Speisen geben. Durch die Vielfalt der Kräuter-Aromen werden Geruchs- und Geschmackssinn richtig trainiert und sensibilisiert. Frische Küchenkräuter sind nicht nur schmackhaft, sondern gesund. Dafür sorgen zum einen Vitamine und Mineralstoffe, zum anderen ätherische Öle und Substanzen wie Gerb- und Bitterstoffe. Rosmarin, Oregano und Schnittlauch gelten als appetitanregend, Majoran und Thymian zum Beispiel unterstützen die Verdauung fetter Speisen.

Viele Kräuter gedeihen gut im eigenen Kräutergarten, in geeigneten Pflanzenkübeln auf dem Balkon oder auch in Blumentöpfen vor dem Küchenfenster. Das Heranzüchten der Pflanzen macht Kindern Spaß und weckt ihre Neugier. Nur zu gerne probieren sie die Gewürze wie Kresse, Basilikum und Petersilie, die unter ihrer Pflege groß werden, auch selbst aus.

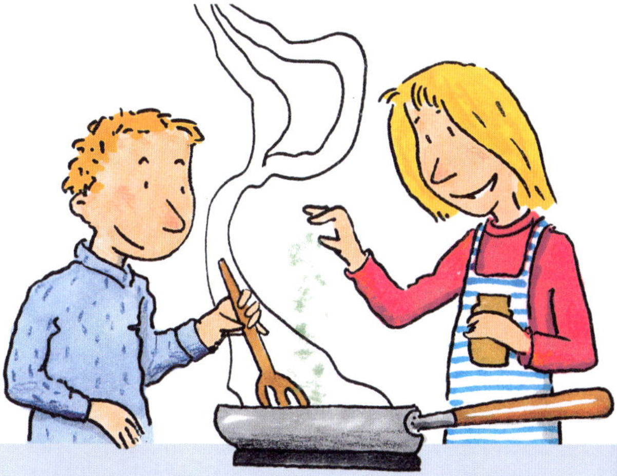

Quiz-Auflösung von Seite 106 – 107

1. a) Süßigkeiten.

2. b) Vitamine. Sie liefern im Gegensatz zu Fett, Kohlenhydraten und Eiweißen zwar selbst keine Energie, sind aber maßgeblich daran beteiligt, dass dieser Kraftstoff für die vielfältigen Aufgaben unseres Körpers richtig genutzt werden kann.

3. b) Oliven – vor allem schwarze – und Avocados enthalten neben wertvollen Vitaminen auch viel Fett. Es besteht jedoch überwiegend aus ungesättigten Fettsäuren, die leicht verdaulich sind und unter anderem helfen, uns vor Herz- und Kreislauferkrankungen zu schützen. In Maßen genossen trägt das »gesunde Fett« zu unserem Wohlbefinden bei.

4. b) Heißhunger.

5. b) und c) Stress verursacht einen erhöhten Vitaminverbrauch; eine dauerhaft einseitige Ernährung – etwa mit Fastfood und Süßigkeiten – sorgt dafür, dass Obst und Gemüse vernachlässigt werden. Die Annahme, der Zucker selbst raube dem Körper wesentliche Vitamine, lässt sich nach neueren wissenschaftlichen Erkenntnissen nicht mehr halten.

6. a) Unser Körper braucht zur Bewältigung seiner vielen Aufgaben im Winter ebenso viel Flüssigkeit wie im Sommer. Wir haben es alle schon selbst festgestellt: Trinken wir zu wenig, werden in der Heizungsluft unsere Schleimhäute schnell trocken. Das erleichtert den in der kalten Jahreszeit vermehrt zirkulierenden Krankheitserregern – Viren und Bakterien – die Arbeit.

7. Alle drei Antworten sind richtig. Zuckerhaltige Naschereien und Getränke machen die Bakterien in deinem Mund so richtig munter und helfen ihnen dabei, sich eifrig zu vermehren. Mit vereinten Kräften können sie dann einen schmerzhaften Angriff auf deine Zähne starten. Vergisst du nach dem Naschen das Zähneputzen, wird deren harter Schutzpanzer noch schneller weich.

Spiel mit: Clevere Geschmacksdetektive!

Wer spielt, der lernt – und das auf unterhaltsame Weise. Küche und Garten bieten von Apfelsaft über Minze bis hin zu Zucchini allerhand interessantes »Spielmaterial«: Damit können Sie das Interesse der Kids für das, was in ihren Magen wandert, wecken und stärken. Hier ein paar Anregungen, die am Spiele-Nachmittag in der Familie, auf dem Kindergeburtstag oder einfach mal zwischendurch für gute Laune sorgen …

Süßes oder Saures?

Schon kleinere Kinder haben an einem einfachen Schmeckspiel Freude. Mit geschlossenen Augen zwischen Apfel- und Birnenstückchen oder Gurke und Melone unterscheiden: Das lässt sich auch zwischendurch in der Küche einbauen und macht Lust darauf, Neues auszuprobieren. Für fortgeschrittene Tester wird die Schwierigkeitsstufe erhöht. Mit einer lustig beklebten Taucherbrille über Augen und Nase können die kleinen Testschmecker weder sehen noch riechen und müssen den gesuchten Obst- oder Gemüsestückchen alleine über die Geschmacksrichtung auf die Spur kommen. Süßes oder Saures? Das ist noch leicht. Aber wenn die Erdbeere plötzlich wie eine Himbeere schmeckt, bleibt auch dem »Superschmecker« nichts anderes übrig als zu raten. Alles Banane ohne die Nase? Da ist auch der Spaßfaktor garantiert!

Fühlkino

Vielleicht kennen Sie das noch vom eigenen Kindergeburtstag: Die Ratefüchse ertasten mit verbundenen Augen Gegenstände, die in einer Kiste versteckt sind. Nach vorgegebener »Untersuchungszeit« geben sie beim Spielleiter ihren Tipp ab. Wer die meisten Dinge erraten hat, gewinnt.

Was prima mit einem Stein, einer Muschel, der Murmel aus Glas oder dem nagelneuen Ball funktioniert, lässt sich auch mit Obst und Gemüse kinderleicht bewerkstelligen. Die Formen von Gurke, Apfel, Birne, Radieschen & Co lernen die Jüngsten nicht nur in der Küche oder auf dem Teller kennen. Die bunten Früchtchen sind Kindern auch schon aus den ersten Bilderbüchern vertraut. Für die Älteren lässt sich das Fühlkino ruhig etwas schwieriger gestalten, denn was zu leicht ist, wird auch schnell langweilig. Da gilt es, unter anderem eine Kiwi an der rauen Schale und den Pfirsich an der weichen Haut zu erkennen.

TIPP

Wenn Sie für den Kindergeburtstag Schmeckspiele planen, am besten vorher bei den Eltern der kleinen Gäste nach möglichen Allergien fragen. Die sollten dann bei der Auswahl der Lebensmittel berücksichtigt werden.

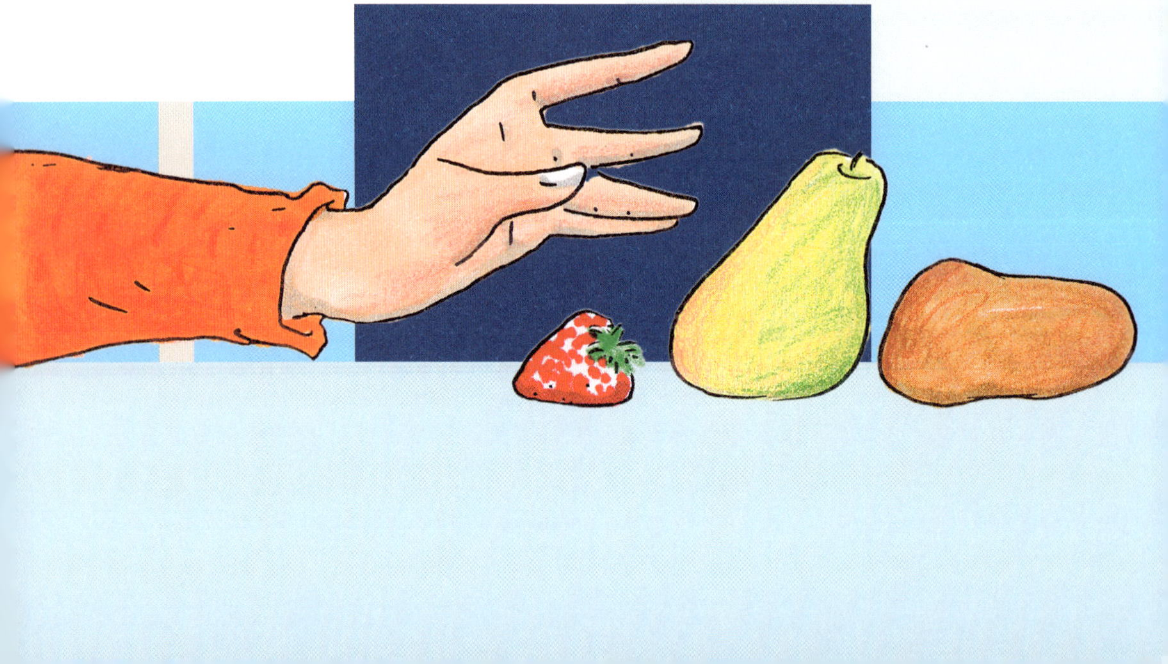

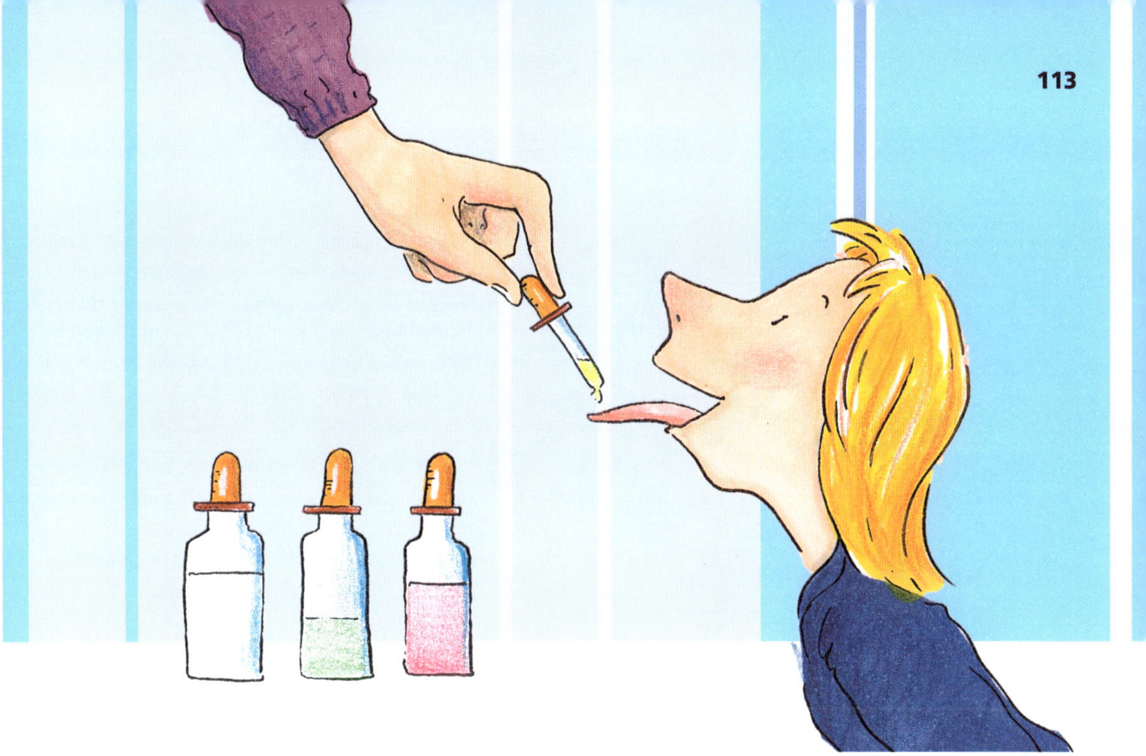

Digi-Klick

Das Auge isst mit. Mit diesem Spiel geben Sie ihm so manche Nuss zu knacken. Den Schwierigkeitsgrad bestimmen Sie mit der Auswahl der Fotomotive selbst. So geht's: Sie nehmen bunte Früchte und knackiges Gemüse mit Ihrer Digital-Kamera ganz nah auf und überspielen die Bilder dann auf Ihren Computer. Dort zoomen Sie Trauben, Paprika, Kartoffeln oder Bananen per Mausklick immer weiter weg, bis einer der Mitspieler das Motiv erkannt hat. Dieses Computerspiel fordert die Reaktionsgeschwindigkeit der gesamten Familie. Wer die meisten Motive erkannt hat, darf am nächsten Tag den fruchtigen Nachtisch bestimmen.

Geräusch-Alarm

Mucksmäuschenstill muss es im Raum sein, wenn trickreiche Tonmeister zum heiteren Geräusche-Quiz einladen. Sie verstecken sich mit ihren »Werkzeugen« entweder hinter einem Vorhang oder präsentieren die Töne, die sie erzeugen, vom Band. Rasselnder Reis oder trommelnde Haselnüsse in der Dose, das Brechen von knusprigem Brot, der Biss in den knackigen Apfel oder das Sprudelwasser, das langsam ins Glas einläuft: Um all das zu erkennen, muss man wirklich die Ohren spitzen. Wer glaubt, das Geräusch richtig erkannt zu haben, gibt mit einer für alle Mitspieler gleich weit entfernten Glocke Geräusch-Alarm.

Geschmacksrallye

Alle diese Spiele lassen sich auch gut in eine Geschmacksrallye einbauen, die besonders auf Geburtstagen größerer (Schul-)Kinder gut ankommt. Bauen Sie kleine Spiel-Stationen zum Schmecken, Riechen, Sehen, Hören und Tasten in der Wohnung oder dem Garten auf und schicken Sie die Kids mit einem Fragebogen auf »Entdeckungsreise«. Das ist selbst dann nicht kompliziert, wenn Sie die Kulisse für die Nachwuchs-Forscher möglichst stilecht gestalten wollen.

Greifen Sie an der Schmeckstation statt zu Probierhäppchen einfach zur Pipette (gibt's in der Apotheke), wenn es darum geht, die Geschmacksrichtungen süß, sauer, salzig, bitter, fett und »umami« zu erschmecken. Damit werden verschiedene Lösungen auf die Zunge der Rallye-Teilnehmer geträufelt. Gut eignen sich zum Beispiel Erdbeer- und Zitronensaft, Salzwasser, Grapefruitsaft, Speiseöl und Fleischbrühe, die man – um die Laboratmosphäre noch echter zu gestalten – in kleinen dunkel getönten Fläschchen verstecken kann. Auf seinem Laufzettel gibt der Nachwuchs-Tester an, wann er welche Geschmacksrichtung wahrgenommen hat.

Mit Kräutern können Sie die Kids auf die Fährte der unterschiedlichsten Aromen setzen. Unter anderem, indem Sie verschiedene Kräuter- oder Gewürztees in kleine Stoffsäckchen geben und die Kinder fragen, welche Duftnoten – vom Fenchel bis zur Vanille – sie darin erschnuppern können.

Haben Sie frische Küchenkräuter zuhause? Wenn die Sprösslinge etwas an den Blättern der Gewürzpflanze reiben, setzen sie damit die typischen ätherischen Öle frei. Lassen Sie die Spieler das jeweilige Aroma Gerichten zuordnen, die sie kennen: zum Beispiel Oregano der Pizza, Schnittlauch der Kartoffelsuppe. Jede mögliche Zuordnung wird mit einem Punkt bewertet. Gehen in der Rallye Teams an den Start, können sich die Partner gegenseitig helfen.

Piratenschmaus im Kartoffelboot

Ob auf Geburtstagen oder im Alltag: Kinder tauchen gerne in Phantasiewelten ein. Warum sollte man Hobbys und Vorlieben unserer Sprösslinge nicht für die Gestaltung eines Menüs der besonderen Art nutzen? Überlegen Sie doch einmal gemeinsam mit Ihrem kleinen Seeräuber, wie ein Piratenschmaus für seine Geburtstagsparty aussehen könnte. Oder planen Sie mit der großen Schwester aus dem Indianer-Reservat ein Fest in einem mit Federn und bunten Perlenketten ausstaffierten Wigwam.

Hier einige Tipps dazu:

So entstehen Boote bei Brigitta Küchler-Ullmann aus Konstanz: »Große Kartoffeln im Schnellkochtopf kochen, dann herausnehmen, halbieren, mit dem Esslöffel einen Teil der Kartoffel herausheben, in einer Schüssel zerdrücken und mit Reib- oder Frischkäse mischen, wieder einfüllen. Die Hälften mit einem Holzspießchen, auf das ein Paprikastück als Segel gesteckt ist, verzieren und/oder Gurken- oder Karottenstifte als Ruder rechts und links auflegen. Fertig!«

Silke Rösch aus Lichtenau begeistert Fans von Winnetou und Old Shatterhand so: »Einen Korken mit Federn und Perlen verzieren, Schaschlik-Stab dran und Gemüse/Obst aufspießen lassen. Das funktioniert immer, auch an Geburtstagen.«

Eine Attraktion für kleine Indianer und Squaws mit größerem Hunger ist die Pizza »Starker Bär«. Der Gemüsegarten gibt reichlich her, was man zur Gestaltung eines Häuptlingskopfs braucht: Blattspinat für die Augen, eine Karotte als Nase, rote Paprika für den Mund – und wahlweise Zucchini, Brokkoli, Mais, Zwiebeln oder Tomaten für den bunten Federschmuck.

Ob Piratenschmaus, Indianermahl oder Prinzessinnen-Menü: Wenn es um die Wahl des Arrangements geht, ist es wichtig, das Alter der Sprösslinge zu berücksichtigen, denn was den Kleinen lieb ist, wird den Größeren leicht zu kindisch. Bei angehenden Teens kann man auf gerade angesagte Themenwelten und Interessen eingehen – wie Fußball oder Typisches aus dem letzten tollen Urlaub in einem anderen Land.

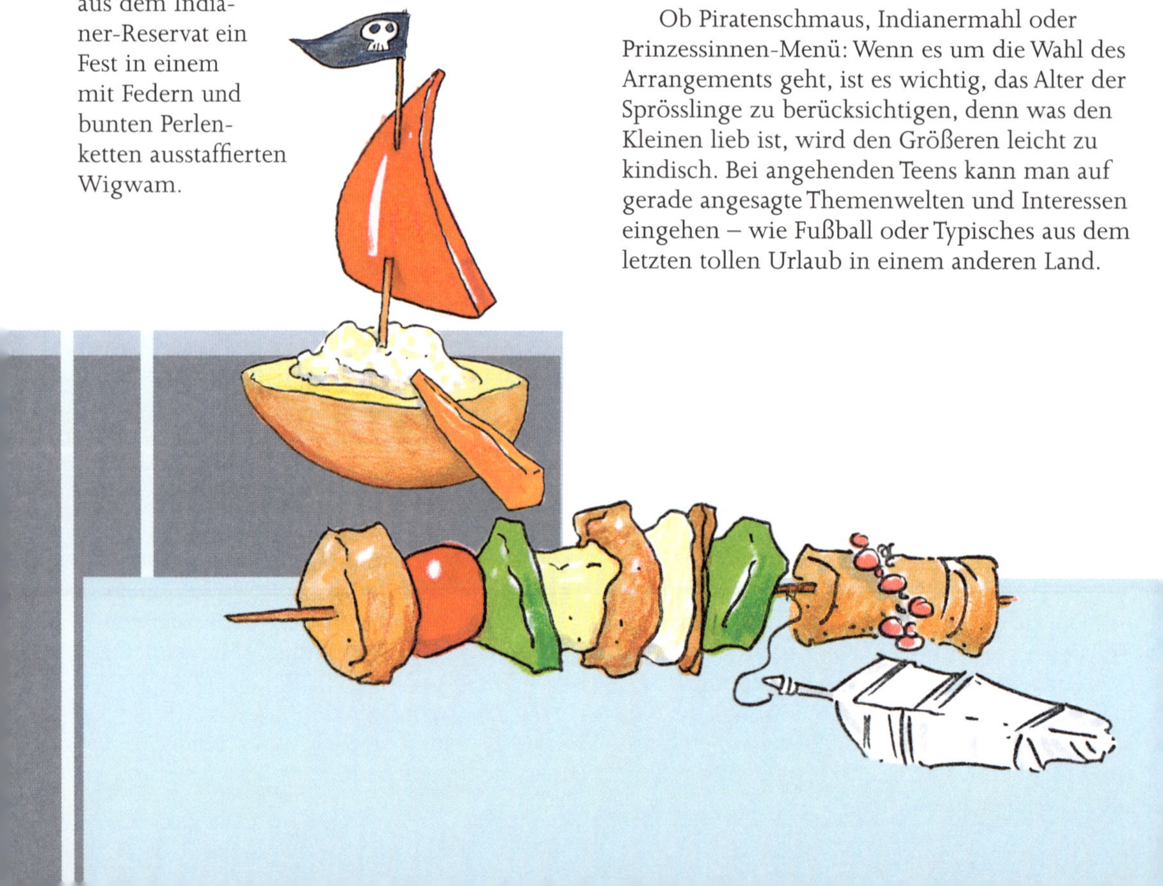

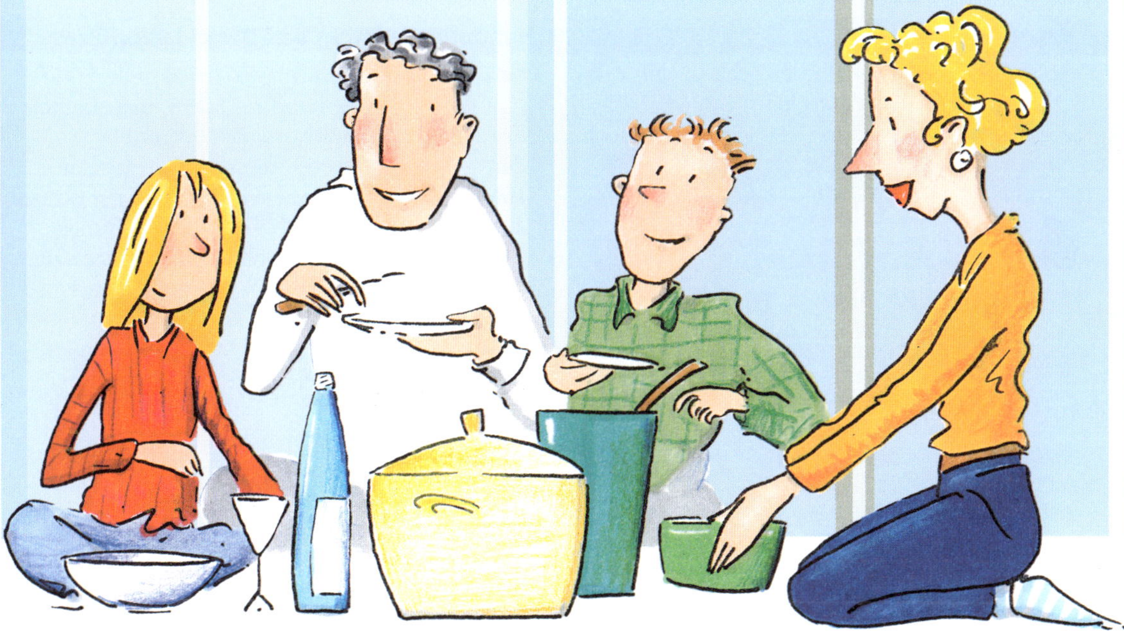

Auf Entdeckungsreise

Kochen Sie nach einem schönen Urlaub doch mal die Gaumenfreuden der letzten Reise nach – ob bayerisch, spanisch, afrikanisch, französisch oder ostfriesisch. Wer am Strand mit den Kindern Muscheln gesammelt hat, bekommt einen wichtigen Teil der Tischdekoration gleich gratis dazu. Noch ein paar blaue Servietten, von den Kindern gemalte Sonnen als Wandbehang, ein kleines Fischernetz vor dem Fenster – und schon kommt ein Stück Ferien in den Alltag zurück. Mit allem, was dazu gehört – also auch dem mediterranen Salat und dem frischen Fisch, der zwar nicht direkt aus dem Meer, dafür aber als grätenfreies Filet aus der Tiefkühltruhe kommt. Da sagen auch viele Kinder nicht nein.

TIPP

Fischstäbchen sind wegen der Panade kalorienreich. Kinder lassen sich davon jedoch nicht beeindrucken. Die »Fischfinger« stehen auf ihrer Wunschliste oft ganz oben. Bereitet man sie statt in der Pfanne im Backofen zu, lässt sich einiges an Fett einsparen.

Karola Worgull aus Essen weiß, wie man auch außerhalb der Ferien mit der Familie auf kulinarische Entdeckungsreise gehen kann: »Wir spielen Deutschland- oder Weltreise. Anhand von Fotos und Rezepten oder Berichten suchen wir Zutaten heraus und kochen entsprechend. So lernen Kinder nicht nur die Vielfalt der Lebensmittel kennen, sondern es wird auch Interesse an fremden Kulturen geweckt.«

Miriam Retagne aus Ehingen: »Sollte es etwas zu essen geben, was die Kinder nicht so mögen, nehmen wir die Mahlzeit auf eine ›verrückte‹ Weise ein und dann schmeckt es den Kindern auf einmal doch, zum Beispiel Picknick im Wohnzimmer, mit einem Würfel – bei einer vereinbarten Zahl wird dann der Teller getauscht. Die Kinder haben da wirklich tolle Ideen und das gesunde Essen ist dann doch im Bauch. Gesund essen macht wirklich Spaß und ist für Kinder nur eine Frage des Vorbildes und der Gewohnheit.«

Extrem-Picknicken

Abenteuer, das ist für Kinder auch der Reiz des Ungewöhnlichen. Manchmal werden die Ideen dazu aus der Not geboren. Eigentlich wollten Nina, Valerie und Max sonntags ganz normal mit ihren Eltern im Freien picknicken.

Was aus diesem Vorhaben dann wurde, beschreibt Bertram Maria Keller aus Marktoberdorf so: »Als wir an dem See ankamen, brach ein Gewitter vom Himmel, das uns nicht aussteigen ließ. Also, was tun? Heimfahren, ohne gepicknickt zu haben? Kommt nicht infrage, war die einhellige Meinung der Kinder, zumal alle wirklich Hunger hatten. Also umdenken. Unseren Minivan durch Umklappen der Sitzreihen zum Picknickplatz zu machen, war nicht gerade leicht, zumal man überhaupt nicht aussteigen konnte, doch mit viel Gelächter, einigen Beulen und umständlichem Hin- und Hergereiche schafften wir es doch. Das anschließende Picknick im Auto, auf das der Regen lautstark prasselte, war ein Knüller. Selbst die angelaufenen Scheiben dienten im Anschluss als willkommene Malfläche.« Das »Extrem-Picknicken« sollte keine Ausnahme bleiben: Es ist an vielen exotischen Orten wie auf dem Garagendach, im Baumhaus oder in Erlebnisparks inzwischen zum sonntäglichen Ritual geworden und auch bei Freunden der Familie beliebt. Kein Wunder, schließlich schmeckt es auf diese Weise – resümiert Herr Keller – mindestens viermal so gut.

Spannende Tricks aus Omas Rezeptbuch

Unsere Vorfahren kannten keine Konservendosen, Tiefkühltruhen und im Labor hergestellten Konservierungsstoffe, die Lebensmittel vor dem schnellen Verderb schützen. Sie setzten auf einfache Hilfsmittel wie Zucker, Salz, Essig und Wärme, um Erdbeeren, Äpfel, Pflaumen, Gurken & Co so lange wie möglich haltbar zu machen. Diese natürlichen Konservierungstricks werden heute kaum mehr angewendet. Dabei verdanken wir ihnen Köstlichkeiten wie getrocknete Apfelringe, Pfirsich-Kompott und Sauerkraut. Machen Sie's doch mal nach. Die manchmal recht ungewöhnlichen Methoden haben für die Kids Schauwert und Experimentiercharakter.

TIPP

Apfelringe nach alter Art auf Fäden zu trocknen, ist für Kinder ein außergewöhnliches Vergnügen. Neben einem luftig warmen und vor direkter Sonneneinstrahlung geschützten Ort braucht man dazu vor allem eins: Geduld. Denn das Dörren an der Luft dauert schon ein paar Tage. Selbst für die Backofen-Variante sollte man einige Stunden einkalkulieren. So lassen sich auch leckere Birnen- oder Zucchini-Chips herstellen. Das (entkernte) Obst oder Gemüse wird in Form geschnitten, falls gewünscht noch gewürzt und kann dann im Backofen bei niedriger Temperatur trocknen.

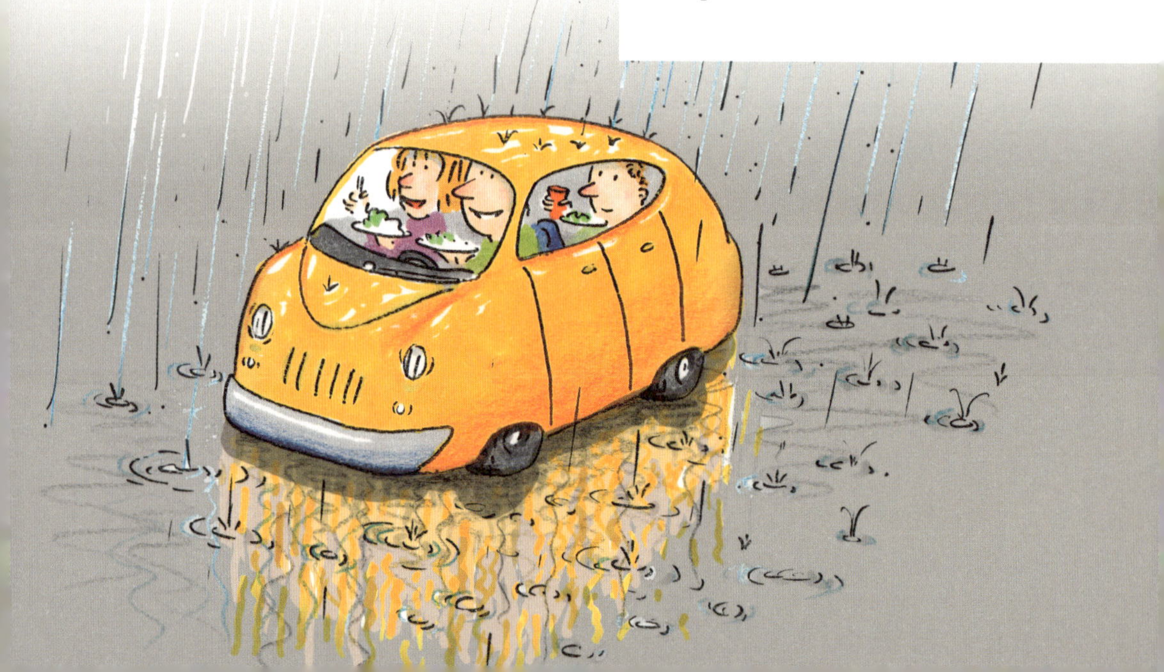

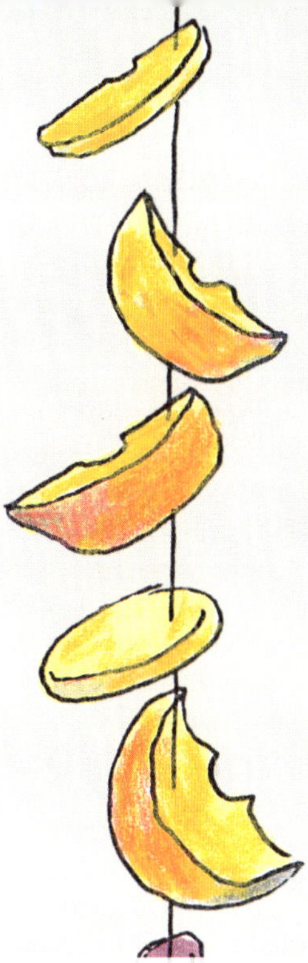

Einlegen

Süßes Obst oder saures Gemüse? Abhängig von der Beschaffenheit und vom gewünschten Ergebnis kann man Lebensmittel in verschiedene Lösungen und Substanzen einlegen und so haltbar machen: Essig und Salz gehören dazu. Durch das Einlegen in Salz wird zum Beispiel aus Weißkohl Sauerkraut. Ein faszinierender, von nützlichen Milchsäurebakterien in Gang gesetzter (Gärungs-)Prozess, den man auch zu Hause nachvollziehen kann. Dazu wird feingeraspeltes Weißkraut in einem Steintopf wechselweise mit Salz geschichtet und fest gestampft. Im gut verschlossenen Gefäß hat das Kraut dann etwa vier bis sechs Wochen Zeit, richtig sauer zu werden. Wertvolle Nährstoffe bleiben dabei erhalten, das Vitamin B_{12} kommt durch die Milchsäuregärung neu hinzu. Sauerkraut ist ein guter Vitamin-C-Lieferant und fördert mit vielen Ballaststoffen und Milchsäure eine gesunde Verdauung.

Einmachen

Im Winter noch von den heimischen Früchten des Sommers zehren: Das hat nichts von seiner Faszination verloren. Der Vorrat an Himbeeren, Kirschen, Birnen oder Pflaumen wird zerkleinert zu leckerer Konfitüre, köstlichem Gelee oder cremigem Mus verkocht und dann in speziellen Gläsern eingemacht. Je nach Rezept – vielleicht ein altes Familienrezept – die Zutaten beigeben. Wichtig: Ohne Zucker geht's nicht. Je mehr drin ist, desto länger hält das fruchtige Einmachgut. Gelierzucker macht die Marmelade schneller dick und sorgt damit für vitaminschonende Garzeiten.

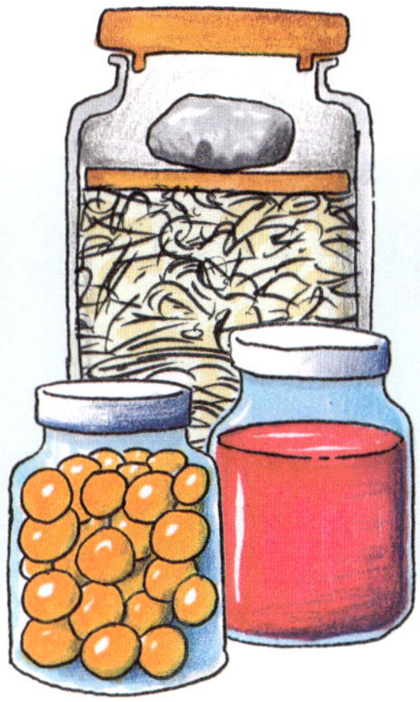

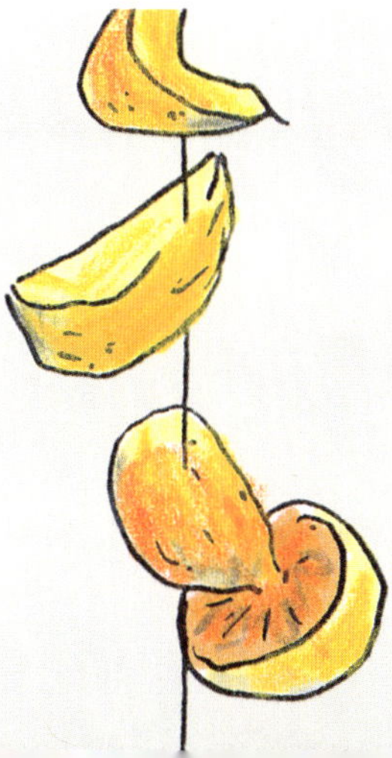

AHA!

Die Familie ist sich einig: Mamas selbst gemachte ***Erdbeermarmelade*** *schmeckt konkurrenzlos gut. Doch warum wird sie nach einiger Zeit braun, während die Konfitüre aus dem Supermarkt leuchtend rot bleibt? Der beigefügte Zucker macht – in der Regel – den Unterschied. Je mehr davon im leckeren Erdbeeraufstrich enthalten ist, desto länger behält er seine frische Farbe. Der Grund: Zucker ist ein natürliches Konservierungsmittel. Gekaufte Konfitüren enthalten mindestens 60 % Industrie- und Fruchtzucker.*

TIPP

Wer nicht so tief in die Zuckerdose greifen möchte, muss trotzdem nicht gleich auf die köstlich rote Marmelade nach eigenem Rezept verzichten. Wichtig ist vor allem eine kühle und dunkle Lagerung, denn UV-Licht und Wärme sorgen dafür, dass sich die natürlichen Farbstoffe der Erdbeeren schnell zersetzen. Auch der Saft einer Zitrone kann die Haltbarkeit verlängern. Die beste Lösung: Frieren Sie möglichst viele Portionen des Aufstrichs gleich nach dem Einmachen und Abkühlenlassen ein, so hält er – insgesamt – am längsten.

*Schon bemerkt … dass es im Supermarkt gar keine **Erdbeermarmelade** gibt? Der Grund: Im Lebensmittelhandel darf nur ein Aufstrich mit Zitrusfrüchten die Bezeichnung Marmelade tragen. Im Volksmund hat sich der Name aber auch für Erdbeer-Konfitüren gehalten.*

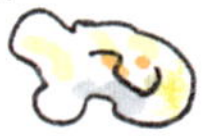

Kleine Küchen-Zaubereien

Lirum, larum, Löffelstiel – Küchenzauberei ist auch ein Spiel … Das kann man in Abwandlung des alten Zauberspruchs behaupten, wenn man die Phänomene, die uns täglich beim Kochen oder Backen begegnen, aufmerksam betrachtet. Da werden Pilze, Spinat oder Mangold im Topf plötzlich ganz klein, während der Hefeteig, den wir in der Schüssel für die Pizza angesetzt haben, wächst. Das luftige Soufflé geht im Ofen wie ein kleiner Luftballon auf, öffnet man aber die Ofentür zu oft oder zu lange, fällt es schnell in sich zusammen.

Erwachsene sind mit diesen Dingen vertraut, nehmen sie oft gar nicht mehr als etwas Besonderes wahr. Kinder hingegen begeistern sich für nahezu alles, was sich in Form oder Farbe verändert, größer wird und schrumpft – oder, wie Omas alter Teekessel, lustige Geräusche macht. Vor der Frage nach dem »Warum?« steht der »Oh, schau mal!«-Effekt – und der lässt sich nutzen, um das Interesse der Kids zu wecken für alles, was rund um den Kochtopf passiert. Nehmen Sie die Kleinen mit in die Küche. Zeigen Sie ihnen zum Beispiel, wie die flüssige Schlagsahne steif, die harte Kartoffel beim Kochen weich und das glibberige Ei hart wird. Wenn die Kids größer werden, mischen sie dann umso lieber schon mal selbst in der Küche mit.

Bei kleineren und größeren Kindern gleichermaßen angesagt ist die Eigenproduktion von leckeren Knabbereien. Die zieht sie nahezu magisch in die Küche. Popcorn gehört zu den Favoriten – und erfordert zudem einen minimalen Aufwand an Zeit und Mitteln. In der salzigen Variante ist es kalorienarm. Man braucht dazu einen großen Topf, Popcorn-Mais, etwas Öl und – abhängig von der Geschmacksrichtung – Salz oder Zucker.

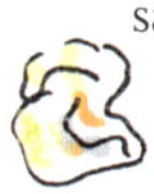

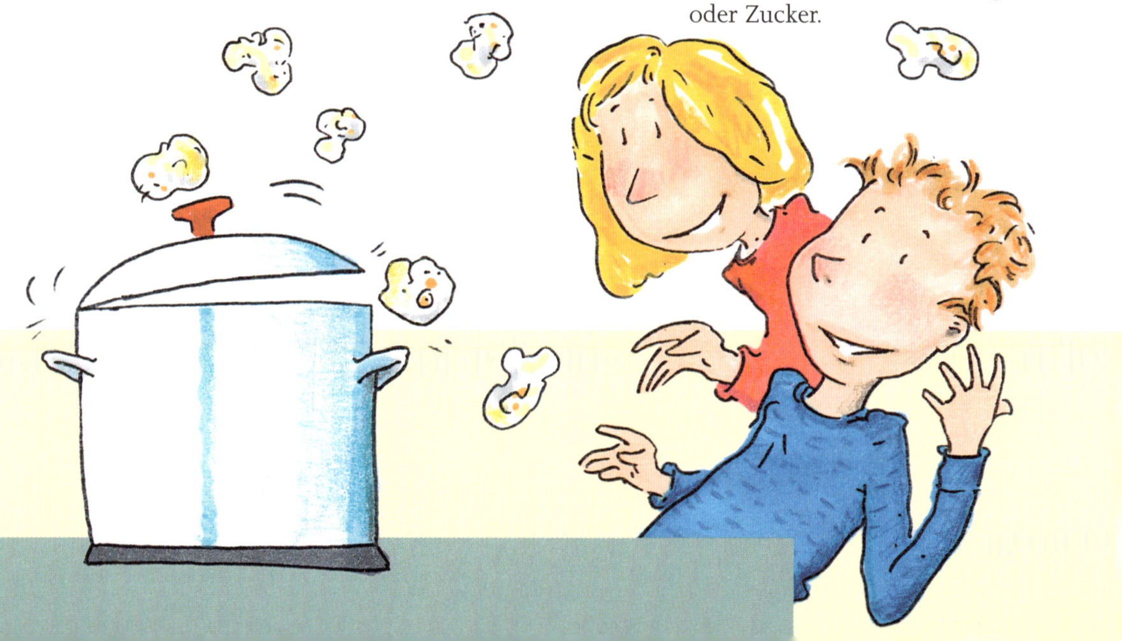

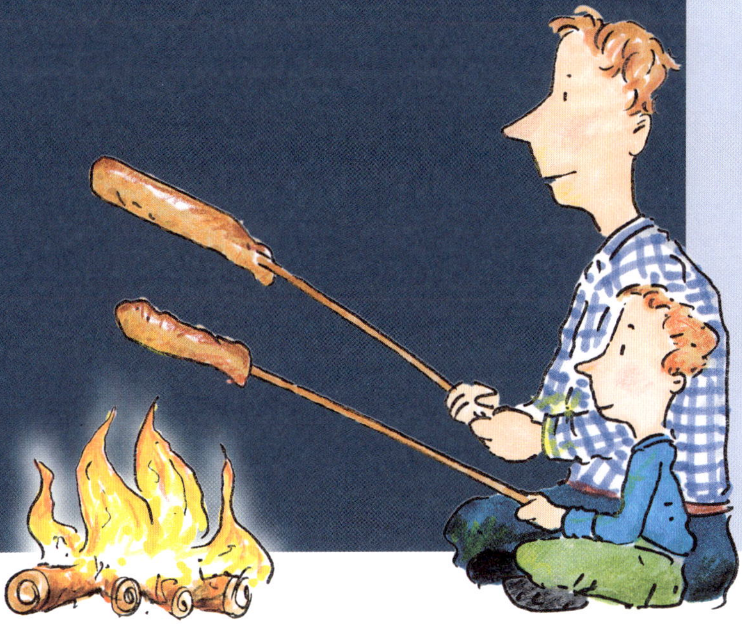

Achtung!

Popcorn ist nichts anderes als aufgeplatzter Mais. Die knallenden Geräusche, die entstehen, wenn das heiße Öl die Körner (auf-)springen lässt, faszinieren vor allem die Jüngsten. Halten Sie Abstand vom Herd und sorgen Sie dafür, dass der Topf bis zum Schluss verschlossen bleibt – am besten mit Glasdeckel, damit die Kids das Aufplatzen mitverfolgen können.

Ebenso beliebt und dazu kinderleicht ist es, Eis selbst herzustellen: Man gibt den Lieblingsfruchtsaft in witzige Eiswürfel-Behälter und lässt ihn im Tiefkühlfach gefrieren. Möglich ist auch eine Joghurt-Variante: Zucker- und Kaloriengehalt bestimmen Sie. Und wenn es darum geht, Kinder für gesunde Fruchtsäfte statt für Limo oder Cola zu begeistern: Ein Cocktail-Nachmittag – am besten mit einem Krug Wasser zum Verdünnen – hat ausgesprochen hohe Überzeugungskraft!

Zurück in die Steinzeit

Ein bisschen Steinzeit spielen Sie, wenn Sie mit Ihren Kindern ein Brot backen, das (fast) nur aus Mehl und Wasser besteht. Für unsere Vorfahren war das, was für uns heute eine Kuriosität ist, völlig normal. Probieren Sie es doch mal zu Hause aus: Weizen- oder Dinkelmehl gerade mit so viel Wasser vermischt, dass sich ein zäher Teig ergibt, reicht für ein einfaches Fladenbrot aus. Zur geschmacklichen Verfeinerung kann man noch Salz und frische Kräuter der Saison beifügen. Zum kleinen Abenteuer wird das Backerlebnis, wenn man sich damit tatsächlich auf eine Zeitreise in die Vergangenheit begibt: Das Mehl steht nicht als Fertigprodukt zur Verfügung, die Getreidekörner müssen zunächst originalgetreu mit Steinen gemahlen werden. Statt im elektrischen Backofen wird das Brot im Steinzeitofen gegart oder – eine bei Kindern besonders beliebte Alternative – im offenen Feuer als Stockbrot.

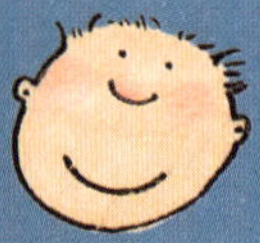

Verschneite Familienpizza Universum

Kurzgeschichte von ***Karin Schäufler,***
Diplom-Sozialpädagogin und Autorin,
Frankfurt am Main

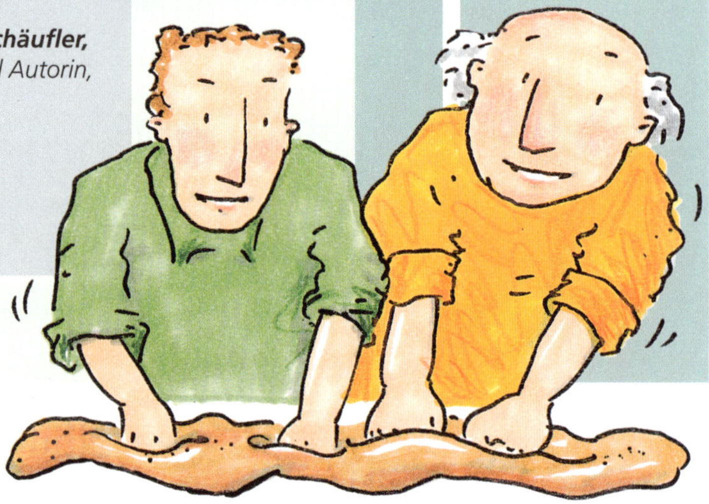

Heute ist es wieder so weit – Marie ist von der ewig langen Warterei schon ganz zappelig: Endlich wird Pizza gebacken, und das ist in Maries Familie jeden Freitag ein großes Ereignis und auch ein tolles Fest. Es ist nicht nur so, dass diese selbst gemachte Familienpizza die beste und leckerste der Welt ist! Nein! Sie ist auch bestimmt die gesündeste, bunteste und lustigste Pizza des gesamten Universums! Da ist sich Marie ganz sicher. Und deswegen könnte es von ihr aus auch sieben Freitage in der Woche geben. Gleich nach dem Kindergarten geht sie mit ihrer Mutter zum Einkaufen auf den Markt, denn alles, was auf die Pizza draufkommt, soll möglichst frisch sein. Deswegen besorgen die beiden außer Käse, Zwiebeln, Knoblauch, Kräutern und Tomaten auch besonders viel knackiges und saftiges Gemüse zum Kleinschnippeln. Und für die Gemüseraketen! Aber das kommt später …

Marie mag das bunte Treiben auf dem Wochenmarkt sehr. Zwischen den Marktständen duftet und riecht es so herrlich nach Sonne, Sommer und Garten. Und es gibt tausend leckere Obst- und Gemüsesorten in allen Farben und aus vielen verschiedenen Ländern zu bestaunen. Außerdem bekommt Marie fast überall eine Kleinigkeit geschenkt: Einen Apfel, ein paar Kirschen, eine Banane, drei dicke Erdbeeren, eine Karotte und heute sogar ein ganzes Schälchen voller roter Johannisbeeren von der freundlichen Frau Kugelig, die immer gerne ein Schwätzchen mit Maries Mutter hält.

»Mama!«, ruft Marie, lässt alles in den Einkaufskorb plumpsen und deutet stolz auf ihre leuchtenden Kirschenohrringe. »Schau mal, was ich schon alles bekommen habe! Ich wette, das alles reicht sogar noch für den Nachtisch!«

Dann flitzt sie fröhlich weiter zwischen den Ständen hin und her, denn Marie kennt sich aus und weiß schon ganz genau, wo was zu finden ist.

Für den Pizzateig sind Maries Papa und Onkel Jojo zuständig. Die beiden kneten immer mit viel Spaß und Gejohle riesige Mengen davon und Marie findet, dass es wirklich kinderleicht ist, solch einen Teig selbst zu machen! Immer wenn Papa und Onkel Jojo freitags in der Küche gewütet haben, sieht es allerdings hinterher aus, als hätte es geschneit: Alles in der Küche ist mit feinem Mehlstaub überzogen. Und auch die Haare haben eine mehlige Staubschicht.

So ist die Familienpizza Universum dann auch zu ihrem vollständigen Namen gekommen, denn Maries bester Freund Daniel fragt immer schon am Anfang jeder Woche: »Wann gibt es denn endlich wieder verschneite Pizza bei euch?«

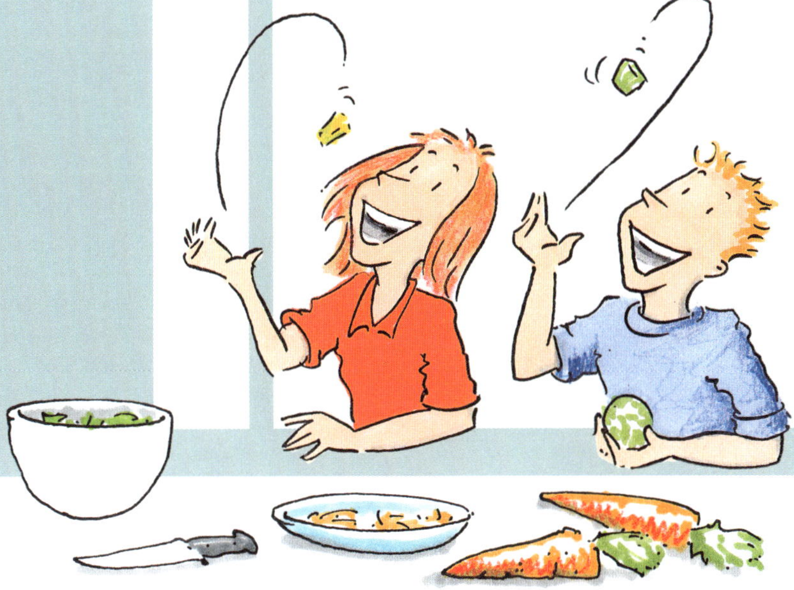

Daniel schläft in der Nacht zum Samstag meistens bei Marie, und wenn er am Freitagnachmittag mit Sack und Pack bei Marie eintrudelt, dann helfen die beiden erst einmal mit Feuereifer beim Gemüsewaschen und beim Gemüseschnippeln. Vorsichtig werden die Champignons, die Tomaten, die Zucchini und die rote und gelbe Paprika für den knackigen Pizzabelag in kleine Stücke geschnitten. Dabei starten die zwei immer kichernd Maries selbst erfundenes Spiel »Eine Rakete fliegt durchs Universum!«.

Das geht so: Die geschnittenen Gemüsestückchen werden zu Raketen ernannt und startklar gemacht. Dann folgt der zischende Flug durch das Küchenuniversum, und mit dem Ruf »Achtung! Alles klar zur Landung!« landet eine Gemüserakete nach der anderen gezielt in Maries oder Daniels Mund. Und nach dem Gemüseraketenflug und der Mundlandung hört man dann noch ein genüssliches »Mmmh!« und ein genießerisches »Lecker!«.

Bis zum Start der nächsten Rakete …

Maries Mutter schimpft gar nicht über diese Nascherei zwischendurch. Im Gegenteil: Sie spielt sogar selbst gerne mit und lässt die eine oder andere Gemüserakete auch in ihrem eigenen Mund landen und verschwinden. Frische Gemüseraketen schmecken eben Groß und Klein lecker! Und gesund sind sie außerdem!

Wenn der Teig für die Pizza endlich auf den Backblechen ausgerollt ist, wird er mit der selbst gewürzten Tomatensoße bestrichen, und dann geht's reihum ans kunterbunte Belegen. Ganz zum Schluss kommen noch frisch geriebener Käse, ein bisschen Olivenöl und viel frische, gehackte Kräuter auf die Pizza, und nun ab damit in den Ofen! Wie das duftet! Marie läuft schon das Wasser im Mund zusammen, und schnell schnappt sie sich noch eine letzte, übrig gebliebene Gemüserakete.

Immer dann, wenn die Pizzableche in den Herd geschoben werden, kommen Tante Engela und Uroma Grete. Tante Engela ist kaum zur Tür herein, da flötet sie auch schon: »Marie? Wo steckst du denn? Mariiiieeee?«

Darauf hat Marie nur gewartet, und schon springt sie mit einem lauten Juchhu hinter der Küchentür hervor und schlingt die Arme fest um Tante Engelas Hals.

»Ohjemine, ohjemine! Du bist aber groß und schwer geworden!« Tante Engela hat Mühe das Gleichgewicht zu halten und schwankt gefährlich hin und her.

Daniel und Onkel Jojo prusten vor Lachen laut los, und Uroma Grete weicht erschrocken einen Schritt zurück. Uroma Grete ist ohnehin ein bisschen wackelig und auch ziemlich schwerhörig, aber dieses Festmahl bei Maries

Familie lässt sie sich niemals entgehen. Nun will aber auch sie an der Reihe sein:

»Komm' mal her, Marie! Ich hab' da was für dich!«, sagt sie und wühlt in ihrer Tasche herum. Dann zieht sie eine Packung Chips hervor. »Da hast du was Feines zum Knabbern!«

Marie greift nach der Packung Chips und nickt nur. Irgendwie weiß sie jetzt gar nicht so recht, was sie sagen soll, denn ihre Eltern sehen solche Knabbereien gar nicht gerne, weil sie es für ungesundes Zeug halten. Fürs Erste stopft Marie die Tüte schnell in eine Schublade im Wohnzimmerschrank.

Als sich alle an den Tisch gesetzt haben und ihnen der Pizzageruch um die Nase weht, meint Daniel plötzlich nachdenklich, dass die verschneite Familienpizza Universum ganz anders schmeckt und riecht als eine fertige, gekaufte Pizza.

»Das liegt an den vielen Zusatzstoffen, die in den meisten Fertiggerichten drin sind«, sagt Maries Vater. »Deshalb machen wir die Pizza ja auch selbst.«

Marie überlegt angestrengt und zupft sich dabei am Ohrläppchen herum.

Sie kann sich gar nicht vorstellen, dass irgendwo im Essen zusätzlich Stoff drin sein soll. Eine Baumwollsocke in einer Tiefkühlpizza? Oder eine Krawatte in der Tütensuppe? Ein Waschlappen in der Chipstüte? Da fällt ihr die Tüte in der Schublade wieder ein, und weil Marie nun wirklich Bescheid wissen will, geht sie das Knabberzeug holen. Als könne Maries Papa die merkwürdigen Stoffkrawatten-in-Tütensuppen-Gedanken lesen, fügt er erklärend hinzu: »Ich meine damit chemische Zusatzstoffe wie zum Beispiel …«

Marie drückt ihm schelmisch die Tüte mit den Chips in die Hand. Papa schaut erstaunt auf, aber dann konzentriert er sich gleich auf die klein gedruckte Schrift. »Aha!«, bemerkt er stirnrunzelnd. »Hier steht es ja! Zutaten: Geschmacksverstärker Mononatriumglutamat, Dinatriuminosinat, Dinatriumguanylat, Zucker …«

»Zucker auch? In salzigen Chips?« Marie und Daniel können es kaum glauben. Maries Mutter geht in die Küche und kommt mit einer Flasche Ketchup zurück. »Wer weiß, was in Ketchup drin ist?«

»Tomaten!«, tönen alle im Chor.

»Stimmt!«, bestätigt Maries Mama mit einem Blick auf die Ketchupflasche. »Aber außerdem sind noch verschiedene Zusatzstoffe drin, wie Glukose-Fruktose-Sirup, Zucker, modifizierte Stärke, Verdickungsmittel, Xanthan und natürliches Aroma.«

»Xanthan und natürliches Aroma? Das klingt irgendwie mehr nach Zahnpasta als nach Essen«, überlegt Tante Engela laut und zeigt dabei ihre Zähne.

»Natürlich mehr Oma essen und basta?« Maries schwerhörige Uroma ist völlig perplex.

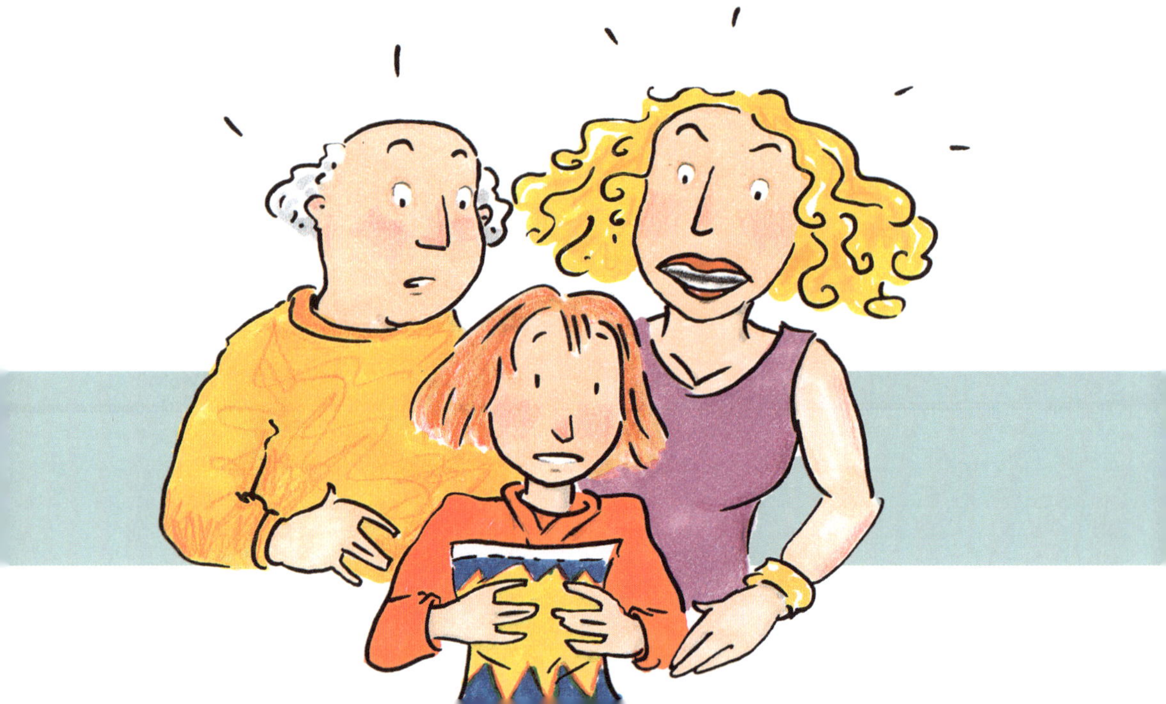

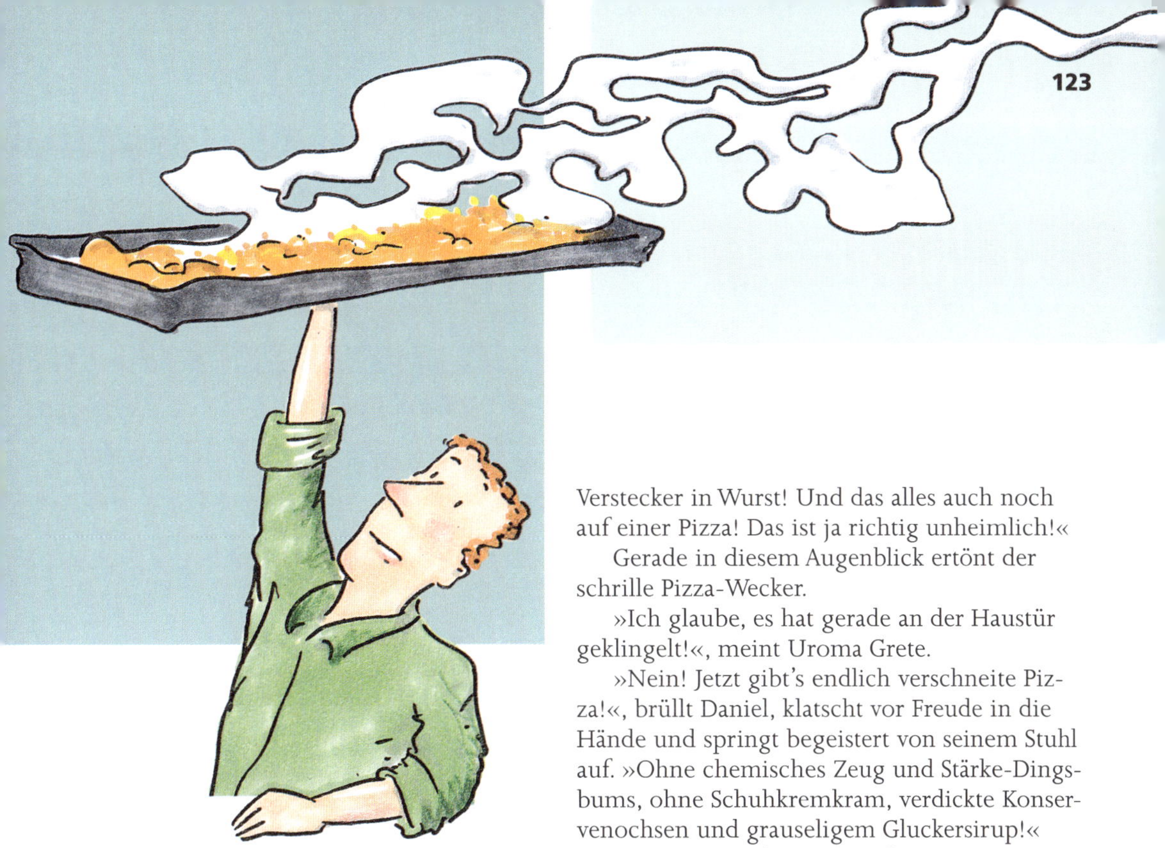

Auch Daniel kratzt sich irritiert am Kopf und meint empört: »Verflixte Verdickungsmittel! Und modisch verzierte Stärke-Dingsbums! Warum kommt denn so ein Zeug überhaupt ins Essen rein? Gluckernder Zusatzsirup und Zucker! Und das alles im Tomatenketchup!«

»Wer kann mir sagen, wo Farbstoff, Konservierungsmittel, Antioxidationsmittel und Geschmacksverstärker drin sind?«, fragt nun Onkel Jojo.

»Vielleicht in Schuhkrem!«, rät Uroma Grete eifrig und Daniel antwortet: »Bestimmt in einem Chemiebaukasten!«

»Oder in Haarspray!«, meint Marie und wuschelt ihrem Vater dabei in seinen verschneiten Haaren herum.

»Falsch! Ganz falsch«, sagt Onkel Jojo. »All dieses Zeug ist zum Beispiel in der Peperoniwurst, die oft als Belag auf eine Imbiss-Pizza kommt.

»Welche Moni?«, erkundigt sich Uroma Grete neugierig.

»Nicht Moni! Peperoni!«, erklärt Tante Engela der Uroma laut und deutlich.

»Igitt!«, murmelt Marie und verzieht die Mundwinkel. »Farbe, Konserven, Ochsen und Verstecker in Wurst! Und das alles auch noch auf einer Pizza! Das ist ja richtig unheimlich!«

Gerade in diesem Augenblick ertönt der schrille Pizza-Wecker.

»Ich glaube, es hat gerade an der Haustür geklingelt!«, meint Uroma Grete.

»Nein! Jetzt gibt's endlich verschneite Pizza!«, brüllt Daniel, klatscht vor Freude in die Hände und springt begeistert von seinem Stuhl auf. »Ohne chemisches Zeug und Stärke-Dingsbums, ohne Schuhkremkram, verdickte Konservenochsen und grauseligem Gluckersirup!«

»Genau! Knackige Pizza ohne Monis Peperonis! Basta!«, stimmt Uroma Grete kichernd zu und schielt dabei hungrig zur Küche. Marie stopft unterdessen die Chipstüte wieder in die unterste Schublade. Soll sie doch erst einmal dort bleiben, denkt Marie und hat im Moment keine Lust mehr auf so einen Kram mit unheimlichen Zusatzstoffen.

»Achtung! Hier kommt die superleckere, knusprige und heiß geliebte Familienpizza Universum!«, ruft Maries Papa und stellt ein dampfendes Blech mitten auf den Tisch. So gut hat Marie die selbst gemachte Pizza noch nie geschmeckt wie an diesem Freitag. Sie ist wirklich sehr stolz darauf, dass sie genau weiß, was in dieser Pizza drin und was auf dieser Pizza drauf ist. Schließlich wandert solch eine Mahlzeit mit allem Drum und Dran – wie jedes andere Essen und Trinken auch – direkt in mich rein, denkt sie. Und auf keinen Fall will ich Socken oder Krawatten, aber auch kein komisches Zeug wie chemische Zusatzstoffe in mich hineinstopfen. Marie beißt mit großem Appetit in ein Stück verschneite Familienpizza und überlegt, dass sie ja zum Nachtisch alle miteinander noch »Eine Rakete fliegt ins Universum« spielen könnten. Mit zischenden Obstraketen!

Béliveau, Prof. Richard; Gingras, Dr. Denis
Krebszellen mögen keine Himbeeren
Kösel Verlag, München 2007

Biemann, Christoph; Rosenboom, Hilke
Mit 100 Sachen durch die Küche – Was Jungs gern essen und gern kochen
Hanser Verlag, München 2005

Cramm, Dagmar von
Familie in Form
Stiftung Warentest, Berlin 2006

Danner, Helma
Biologisch kochen und backen
Ullstein, Berlin 2004

Elmada, Prof. Dr. I.; Muskat Prof. Dr. E.; Fritzsche, D.
E-Nummern
Gräfe und Unzer, München 2007

Flemmer, Andrea
Das Mineralstoffkochbuch
Verlag J. Neumann-Neudamm, Melsungen 2004

Grillparzer, Marion
Körperwissen
Gräfe & Unzer, München 2007

Grimm, Hans-Ulrich
Die Ernährungslüge
Knaur Taschenbuch, München 2005

Grimm, Hans-Ulrich; Sabersky, Annette
Mund auf, Augen auf
Der Ernährungsberater für Eltern und Kinder
Droemersche Verlagsanstalt, München 2002

Kast-Zahn, Anette; Morgenroth, Dr. Hartmut
Jedes Kind kann richtig essen
Gräfe & Unzer, München 2007

Kirschner, Monika; Schwertfeger, Bärbel
Der Ajurveda-Boom
Vgs Verlagsgesellschaft, Köln 2004

Kneißl, Dr. Georg,
Damit mein Kind gesund bleibt
Homöopathie, Traditionelle Chinesische Medizin, Das Beste aus Ost und West
Kösel-Verlag, München 2006

Knieriemen, Heinz
Vitamine, Mineralstoffe, Spurenelemente
AT- Verlag, München und Basel 2007

Links und Adressen

Bundesministerium für Ernährung, Landwirtschaft und Verbraucherschutz

www.bmelv.de und www.fitkid-aktion.de
Bundesministerium für Ernährung, Landwirtschaft und Verbraucherschutz,
Besucheranschrift Dienstsitz Berlin:
Wilhelmstr. 54, 10117 Berlin; Postanschrift: 11055 Berlin;
Besucheranschrift Dienstsitz Bonn: Rochusstr. 1, 53123 Bonn;
Postanschrift: Postfach 14 02 70, 53107 Bonn

www.bzga-ernaehrung.de,
Bundeszentrale für gesundheitliche Aufklärung,
Ostmerheimer Str. 220, 51109 Köln

www.dge.de Deutsche Gesellschaft für Ernährung e. V., Godesberger Allee 18, 53175 Bonn

www.dgtcm.de Deutsche Gesellschaft für TCM e.V., Karlsruher Str.12, 69126 Heidelberg

www.dkjg-parlament.de Deutsches Kinder- und Jugendparlament, Reckholderbühl 7, 78224 Singen

www.dlg.org Deutsche Landwirtschafts-Gesellschaft e.V., Eschborner Landstr. 122, 60489 Frankfurt

www.ernaehrung.de Institut für Ernährungsinformation; Tripsenweg 17, 72250 Freudenstadt

www.ernaehrung-und-bewegung.de Plattform Ernährung und Bewegung e.V., Wallstr. 65, 10179 Berlin

www.eufic.org Eine Initiative der Europäischen Union zur Nahrungsaufklärung

www.familienhandbuch.de
Internet-basiertes Nachschlagewerk zu Kindererziehung, Partnerschaft und Familienbildung

www.fke-do.de Forschungsinstitut für Kinderernährung, Heinstück 11, 44225 Dortmund

www.foodwatch.de foodwatch e. V.
Brunnenstr. 181, 10119 Berlin

Leitzmann, Claus; Million, Helmut
Vollwertküche für Genießer
Bassermann Verlag, München 2003

Pudel, Volker
So macht essen Spaß!
Beltz Verlag, Weinheim 2002

Reader´s Digest
Nahrung die schadet, Nahrung die heilt
Verlag Das Beste, Stuttgart 2005

Sabersky, Annette
Was isst du denn da?
Urania Verlag, Freiburg 2005

Schneider, Martina
Wie erkenne ich gute Lebensmittel?
Südwest Verlag, München 2006

Vollborn, Marita; Georgescu,Vlad D.
Die Joghurt-Lüge
Campus Verlag, Frankfurt am Main 2006

Wurzel, Barbara
Die Heilkraft unserer Nahrungsmittel
Oesch Verlag, Zürich 2006

365 Blitzrezepte
Naumann & Göbel, Köln 2006

Rübel, Doris
Unser Essen
Ravensburger Verlag, Ravensburg 2002

Volmert, Julia; Szesny, Susanne
Bert, der Gemüsekobold
Albarello, Wuppertal 2003

Steinbicker, Margot
Lisa und ihre Stowis
Michaels-Verlag, Peiting 2007

Geißelbrecht-Taferner, Leonore
Die Gemüsedetektive
Ökotopia Verlag, Münster 2007

Erkert, Andrea
Naschkatze und Suppenkasper
Ökotopia Verlag, Münster 2005

Child, Lauren
Nein! Tomaten ess ich nicht!
Carlsen Verlag, Hamburg 2002

Heist, Ursula
Mein Körper – Der Weg der Nahrung
Contenti Music, Ebringen 2004 (**CD**)

www.greenpeace.de und www.einkaufsnetz.org
Greenpeace e. V., Große Elbstr. 39, 22767 Hamburg

www.oekolandbau.de Geschäftsstelle Bundesprogramm Ökologischer Landbau in der Bundesanstalt für Landwirtschaft und Ernährung (BLE), Deichmanns Aue 29, 53179 Bonn

www.oekotest.de ÖKO-TEST Verlag GmbH,
Kasseler Str. 1a, 60486 Frankfurt am Main

www.reformhaus-fachakademie.de
Akademie gesundes Leben, Gotische Str. 15, 61440 Oberursel

www.talking-food.de Eine Initiative des aid infodienst, Verbraucherschutz, Ernährung, Landwirtschaft e.V.
Friedrich-Ebert-Str. 3, 53177 Bonn, www.aid.de

www.verbraucher.org Die VERBRAUCHER INITIATIVE e.V.,
Elsenstr. 106, 12435 Berlin

www.zusatzstoffe-online.de
ein Internetportal der VERBRAUCHER INITIATIVE e.V.

www.5amtag.de, 5 am Tag e.V., Servicebüro:
Käfertaler Str. 190, 68167 Mannheim

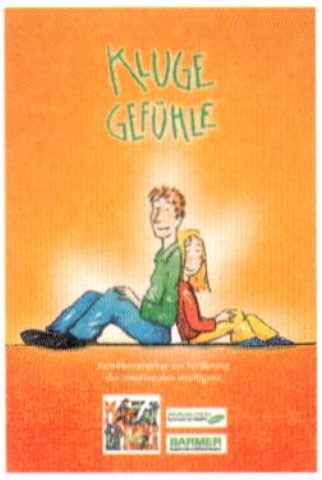

Kluge Gefühle

Familienratgeber zur Förderung der emotionalen Intelligenz, Hg.: BARMER und Mehr Zeit für Kinder e.V., 2005, 128 Seiten, farbig illustriert, gebunden, 11,80 €, ISBN 978-3-00-015765-3.

Kinder müssen erst lernen, mit Gefühlen umzugehen. Eltern und alle, die Kinder beim Aufwachsen begleiten, haben dabei eine wichtige Vorbildfunktion. Was gibt mir ein gutes Gefühl im Umgang mit mir, meiner Familie, meinem Kind? Der umfangreiche praktische Teil bietet Hilfestellung für die ganze Familie.

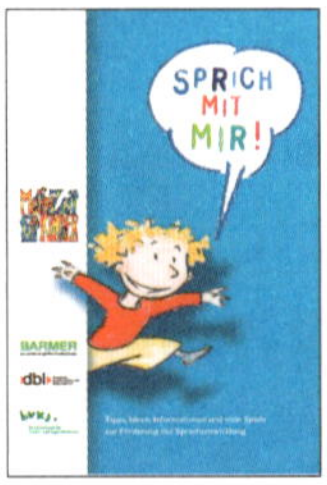

Sprich mit mir!

Tipps, Ideen, Informationen und viele Spiele zur Förderung der Sprachentwicklung, Hg.: BARMER und Mehr Zeit für Kinder e.V., Deutscher Bundesverband für Logopädie, Bundesverband der Kinder- und Jugendärzte, 2004, 128 Seiten, farbig illustriert, gebunden, 11,80 €, ISBN 978-3-00-014598-8.

Kinder eignen sich ihre Muttersprache vor allem durch Zuhören und Nachahmen scheinbar mühelos an. Dabei werden sie von den Erwachsenen intuitiv unterstützt. Das Buch stärkt die Elternkompetenz durch wichtige Informationen zur Sprachentwicklung von Kindern – mit vielen praktischen Anregungen.

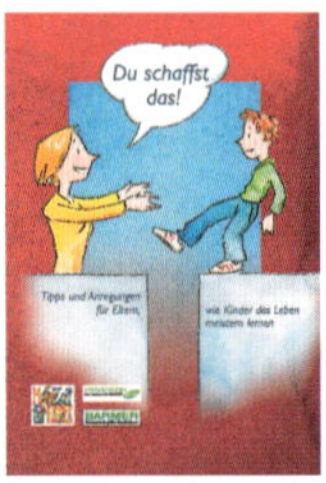

Du schaffst das!

Tipps und Anregungen für Eltern, wie Kinder das Leben meistern lernen, Hg.: BARMER und Mehr Zeit für Kinder e.V., 2003, 128 Seiten, farbig illustriert, gebunden, 9,20 €, ISBN 978-3-00-010447-3.

Was macht Kinder stark für das Leben? Was fördert ihr Selbstbewusstsein? Wie können sie Alltagskonflikte bewältigen lernen? Spielideen zu jedem der diskutierten Themen runden das Buch ab.

Von Mehr Zeit für Kinder gibt es außerdem:

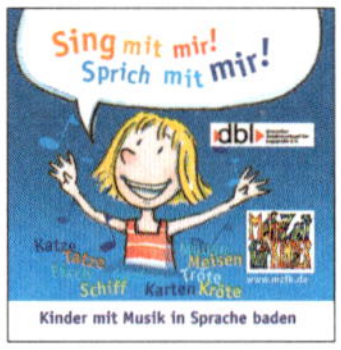

Sing mit mir! Sprich mit mir!

Kinder mit Musik in Sprache baden, Hg.: Mehr Zeit für Kinder e.V., Deutscher Bundesverband für Logopädie (dbl), 2005, Länge 46:09 Min., mit Begleitbooklet, 14,80 €, ISBN 978-3-00-017287-8.

Die Lieder dieser neuen CD sind frech, witzig, selbstbewusst und gefühlvoll. Sie laden Kinder ein zum Zuhören, Klatschen und Mitsingen, zum Entspannen, freien Reden und Dichten und zu der Erfahrung, dass man mit Sprache nicht nur Gefühle ausdrücken kann, sondern auch auslöst.

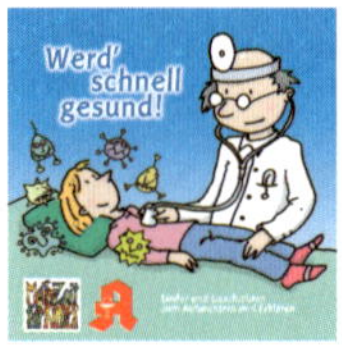

Werd' schnell gesund!

Lieder und Geschichten zum Aufmuntern und Erklären, Hg: Mehr Zeit für Kinder e.V., 2006, 11 Tracks, Länge: 53:40 Min., mit Begleitbooklet, 12,80 €, ISBN 978-3-9811056-2-9.

Was ist nur los, wenn alle Glieder schmerzen und die Nase verstopft ist? Trost spenden, unterhalten und erklären sind die beste Medizin, um den Heilungsprozess zu fördern. Mit einem Mix aus Liedern und Geschichten werden Kinder unterhalten und erfahren Wissenswertes über ihren Körper.

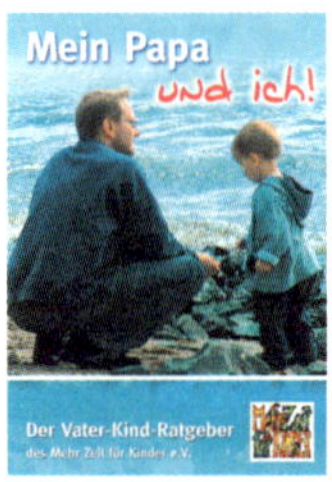

Mein Papa und ich!

Vater-Kind-Ratgeber, Hg.: Mehr Zeit für Kinder e.V., 2006, 128 Seiten, farbig illustriert und bebildert, gebunden, 13,80 € ISBN 978-3-9811056-0-5.

Ganz im Sinne eines praktischen Ratgebers orientiert sich das Buch am Alltag und beleuchtet Vatersein aus verschiedenen Blickwinkeln. Angesprochen wurden auch prominente Väter, die von eigenen Erfahrungen berichten, Anekdoten kommunizieren oder ihre Kinder zu Wort kommen lassen.